W0190098

Alfred Lohninger

Einfach gesund
Anleitung zur artgerechten Haltung von Menschen

Alfred Lohninger

EINFACH GESUND

Anleitung zur artgerechten Haltung von Menschen

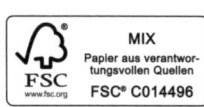

Copyright © 2016 Cameo Verlag, Bern
Alle Rechte vorbehalten.

Lektorat: Christiane Lober, D-Halle (Saale)
Umschlaggestaltung: Cameo Verlag, Bern
Illustrationen: Jean Génie (Christian Feichtinger), AT-Wien
Layout und Satz: GGP Media GmbH, Pößneck
Druck und Bindung: GGP Media GmbH, Pößneck

ISBN:978-3-906287-17-1

Jeder Augenblick ist ewig,
wenn du ihn zu nehmen weißt –
ist ein Vers, der unaufhörlich
Leben, Welt und Dasein preist.

Alles wendet sich und endet
und verliert sich in der Zeit.
Nur der Augenblick ist immer.
Gib dich hin und sei bereit!

Wenn du stirbst, stirbt nur dein Werden.
Gönn' ihm keinen Blick zurück.
In der Zeit muss alles sterben –
aber nichts im Augenblick.

Heit is so schee,
so schee scho a,
unbandig schee,
wias nia net woa.

Heit is so schee …

A's Leb'n is schee …

Heit is so schee …

Weil i, i woaß net wia,
all mei Angst verlier,
und bin so frei und g'spür
nur Liab in mir.

Konstantin Wecker

INHALT

VORWORT

Zum ersten Mal in ihrem Leben atmet Anna ein. Die Sonne geht auf. Kreißsaal der Universitätsfrauenklinik in Wien, 3. Juli 1993, 05.10 Uhr. Vor neun Stunden war Annas Mutter mit regelmäßiger Wehentätigkeit und drei Zentimeter weit geöffnetem Muttermund aufgenommen worden.

Läuft alles nach Plan, wird Anna noch weitere, rund 700 Millionen Mal atmen, bevor sie als 90- oder 100-Jährige das letzte Mal ausatmet. Ihr Herz hatte bereits vor 33 Wochen in der Gebärmutter zu schlagen begonnen. Bis zu ihrem letzten Ausatmen wird sich ihr Herz noch gut 3 Milliarden Mal zusammenziehen, bevor es endgültig erschlafft. Und wenn sie in zehn bis zwölf Monaten zum ersten Mal einen Fuß vor den anderen gesetzt hat, werden noch mehr als 200 Millionen weiterer Schritte folgen, bevor sie aus dem Leben gehen wird. Anna wird sich vieles an- und wieder abgewöhnen. Sie wird ihr Leben lang Freundschaften und Liebesbeziehungen pflegen und wohl auch lassen. Sie wird die beste Mutter ihrer Kinder und die beste Großmutter deren Kinder sein. Anna wird Arbeitskollegen schätzen oder auch nicht. Sie wird sowohl in den Teilbilanzen als auch in der Schlussbilanz ihres Lebens mehr gelacht als geweint haben. Sie wird voll Neugier heranwachsen, genussvoll leben und würdevoll alt sein.

Um gesund, genuss- und leistungsfähig zu bleiben, braucht Anna nur all das gut zu machen, was das Leben ausmacht; viel von dem zu tun, was gut für sie ist, und wenig von dem, was ihr schaden könnte.

Leichter gesagt als getan. Im Leben »draußen« läuft es nicht mehr so glatt wie in der Gebärmutterhöhle mit konstanter »Umwelt« und einer einzigen Bezugsperson. Da gibt es dann nicht einmal mehr das sogenannte Kardiotokogramm (engl. Cardiotocograph, die Aufzeichnungsmethode nennt sich demgemäß engl. Cardiotocography, kurz: CTG), also die Apparatur, die Annas Herzschlag überwacht. Per CTG lässt sich auch die Anpassungsfähigkeit an den »Wehenstress« und die aktuelle

Versorgungslage durch die Nabelschnur ablesen. Das zusammen zeigt an, wie es Anna die gesamte Geburt über geht.

Annas Geburt am 3. Juli 1993 habe ich tatsächlich geleitet. Bloß Anna heißt natürlich nicht Anna. All die Gedanken, die ich in diese Geschichte gepackt habe, alle Überlegungen, welche Zutaten ein gelungenes Leben brauchen könnte, beschäftigen mich nun schon über die drei Jahrzehnte meiner ärztlicher Tätigkeit. Ich bin ganz einfach grundlos, dafür aber andauernd und brennend an der Gesundheit interessiert und dementsprechend wissbegierig.

Ich durfte zu meinem Erstaunen lernen, dass es besser funktioniert, Patienten und ihre Krankheiten zu behandeln, als die Gesundheit von Patienten.*

Mir wurde von meinen großen Lehrern vor Augen geführt, wie man krank wird und bleibt und wie man wieder gesund wird und bleibt. Sie haben mich auch gelehrt, dass es viel einfacher ist, gesund zu bleiben, als krank zu werden: »Wenn man das, was für einen richtig ist, richtig tut, geht's einem richtig gut.«

Man lernt aber nicht allein aus der Erfahrung anderer, sondern auch durch Wissenserwerb. Und wie! Die wissenschaftliche Literatur steckt voller Beweise dafür, was die Menschen gesund macht und hält. Selbst in Studien zu Krankheiten steht zwischen den Zeilen, dass Bewegung, Kalorienrestriktion und Meditation gesund sind. Also mit Empirie (Erfahrung) und Evidenz (wissenschaftliche Fundiertheit) war die Tauglichkeit meines gut gefüllten »Notfallkoffers« für Gesundheit abgesichert. Fehlte nur noch der Praxistest. Der war dann nicht so einfach wie gedacht.

Den Lebensstil – auf den kommt's nämlich an – auch nur in Nuancen zu verändern, ist viel schwieriger als gedacht. Das gelang – wenn überhaupt – nur Patienten mit sogenanntem »Leidensdruck«, aber keinen Gesunden, die zu Recht fragen: »Wozu? Und woran merke ich, dass es was gebracht hat?« Dazu kam dann noch die Erkenntnis, dass vieles tatsächlich nichts bringt, obwohl es laut Studien wirklich gesund sein muss. Heute, am Beginn der sogenannten »personalisierten Medizin«

---

* Nota bene: In diesem Buch werde ich oftmals von Menschen und über Menschen sprechen. Der Einfachheit und dem Lesefluss zuliebe werde ich des Öfteren die männliche Sprachform verwenden – obschon ich das weibliche Geschlecht unbedingt in allen Lagen und Situationen dem männlichen Geschlecht gleichstelle. An dieser Stelle möchte ich anmerken, dass ich diese zwei Sätze nahezu wörtlich dem Buch »Hypnotisiere mich« des genialen Gabriel Palacios entnommen habe. Besser lässt sich meine Meinung und Absicht in dieser Hinsicht einfach nicht formulieren.

(manche sagen auch »individualisierte Medizin« dazu), beginnt man endlich zu verstehen, warum das so ist.

Alle Sorgen und Ängste, es könne mir versagt bleiben, den Menschen zu ermöglichen, auf einfache, individuell richtige Art gesund zu sein, lösten sich mit einem Schlag auf, als sich der Kreis zum Kreißsaal schloss: CTG für Erwachsene! Ich träumte von der Möglichkeit, aus der Variabilität der Herzschlagfolge festzustellen, wie es einem wirklich geht. Der Traum wurde wahr. Heute kann jede und jeder für sich kinderleicht erkennen, wie man die eigene Gesundheit an den Hörnern packt und wo die größten Chancen liegen, seine Ziele zu erreichen.

Mehr als 25 000 solcher Gesundheitsmessungen führten mir vor Augen, wie einfach Gesundheit bei unterschiedlichsten Menschen gelingen kann. Dieser wertvolle Erfahrungsschatz hat mich auf die Idee zu diesem Buch gebracht. Ich bin sicher, dass jede Leserin und jeder Leser der eigenen Gesundheit näher rücken wird. Und ich bin fest davon überzeugt, dass wir gemeinsam mit einem Lächeln (!) in Richtung Gesundheit gehen werden.

Alfred Lohninger, im August 2016

»Gesundheit fordern die Menschen in ihren Gebeten von den Göttern. Sie wissen aber nicht, dass sie selbst die Macht darüber haben.«
Demokrit, 400 v. Chr.

WAS IST EIGENTLICH GESUNDHEIT?

Während meines Medizinstudiums fragte uns plötzlich einer unserer Professoren aus heiterem Himmel: »Was ist eigentlich Gesundheit?«

Sollte das ein Witz sein, quasi als Weckruf morgens um 8.00 Uhr? Einer meiner Kommilitonen ließ sich dennoch zu einer knappen Antwort herab und murmelte etwas von: »... wenn ich nicht krank bin!«

Doch unser Professor ließ nicht locker und schickte gleich die nächste Frage hinterher: »Empfinden wir eigentlich Gesundheit alle gleich?«

Nun setzte ein lautes Gemurmel im Hörsaal ein. Jeder redete mit seinem Nachbarn. Man hörte Satzfetzen wie: »völliges Wohlbefinden, nicht krank«, aber auch Fragen: »Was liegt zwischen völligem Wohlbefinden und Krankheit? Wo reiht man den nicht so seltenen morgendlichen Missmut und die (all-)abendliche Abgespanntheit ein? Als nicht mehr gesund? Als noch nicht krank?« Heute würde man wohl noch hören: »Liegt das im *Sub-Health-Bereich*? Wenn ja, eher an dessen Beginn? Oder mittendrin?«

Was sagt Wikipedia dazu?

Im Internetzeitalter reicht ein kurzer Blick in unsere uns bei allen Fragen zur Seite stehende allwissende Wikipedia. Sie schafft Klarheit ... zumindest in den meisten Fällen. Und hier steht:

- »Die Gesundheit des Menschen ist ein (undefinierter) Zustand des körperlichen wie geistigen Wohlbefindens und somit die Nichtbeeinträchtigung durch eine Krankheit.«*

---

* Wikimedia Foundation Inc. (Hrsg.): Gesundheit, in: Wikipedia. Online verfügbar unter https://de.wikipedia.org/wiki/Gesundheit, Zugriff am 2.11.15.

Okay, so weit, so gut! Aber leider ist es doch nicht so einfach mit der Klarheit. Denn es geht gnadenlos weiter mit zig Definitionsansätzen:

- Laut Weltgesundheitsorganisation ist Gesundheit »ein Zustand des vollständigen körperlichen, geistigen und sozialen Wohlergehens und nicht nur das Fehlen von Krankheit oder Gebrechen«.*
- Nach dem Philosophen Friedrich Nietzsche ist »Gesundheit [...] dasjenige Maß an Krankheit, das es mir noch erlaubt, meinen wesentlichen Beschäftigungen nachzugehen.«**
- Das deutsche Bundesministerium für Bildung, Wissenschaft, Forschung und Technologie erläutert 1996: »Gesundheit wird als mehrdimensionales [!] Phänomen verstanden und reicht über den ›Zustand der Abwesenheit von Krankheit‹ hinaus.«***

Das alles ist eindeutig vieldeutig.

Mal ganz anders gefragt

Vielleicht sollten wir uns mal mit etwas ungewöhnlicheren Fragen an die offensichtlich nicht ganz einfache Beantwortung der Kernfrage heranpirschen. Etwa: Kann man Gesundheit eigentlich kategorisieren? Kann man sie objektivieren? Könnte man Gesundheit statt als »Funktionieren« oder »Nichtfunktionieren«, das halt »so passiert«, auch anders sehen? Zum Beispiel als eine Daseinsqualität, als ein Lebensgefühl, als Folge eines selbstkompetenten Strebens nach:

1. körperlicher Stärke,
2. geistiger Klarheit,
3. sozialer Geborgenheit und
4. seelischer Erfüllung?

In einem sind wir uns sicherlich einig: Die aktuelle Gesundheit ist kein Geschenk einer höheren Macht! Man muss schon selbst etwas dafür tun. Denn Gesundheit entsteht im Zusammenspiel von drei Teilen: 1. aus einer guten genetischen Konstitution, 2. aus einer gesundheitsförderlichen Mitwelt und vor allem 3. aus einem Lebensstil, der nach Gesundheit strebt. Punkt drei allerdings mit der kleinen Einschränkung: Nur der

---

* Wikimedia Foundation Inc. (Hrsg.): Gesundheit, in: Wikipedia. Online verfügbar unter https://de.wikipedia.org/wiki/Gesundheit, Zugriff am 2.11.15
** Ebda.
*** Ebda.

Lebensstil resultiert in Gesundheit, der in allen vier eben genannten Bereichen »punktet«.

Konkreter? Ja, wir erreichen mit optimaler (!) Ernährung in Verbindung mit dem optimalen (!) Training optimale (!) körperliche Stärke. Doch leider führt diese alleine nicht zum völligen Wohlergehen. Ebenso wenig können wir das suchtkranke Genie als gesund bezeichnen, auch nicht den sich aufopfernden Familienmenschen. Auch derjenige, der nach jahrelanger Meditation seelische Erfüllung erzielt hat, schafft sich dadurch noch lange kein vollständiges körperliches, geistiges und soziales Wohlergehen. Deshalb: Nur wer in allen vier Bereichen in seine Gesundheit investiert, kann damit rechnen, das Bestmögliche zu erreichen.

100-prozentig gesund, 100-prozentig krank

Zugegeben: Das optimal Mögliche kann nie 100 Prozent Gesundheit sein, genauso wenig, wie wir bis zum Tod nie zu 100 Prozent krank sind. Je nach inneren und äußeren Umständen pendeln wir lebenslang ständig innerhalb einer großen Bandbreite wäg- und unwägbarer Krankheits- und Gesundheitszustände. Die schlechte Nachricht: Im normalen Alltag werden wir sogar jeden Tag etwas kränker. Die gute Nachricht: Wir werden auch jede Nacht etwas gesünder. Um tatsächlich krank zu werden, muss ein geschwächter Gesundheitszustand auf krankmachende Bedingungen treffen, zum Beispiel krankheitserregende Keime. Wie wäre es sonst erklärbar, dass immer wieder die sogenannten »Robusten« von Infektionskrankheiten »verschont« bleiben?

Wir sind für ein gesundes Leben konstruiert

Um chronisch krank zu werden und auch zu bleiben, bedarf es mitunter gehöriger, oft jahrelanger Anstrengungen. Der Weg zurück zur Gesundheit erweist sich hingegen immer als kürzer und einfacher als jener in die Krankheit. Denn laut »Bauplan« sind wir für ein langes, gesundes und geglücktes Leben konstruiert und nicht für ein Dasein in Leid und Siechtum. In jedem Fall ist Gesundheit Ausdruck eines Höchstmaßes an Wirtschaftlichkeit. So liegt die Zahl der möglichen Verbindungen zwischen den 14 Milliarden Nervenzellen im Gehirn bei einer Million Milliarden. Dabei werden Informationen mit einer Geschwindigkeit von bis zu 400 Stundenkilometern übertragen. Das ist also schneller, als Formel-1-Autos fahren.

Im Lauf unseres Lebens wird eine Menge von sage und schreibe 10 000 Eisenbahn-Tank-Waggons Blut durch den Körper gepumpt – in ein *Kapillarsystem* (kleinste Blutgefäße), dessen Gesamtlänge der halben Strecke bis zum Mond entspricht. Täglich werden rund 2,4 Milliarden neuer Körperzellen gebildet. Dies und noch viel mehr vermag der Mensch über Jahrzehnte hindurch zu leisten, ohne Schaden zu erleiden, solange er laut Funktionsplan – also einfach normal – lebt. Und dafür verbraucht er so wenig Energie wie eine herkömmliche Glühbirne.

Dass diese unfassbar vielen, perfekt aufeinander abgestimmten biologischen Abläufe im Menschen dermaßen hochwirtschaftlich und reibungslos funktionieren, erfordert optimale und gleichzeitig ständige Reaktionen auf äußere und innere Reize. Und diese Reaktionsfähigkeit kann nur gelingen, weil sämtliche gesunde Organsysteme zeitlich, und in der jeweils erforderlichen Intensität aufeinander abgestimmt, harmonisch »gemeinsam schwingen«. Und das alles zusammen führt zur »gesunden Natur« des Menschen.

WIE SIEHT GESUNDHEIT ÜBERHAUPT AUS?

Noch so eine merkwürdige Frage. Allerdings wird auch sie nicht oft gestellt. Wer fragt schon nach dem Aussehen der Gesundheit? Oder hat Sie ein Freund oder eine Freundin vielleicht schon mal statt mit »Wie geht's?« mit »Hey, du, wie schaut deine Gesundheit heute aus?« begrüßt? Diese Frage kommt schon gar nicht während einer Sprechstunde beim Arzt. Dort erfahren wir eigentlich immer nur wie KRANKHEITEN aussehen. Der auf Krankheiten spezialisierte Mediziner zeigt sie uns auf einem Röntgenbild, garantiert gefolgt von dem gefürchteten Satz: »Schauen Sie mal hier! Da ist ein dunkler Schatten auf Ihrem Knochen!« Egal, wie man seine Augen zum Erkennen zwingt: Wer sich nicht täglich Röntgenbilder anschaut, sieht auf diesem Schwarz-Weiß-Bild mitunter erst einmal gar nichts. Insgeheim wünscht man sich eine farbliche Darstellung, um die Konturen der Krankheit klarer zu erkennen. Wo etwas nicht stimmt, sollte es am besten rot markiert sein.

Von Zellen und vom Atemgas

Gehen wir der Frage weiter auf den Grund. Werfen wir mit dem Mikroskop einen prüfenden Blick auf Zellen, die kleinste Einheit des Lebendigen. Doch wer sich noch an seinen Biologieunterricht erinnert, weiß: Als Ungeübtem bleibt einem die mikroskopische Welt meist verschlossen. Für jeden Experten jedoch rasch erkennbar verhalten sich gesunde und kranke Zellen sehr unterschiedlich: Krebszellen sind chaotisch angeordnet. Intakte Körperzellen hingegen hinterlassen einen ordentlichen, ja fast militärisch geordneten Eindruck. Damit nun die gesunden Zellen am Leben bleiben, müssen wir sie ständig mit dem Leben spendenden Sauerstoff versorgen. Und den holen wir übers Einatmen in den Körper.

Beim Ausatmen hingegen werden Giftstoffe aus dem Körper transportiert. Entscheidend ist deshalb, dass wir »richtig« atmen. Der richtige Atemrhythmus hält nämlich nicht nur gesunde Zellen und uns Menschen lebensfähig, sondern er fördert insgesamt unsere Gesundheit.

Jeder weiß: Eine besonders effiziente Atmung braucht man beim Leistungssport. Kehren wir deshalb aus der Mikrowelt wieder zurück nach »oben«, zur Abwechslung mal in die Welt des Sports. Ihre durchtrainierte Lieblingssportlerin und Ihr Lieblingssportler sind gerade dabei, beim Sportarzt eine Atemgas-Messung durchzuführen. Es geht darum, die Zusammensetzung dieses Atemgases festzustellen. Auf einem Leistungsdiagramm wird alles für den Interessierten veranschaulicht. Was sehen Ihre Sportler? Natürlich alles bilderbuchmäßig: dynamisch und ausgeprägt. Stünden sie allerdings aufgrund ihres harten Trainings am Rande eines Burn-outs, so wären ihre Leistungsbilder flach und schwach.

Die Zahl 4 im Schlaf

Bleibt eigentlich nur noch die Frage: Wie kommen wir zu einem dynamischen und ausgeprägten Leistungsdiagramm, zu einem schönen Gesundheitsbild? Diese Antwort finden wir, wie so oft, in uns selbst, und zwar durch natürliches Streben nach Harmonie und Ordnung im Organismus. Ein Beispiel dafür kennt jeder von uns: der von niemandem und durch nichts gestörte Schlaf.

Dabei kommt die Zahl »4« ins Spiel. Während einer erholsamen Tiefschlafphase besteht ein Verhältnis von circa vier (!) be- und entschleunigten Herzschlägen zu einem Atemzyklus. Über einen Zeitraum von vier (!) Atemzügen ändert sich der Blutdruck in einer langsamen Wellenphase, um wieder zu seinem Ausgangspunkt zurückzukehren. Über vier (!) minimale Blutdruckwellen findet eine Zu- und Abnahme der Gewebsdurchblutung statt. Diese harmonischen Zeitverhältnisse sind vergleichbar mit dem Ablauf einer musikalisch hochharmonischen Klangfolge. Eben solche, völlig unbewusst ablaufenden körperlichen Prozesse schütten schließlich Glückshormone aus. Und diese wiederum weisen auf rhythmisch harmonisch verlaufende biologische Vorgänge.

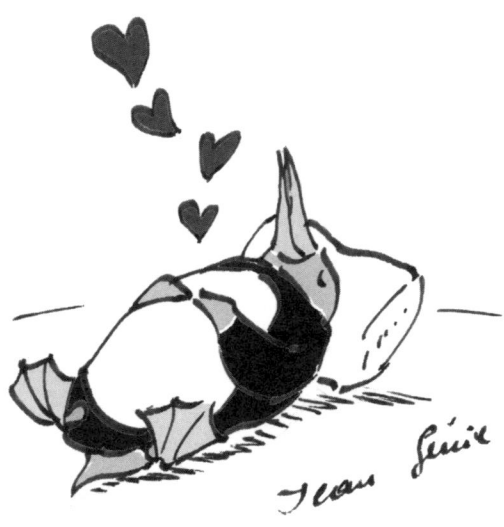

Abbildung 1: »Wer braucht Glückshormone? ich brauch echte Liebe!«

Gesundheit – ein makelloses Lebensfeuer-Bild

Gleichklang, Rhythmus, Dynamik: Diese Begriffe aus der Musik beschreiben die spielerische Virtuosität eines Orchesters. Dabei geht es um das Zusammenspiel von Partitur, Dirigent, Musikern, Instrumenten, Akustik, Publikum. All das gipfelt in Sicherheit im Tun, in Vertrauen, im Gegenteil von Angst, die niederdrückt, ins Chaos stürzt und Energie kostet.

Völliges körperliches, geistiges und soziales Wohlbefinden kann nur durch Harmonie in uns selbst hervorgerufen werden. In solchen Augenblicken entsteht eines immer wieder neu: Gesundheit! Jegliches Tun, das aus ehrlicher Begeisterung heraus geschieht, versetzt unseren gesamten Organismus in die Lage, Glückshormone zu produzieren und Leichtigkeit zu vermitteln: hier der Aufenthalt in der Natur, da die schöpferische Arbeit. Wir fühlen uns leistungsstark, der Kopf ist klar. Der Blutdruck passt, das Herz schlägt regelmäßig, die Verdauung funktioniert, der Schlaf ist tief und fest: Alle Körperfunktionen greifen reibungslos ineinander und vermitteln ein Gefühl des Wohlbefindens. Das Leben ist schön. Wir sind … gesund.

Wollten wir nun diese Gesundheit darstellen, dann wäre sie ein faszinierendes Wunderwerk der Natur; ein Bild, vor dem wir im New Yorker *Guggenheim Museum* staunend stehen bleiben würden – ein makelloses Lebensfeuer-Bild.

siehe Abbildung 2 im Bildteil: Ein makelloses Lebensfeuerbild

EINMAL PATIENT –
IMMER PATIENT

Die Nase tropft, der Kopf schmerzt, das Ohr summt, und das alles schon seit zwei Wochen. Da bleibt einem nur der Weg zum Arzt. Dieser diagnostiziert sogleich die passende Krankheit zu diesen Symptomen und natürlich auch den damit verbundenen Grad der Abweichung von Gesundheit. Logisch: Ergebnisorientiert erwarten wir mittlerweile vom Mediziner, dass er für uns glasklar unterscheidet zwischen leichten, mittelschweren, schweren, sehr schweren und lebensbedrohlichen Zuständen. Und klarer Fall: Sobald wir uns nicht mehr im Krankheitszustand befinden, hat der Arzt alle an ihn gestellten Aufgaben und Erwartungen erfüllt. So weit, so gut.

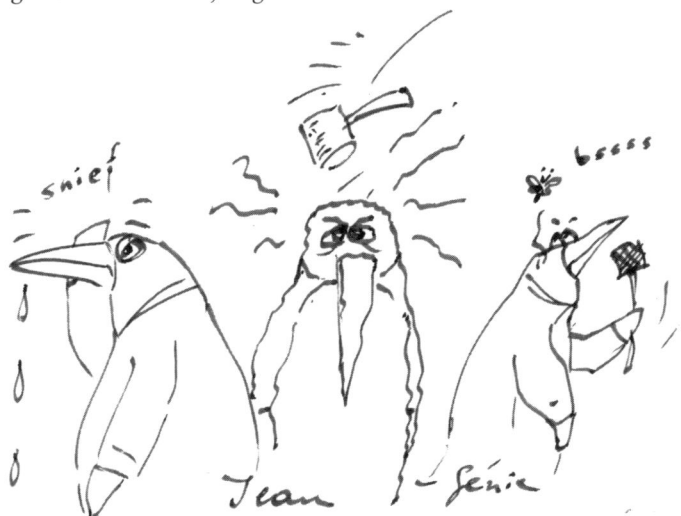

Abbildung 3: Einmal Patient, immer Patient

Und jetzt passiert etwas äußerst Merkwürdiges, etwas völlig Unlogisches: Wir als nicht mehr kranker Mensch bleiben in den Augen unseres Arztes immer nur eines: Patient – zugegeben: ein Patient ohne Krankheit. Selbst, wenn Sie bei ihm danach zu einer Party geladen werden. Er wird Sie vorstellen mit: »Victoria Schneider, eine Patientin von mir!« Den Ausgangszustand, den Zustand des vollständigen körperlichen, geistigen und sozialen Wohlergehens, nimmt er offensichtlich gar nicht wahr. Wieso eigentlich nicht? Ganz einfach und doch so unbegreiflich: weil das (Wieder-)Erlangen des Ausgangszustandes, also die völlige Wiederherstellung, gar nicht im Interesse der Medizin liegt. Denn wäre das so, dann wäre die Medizin tatsächlich (wieder) Heil-Kunst.

Warum ist eigentlich der Anspruch, Menschen gesund zu erhalten und wieder gesund zu machen, praktisch vollständig verloren gegangen? Hält es die naturwissenschaftlich geprägte Medizin für unmöglich, Menschen nicht nur weniger krank zu machen, sondern tatsächlich (ganz) gesund? Liegt es im Sachzwang eines Systems begründet, das Krankheiten in Krankenhäusern »bewirtschaftet« und auf diese Weise Krankenkassen auf Dauer-Wachstumskurs hält? Kann es sein, dass die Hinwendung zur naheliegenden Krankheit den Blick auf eine scheinbar (!) unerreichbare Gesundheit verstellt? Ist uns der abnorme Zustand der Krankheit tatsächlich bereits gewohnter als der Normalzustand der Gesundheit? Wie um alles in der Welt konnte es so weit kommen?

Faszination: Krankheit messen

Um diese Frage beantworten zu können, richten wir mal kurz die Scheinwerfer auf das 18. Jahrhundert. Wir befinden uns im Zeitalter der Aufklärung. Die Menschen sind gerade dabei, sich aus ihrer Abhängigkeit von Staat und Kirche zu befreien, die ihnen jeden Schritt, ja sogar jeden Gedanken vorgekaut und aufgezwungen haben. Nun beginnen sie zum Entsetzen ihrer Autoritäten, alles infrage zu stellen, zu forschen und zu entdecken. Die medizinische Wissenschaft unternimmt enorme Anstrengungen, Aufbau und Funktion des Menschen im wahrsten Sinn des Wortes »scheibchenweise« zu begreifen. Die Mediziner fangen an zu »-ieren«. Sie sezieren, extrahieren, biopsieren, mikroskopieren, nutzen neue Messverfahren, titrieren, photometrieren und so weiter, immer kleiner, immerfort.

Und jetzt kommt das Verblüffende: Isolierte Merkmale (Parameter) punktuell zu messen, ermöglicht es in der Tat, Krankheit zu entdecken, zu verstehen und zu behandeln. Es ermöglicht in vielen Fällen sogar, das Fehlen (!) von Krankheit festzustellen. Doch das Ganze hat den massigen Fuß eines Ackergauls: Niemals ermöglicht punktuelles Messen, Gesundheit ganzheitlich zu »diagnostizieren«, zu verstehen, geschweige zu erzielen.

Offensichtlich fasziniert in den Folgejahrhunderten das im Zusammenhang mit einer Krankheit Messbare. Und mit dieser Faszination wächst die Bedeutung des Messens. Auch ist es, wissenschaftlich gesehen, unvergleichlich bedeutsamer, den Blick auf das Messbare zu richten, zum Beispiel auf das Verschwinden von Krankheitszeichen wie Fieber oder Wasseransammlungen in den Beinen oder das Verschwinden erhöhter oder zu niedriger Laborwerte. Doch schwieriger wird es, Gefühle zu messen. Oder wurde bei Ihnen schon einmal gemessen, wie viel Lust Sie haben, sich zu bewegen? Oder wie steht's mit dem schwierig messbaren Gefühl, aus einem tiefen erholsamen Schlaf erwacht zu sein?

Herausforderung: Gesundheit messen

Wenn es nun aber allen Unkenrufen zum Trotz gelänge, statt nur Krankheit auch Gesundheit zu messen? Könnte dann nicht die Beschäftigung mit der Gesundheit wieder erstrebenswert werden? Könnte sich dann nicht jede Einzelne dafür entscheiden, sein Leben darauf auszurichten, Gesundheit zu erreichen, statt Krankheit zu vermeiden? Und könnte sich anstelle eines Krankheits-Verwaltungssystems nicht besser noch eine mächtige Gesundheitsbildungsindustrie entwickeln? Gesetzt den Fall, dass alles dies zuträfe: Was also könnte man messen?

Es müsste etwas sein, was einfach anzeigt, wie gesund man ist, und zwar verlässlich, also keine sogenannten falsch-positiven oder falsch-negativen Ergebnisse. Es darf nicht Gesundheit anzeigen, obwohl man in Wirklichkeit schon in Richtung Krankheit geht, auch nicht umgekehrt. Es müsste also etwas Messbares sein, etwas, was überall »dranhängt«; etwas, was alle Systeme »abgreift«. Unlösbar? Keineswegs! Ja, gibt es denn tatsächlich so etwas in unserem Körper? Ja, selbstverständlich! Es ist das vegetative Nervensystem, unsere zentrale Steuerungseinheit. Einzig und allein das vegetative Nervensystem hängt überall mit drin.

UNSER LEBENSKLUGES
NERVENSYSTEM

Was hat es damit auf sich? Das Steuerungssystem jedes Menschen ist sein Nervensystem. Glücklicherweise kennt es seinen individuellen Idealzustand. Das ist der Soll-Zustand, der Ausgangswert jedes gesunden Kindes, die Zielvorgaben der sogenannten Selbstheilungskräfte. Es gewährleistet die innere Harmonie im System. Laut Bauplan steuert es unzählige mustergültig und fehlerfrei aufeinander abgestimmte Abläufe. Mehr noch: Es garantiert das perfekte Funktionieren während jener Lebensphasen, in denen alles perfekt funktionieren soll.

Vereinfacht können wir uns das so vorstellen:

Das Nervensystem wird strukturell in drei Teile und funktionell in vier geteilt. In ihrer tatsächlichen Funktion arbeiten die beschriebenen Systeme einander bedingend und untrennbar wie ein Uhrwerk zusammen.

Werfen wir einen Blick auf die drei Teile: das zentrale, das periphere und das vegetative Nervensystem:

Teil 1: Das **zentrale Nervensystem** besteht aus Gehirn und Rückenmark und ist verantwortlich für:

- Bewegung und Körperhaltung,
- Koordination aller lebensnotwendigen Systeme (Organfunktion, Hormonhaushalt),
- Informationsverarbeitung aus Umwelt und Körperinnerem,
- Kognition (Bewusstsein, Sprache, Denken, Lern- und
- Erinnerungsvermögen, Aufmerksamkeit und Vorstellungsvermögen) und
- Gefühle und Triebe.

Teil 2: Das **periphere Nervensystem** umfasst alle weit verzweigten Nervenbahnen, die außerhalb von Gehirn und Rückenmark liegen. Sie reichen bis in die entlegensten »Ecken« des Körpers. Es besteht zum einen aus dem **somatischen Nervensystem**. Das leitet sensorische Reize wie Temperatur, Berührung oder Schmerz weiter zum Gehirn, dem Ort der bewussten Wahrnehmung. Und es bildet jene Nervenfasern, die Impulse zu den Muskeln leiten und so unsere Bewegungen ermöglichen. Seine Funktionen »organisieren« die bewussten Beziehungen des Menschen mit der Außenwelt. Achtung, die Betonung liegt auf »bewusst«!

So, und jetzt wird's spannend.

Der 3. Teil: Im Gegensatz zum somatischen entzieht sich das **vegetative Nervensystem** jeder, aber auch wirklich jeder unmittelbaren bewussten Kontrolle. Deshalb wird es auch als **autonomes Nervensystem** oder **Vegetativum** bezeichnet.

Das vegetative Nervensystem lügt nie

Der Begriff »autonomes Nervensystem« kann durchaus so verstanden werden, dass damit alle automatisch ablaufenden lebensnotwendigen Vorgänge gesteuert werden. Sie können »aufgrund ihrer Wichtigkeit« vom Menschen willentlich nicht direkt beeinflusst werden ... allenfalls nur indirekt, etwa wenn wir ganz tief und langsam ein- und ausatmen. Welche Aufgaben hat nun dieses vegetative Nervensystem? Nicht gerade wenige und vor allem weitreichende. Seine Hauptaufgabe? Unser inneres Milieu an die unentwegt wechselnden Bedingungen und Erfordernisse unseres Lebens anzupassen. Es muss also non-stop das innere Gleichgewicht und die Anpassungsfähigkeit aufrechterhalten. Diese sogenannte »Homöodynamik« reguliert lebenswichtige Vitalfunktionen wie z.B. Herzschlag, Blutdruck, Atmung, Verdauung, Wasserhaushalt, Stoffwechsel und Fortpflanzung.

Schade, dass wir diese Regulationsprozesse nicht sehen können! Denn da ist einiges los. Sie laufen automatisch ab und reagieren gleichzeitig unbewusst auf alle Informationen aus dem Körperinneren und der Umwelt. Zu Recht gilt das Vegetativum als diejenige Instanz, der nie auch nur irgendetwas »durch die Lappen« geht. Aber das ist noch nicht alles. Ihm fehlt eine für Menschen utopisch anmutende moralische Eigenschaft: Das vegetative Nervensystem lügt nie ... weil es so was gar nicht kann! Auch keine Notlüge, keine Höflichkeitslüge, keine Angeberlüge, nichts. Unvorstellbar, aber es »sagt« die Wahrheit, die reine Wahrheit und nichts als die Wahrheit.

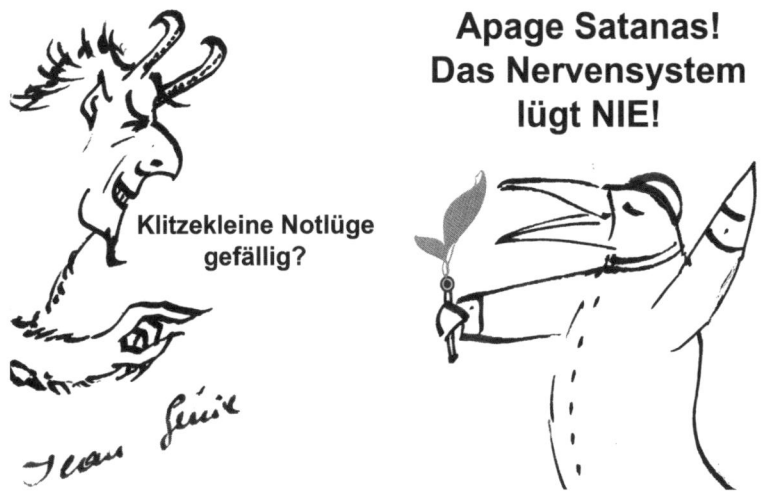

Apage Satanas!
Das Nervensystem
lügt NIE!

Klitzekleine Notlüge
gefällig?

Abbildung 4: Das Vegetative Nervensystem lügt nie

Und damit von der unbegreiflichen »Moral« des Vegetativums wieder zurück zu dem, was es reguliert. Das Vegetativum bewerkstelligt also ständig sinnvolle Anpassungen an das »Gesamtsystem«, und zwar bei ganz bestimmten körperlichen und geistigen Aktivitäten. Dazu aktiviert es blitzschnell pingelig ausgewählte Strukturen im Gehirn. Hier ein paar Beispiele für solche Regelprozesse: der erniedrigte Puls und die regelmäßige Atmung im Schlaf. Das läuft über den zentralen Rhythmusgeber mit dem an »*Asterix erobert Rom*« erinnernden Namen *Nucleus Supra-Chiasmaticus* am Kreuzungspunkt der Sehnerven-Bahnen. Um das eben Gesagte nachzuvollziehen, denken Sie jetzt höchst angespannt nach, stimmt's? Nun, dann machen Sie sich doch mal die Mühe, und achten Sie auf Ihren Atem! Er verlangsamt sich in solchen Situationen. Das läuft über die Hirnrinden-Aktivität im Frontalhirn.

Bei dem Gedanken, was da in Ihrem Gehirn alles abläuft, frösteln Sie? Ihre Körpertemperatur ist gerade abgesunken? Sie werden körperlich unruhig? Für dieses automatische Auftreten körperlicher Unruhe ist ebenfalls ein Regelprozess verantwortlich. So was wird in einem Teil unseres Zwischenhirns geregelt, im Hypothalamus. Auch der Spannungszustand der Muskulatur und damit der Körperhaltung wird über Informationen aus verschiedenen Hirnbereichen reguliert. Diese generieren ihrerseits wieder hemmende und aktivierende Impulse aufgrund von Informationen, die über die Sinnesorgane und andere bewusste und unbewusste Quellen aus dem Körperinneren und der Umwelt hereinkommen. Nicht nur die Körperhaltung, nein, alle emotionalen Stimmungen aktivieren das Vegetativum automatisch mit. Denken Sie nur an die enorme Leistungsanpassung, wenn Sie wütend sind oder Angst haben! Funktionell betrachtet, werden die lebenserhaltenden Aufgaben des Vegetativums zwar unter Mitwirkung des gesamten Nervensystems erbracht. Ausgeführt aber werden sie letztlich von zwei starken Partnern: dem **Sympathikus** und dem **Parasympathikus.**

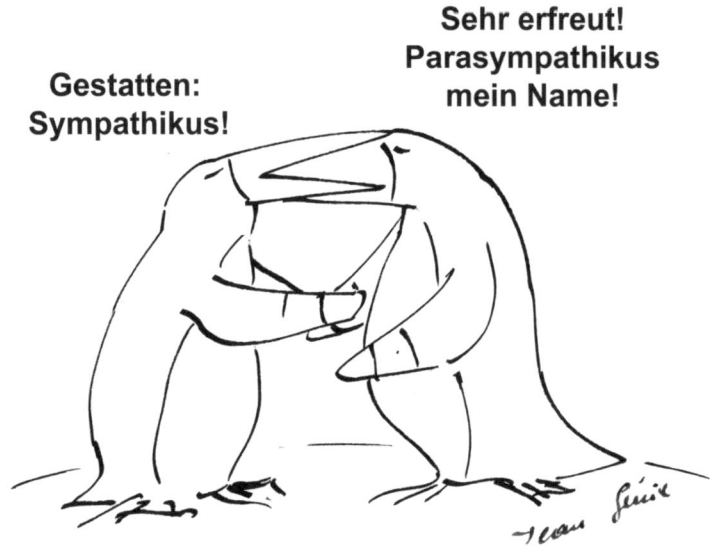

Abbildung 5: Sympathieküsschen

Sympathikus: der Leistungsnerv

Der funktionelle »Ursprung« des Sympathikus liegt in den Strukturen des Groß-, Mittel- und Stammhirns. Im medizinischen Sprachgebrauch werden meist erst seine Nervenkerngebiete im Rückenmark und die das Rückenmark verlassenden Nervenstränge als »der Sympathikus« bezeichnet. Schon Hippokrates, der Ur- und Übervater aller Mediziner, nutzte diesen Begriff. Damit meinte er ein Mitempfinden zwischen Körperteilen.

Als »Leistungsnerv« stimuliert dieser energische Sympathikus die gesamte *Ergotrope*. Das sind alle Funktionen im Körper, und zwar diejenigen, die die Leistungsbereitschaft erhöhen.

Entwicklungsgeschichtlich betrachtet, ist der Sympathikus für »das nackte Überleben« verantwortlich. Er steuert nämlich sämtliche Organfunktionen in Richtung Kampf und/oder Flucht. Dabei trägt er zu einer sinnvollen Gesamtwirkung bei. Beispielsweise übt die Sympathikus-Aktivität einen hemmenden Einfluss auf die meisten Organe im Bauch und Beckenbereich aus. Wozu so was gut ist? Stellen Sie sich mal vor, Sie wären auf der Flucht. Die Zeit drängt. WCs? Gibt's keine. Da sind Verdauungsprozesse so was von fehl am Platz! Nun ist guter Rat teuer. Relax! Ihr Körper eilt Ihnen sofort und unbürokratisch zu Hilfe.

Mit Harrison Ford auf der Flucht

Wir befinden uns auf dem Set zu den Filmaufnahmen mit Harrison Ford als Dr. Kimble auf der Flucht. Er spielt den als Mörder seiner Frau angeklagten, aber völlig unschuldig zum Tode verurteilten Arzt. In letzter Sekunde, kurz bevor er die Giftspritze erhält, gelingt es ihm zu fliehen, ihm immer unangenehm dicht auf den Fersen der höchst ehrgeizige Deputy Marshall Gerard.

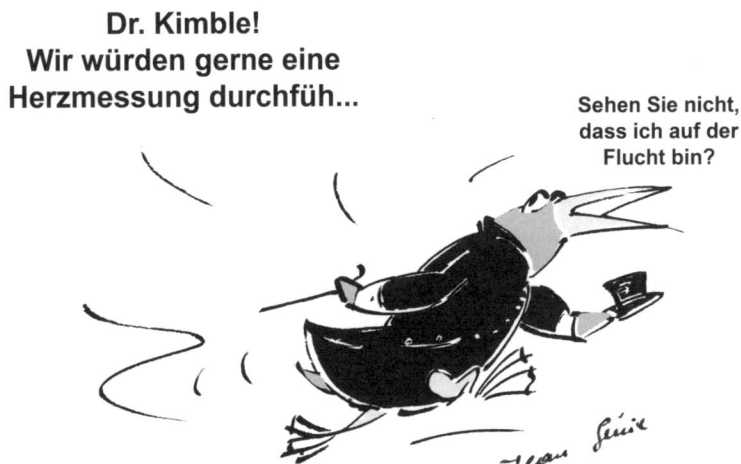

Abbildung 6: Dr. Kimble auf der Flucht

Und da läuft einiges in seinem Körper ab: Bei der Verfolgungsjagd verlangsamen sich bei Dr. Kimble die Magen-Darm-Bewegungen, die Entleerungsmuskeln von Harnblase und Mastdarm werden gehemmt, die meisten Blut- und Lymphgefäße in Bauch und Becken verengt.

Die Insulinausschüttung aus den *Langerhans'schen Inselzellen* der Bauchspeicheldrüse wird reduziert. Gemeinsam mit dem »Abbau« von *Glykogen-Speichern* (Stärke, Mehrfachzucker) in Muskel- und Leberzellen gibt es nun Glucose als »sofort brennbaren« Einfachzucker.

Endokrine Drüsen, die ihr Sekret (Hormone) direkt ins Blut abgeben, erhalten den Befehl, für Dr. Kimble auf Hochtouren zu laufen. Sofort wirft die Schilddrüse »die Motoren an« und erhöht den Energieverbrauch (genannt Grundumsatz). Sie veranlasst unverzüglich auch den Hypothalamus (Sie erinnern sich, das war ein Teil des Zwischenhirns) zu vermehrter Produktion von Wachstumshormonen. Die aktivierte Nebenniere schüttet vermehrt das Stresshormon Adrenalin aus. Die Nebennierenrinde produziert mehr Cortisol. Das wiederum hemmt körpereigene Abwehrreaktionen getreu dem Motto: »Alle Kraft gegen Deputy Marshall Gerard richten!« Kimbles Niere produziert mehr Renin, ein Hormon, das den Blutdruck erhöht. Durch die Sympathikus-Aktivität werden bei ihm zudem noch vermehrt männliche Sexualhormone gebildet. Was das bedeutet, ist doch wohl klar, oder? Sie fördern unter anderem sein aggressives Verhalten. Hat er jetzt auch bitter nötig im Kampf gegen seine Verfolger.

Um nicht nur die vermehrt bereitgestellte Glucose als Brennstoff, sondern auch den für die Verbrennung notwendigen Sauerstoff für den Flüchtenden im nötigen Ausmaß bereitzustellen, weiten sich sogar die Bronchien. Die Folge: Bei Dr. Kimble erhöht sich das Atemvolumen.

An der Körperoberfläche können wir einige der Arbeitsergebnisse des Sympathikus sogar sehen. Da kurbelt er nämlich die Tätigkeit der Schweiß-, Talg- und Duftdrüsen an. (Jeder kennt solche unschönen Momente.) Dr. Kimble befindet sich gerade im Chicago Hilton Hotel. Er ist enorm aufregt, schwitzt gewaltig und bekommt feuchte Hände. Nahaufnahme seines Kopfes: Der Angstschweiß perlt ihm von der Stirn.

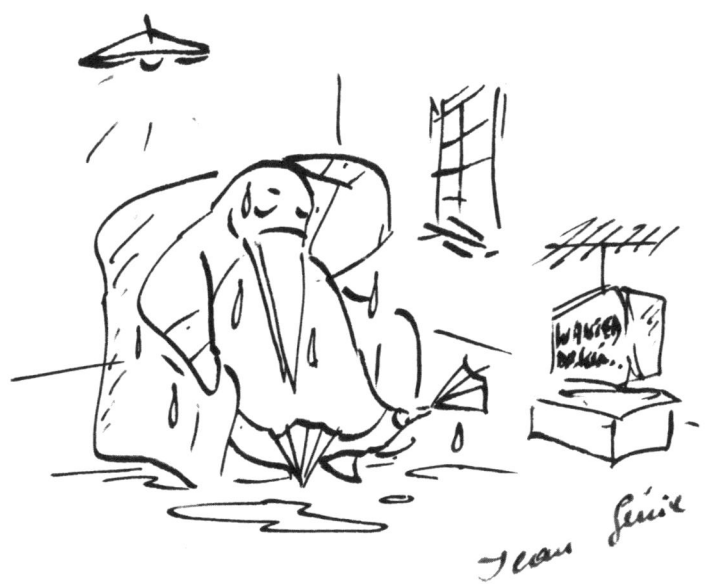

Abbildung 7: Dr. Kimble im Hotel

Zu allem Überfluss muss Dr. Kimble jetzt auch noch auf dem Dach des Hotels mit Dr. Nichols, dem skrupellosen Vorstandsvorsitzenden eines Pharmakonzerns, kämpfen. Wieder springt Kimbles Körper seinem Besitzer ohne Wenn und Aber hilfreich bei. Das durch die Hemmung von Verdauungsprozessen eingesparte Blutvolumen wird zugunsten der Skelettmuskulatur »umverteilt«. Sie wird auch dazu angehalten, die vermehrt bereitgestellte Energie zu verbrauchen. Was für ein Glück für den nun auch noch mit seinem Gegner ringenden Dr. Kimble! Denn dadurch wird der Spannungszustand vor allem der Rumpf-, Nacken und Kaumuskulatur zum Schutz vor Verletzungen massiv erhöht.

Das ist noch nicht alles. Der sogenannte Neurotransmitter des Sympathikus entfaltet Mehrfach-Wirkungen in Dr. Kimbles Herzen: Seine Herzfrequenz wird erhöht. Es pocht wie wild. Erhöht wird auch die Geschwindigkeit, mit der sein Herzmuskel erschlafft, um sich möglichst rasch wieder zusammenziehen zu können – und das mit weitaus mehr Power als gewöhnlich. Zu guter Letzt erweitert die Aktivität des Sympathikus Dr. Kimbles Herzkranzgefäße mit dem nicht gerade läppischen Ziel, die Versorgung des in extremer Weise geforderten Organs des Flüchtenden zu gewährleisten. Klappe fällt!

Für die, die diesen US-Action-Film nicht gesehen haben: Dr. Kimble schafft es, seine Unschuld zu beweisen ... und ist ein freier Mann!

Übrigens: Alle diese eben beschriebenen Aktivitäten des Sympathikus könnten erklären, warum die Menschheit nicht ausgestorben ist. Menschen können eben ausdauernder und intensiver kämpfen und flüchten als nichts tun. Wir lesen täglich in den Zeitungen darüber.

Aber schauen wir noch einen Moment lang auf unser normal aufregendes Alltags- und Arbeitsleben. Dort lauern aufgrund der ausgeprägten Sympathikus-Aktivität überall Risiken. Unsere gegenwärtige 24/7-Kultur führt nämlich dazu, dass wir den erhöhten Erregungszustand des Sympathikus permanent aufrechterhalten. Das erklärt sicherlich auch die Zunahme psychosomatischer Störungen wie Verspannungen, Kopf- und Kreuzschmerzen, Zähneknirschen, Infektanfälligkeit, Ein- und Durchschlafstörungen, Verstopfung, Magenschmerzen, um nur ein paar der häufigsten zu nennen.

Parasympathikus: der Ruhe- und Ordnungsnerv

Sie kennen das: Vor ihnen steht jemand, 1,90 m groß, Wohlstandsbauch, Hände wie Waffeleisen und heißt »Benji!« Name und Träger bilden irgendwie keine Einheit – ähnlich wie im Fall des »Para-Sympathikus«. Der Name passt eigentlich überhaupt nicht. Denn er kann weder anatomisch noch funktionell als Anhängsel des Sympathikus gesehen werden. Beide Systeme sind in ihrer funktionellen Bedeutung gleichwertig. Seine Bedeutung als Ruhe-, Ordnungs- und Gesundheitsnerv erlangt der Parasympathikus durch das rhythmisch-harmonisch verlaufende Konzept biologischer Selbstordnungsprozesse. Wir können das konkret nachempfinden, wenn wir uns in der dritten Urlaubswoche endlich entspannt fühlen. Unser Körper hat endlich den verdienten Erholungszustand (*Vagotonus*) erreicht.

Wie er das alles deichseln kann? Kein Problem, denn da hilft ihm der Vagus, seines Zeichens größter Nerv des Parasympathikus. Dieser bereitet seinem Namen alle Ehre. Auf Deutsch bedeutet das nämlich »Vagabundieren« also »Umherschweifen«. Dieser Vagus zieht seine verzweigten Äste durch den gesamten Brust- und den größten Teil des Bauchraums – bis auf Enddarm, Harnblase und Geschlechtsorgane.

Diese werden durch getrennt angeordnete Ganglien (Zellknoten) des Parasympathikus versorgt. Der Vagus selbst enthält Nervenfasern für willkürliche und unwillkürliche Bewegungen der Muskulatur.

Zur Verdeutlichung drei Beispiele:

Am Herz wirkt der Vagus den zuvor beschriebenen Sympathikus-Wirkungen entgegengesetzt. Er verlangsamt den Puls, setzt die Erregbarkeit herab und verlangsamt die Erregungsüberleitung. An den **Bronchien** löst der Vagus eine Verengung derselben und vermehrte Schleimsekretion aus. Die vom Vagus vermittelte Durchblutungssteigerung der **Bauchspeicheldrüse** regt die Sekretion verdauungsfördernder Enzyme an.

Im Gegensatz zum Sympathikus, der dafür zuständig ist, Leistung abzurufen, schaltet der Parasympathikus alle Systeme auf Wiederherstellung der Leistungsfähigkeit. Er schafft die Voraussetzungen, damit Leistung erbracht werden kann: Energie, die von funktionierenden Systemen am besten genutzt wird.

Sie können sich den Energiehaushalt eines Menschen so vorstellen, als ob er von einer wiederaufladbaren Batterie versorgt werden würde. Bei »Sympathikus eingeschaltet« entlädt sich die Batterie. Es wird Energie verbraucht und Leistung erbracht. Steht der Schalter auf »Parasympathikus ON«, wird die Batterie aufgeladen. Die für die Energieproduktion im »Verbrennungsmotor« Mensch erforderlichen Rohstoffe – also Wasser, Nahrung und Sauerstoff – werden angeliefert und in Energie umgewandelt. Gleichzeitig werden alle nicht mehr verwertbaren Materialien entsorgt, die »Maschinen frisch geschmiert« und »ihre Arbeitsprogramme neu eingestellt«. Der Organismus wird wieder auf optimale Leistungsfähigkeit bei niedrigstem Energieverbrauch ausgerichtet.

Zwei perfekt aufeinander abgestimmte Mitspieler

Die gängige Lehrmeinung stellt Sympathikus und Parasympathikus als »die großen Gegenspieler« dar. Passt aber überhaupt nicht. Wenn im Körper alles normal abläuft und funktioniert, ist es eben nicht so, dass sich der Sympathikus quasi »automatisch ausschaltet«, sobald auf den Parasympathikus gedrückt wird, und umgekehrt. Beide sind keine simplen Kippschalter, sondern äußerst effektive Regler. Sie können unabhängig voneinander bedient werden und funktionieren in der »Werkseinstellung« am besten – besonders bei sachgemäßer Bedienung und nach einer »Einfahrphase« von etwa sechs Jahren. In diesem Zeitraum wird das Entwicklungspotenzial der Lernmaschine Mensch optimal ausgeschöpft. Dann stehen immer wieder beide Regler fast am Anschlag, wenn nie zuvor Dagewesenes mit Leichtigkeit geleistet wird, wenn sich Zeit, die Geißel des Erwachsenenalters, mitten im Spiel aufgelöst hat und die Begeisterung als mächtiger Zusatzmotor brennt. Im Tiefschlaf reguliert sich der Sympathikus auf wenige Prozent seiner Leistung hinunter, der Parasympathikus hingegen in seine absoluten Höchstwerte hinauf.

Eines werden Sie bei Kindern sicher nie erleben: Mutwillig, durch exzessive Völlerei, überbordenden Alkoholkonsum oder auch durch massive körperliche Überlastung herbeigeführte Zustände völliger Erschöpfung. Dabei aktivieren die erforderlichen Entgiftungsmaßnahmen im System ein Notprogramm, das beide Schalter auf »OFF« stellt. Sympathikus und Vagus laufen dann inaktiviert so lange im »Stand-by-Modus«, bis sich das System als wieder »schwingungsfähig« zurückmeldet und beide Systeme wieder langsam hochfahren.

Und es ist bei gesunden Kindern – solchen mit noch natürlichem Bewegungs- und sonstigem Hunger – nie der Fall, dass der Sympathikus-Regler über Tage und Wochen im Hochleistungsbereich fixiert bleibt. Gesunde Kinder brennen öfter und stärker als hochleistende Erwachsene, kommen aber nicht ins Burn-out; Hochleister, die den Kinderschuhen längst entwachsen sind und ihren Rhythmus und Vagus (wieder-) gefunden haben, auch nicht.

Eine pragmatischere Erklärung: Sympathikus und Parasympathikus fungieren zwar als funktionelle Gegenspieler. Sie arbeiten jedoch nicht gegeneinander, sondern im Sinne perfekt aufeinander abgestimmter Mitspieler. In den im Illustrationsteil aufgeführten Lebensfeuer-Bildern findet das sein Spiegelbild. In Momenten optimaler Leistung – man spricht von Flow-Zuständen – »brennt« das Lebensfeuer sowohl im Bereich des Sympathikus als auch in jenem des Vagus »lichterloh«. Das geniale Wechsel- und Zusammenspiel von Sympathikus und Vagus im natürlichen Rhythmus des Lebens findet sich in der Ästhetik der Bilder wieder.

EINE REISE
ZUM MITTELPUNKT
UNSERES LEBENS

»Wie soll man das Herz beschreiben, ohne ein Buch zu füllen?«, schrieb das aus Vinci stammende Universalgenie Leonardo. Der vielfältigen Bedeutung des Herzens gerecht werden zu wollen, würde wohl auch den Umfang dieses Buches sprengen. Wir beleuchten deshalb nur jene Aspekte, die Ihnen helfen, die folgenden Kapitel besser zu verstehen.

Das Herz als Sitz des Feuers

Die **Traditionelle Chinesische Medizin** (TCM) vergleicht das Herz mit dem Kaiser. Er herrscht mit größter Weisheit und Liebe über den gesamten Organismus. Als Vermittler zwischen universellem Bewusstsein und irdischem Dasein ist das Herz der Sitz von *Shén*. *Shén* kann mit Geist übersetzt werden. Es bezeichnet die beseelende Kraft, die mit dem Körper verbunden ist. Das Bewusstsein des Herzens geht aber weit über den Verstand und das logische Denken des Menschen hinaus. Man kann es eher als Wahrnehmen bezeichnen. Die Emotion, die zum Herzen gehört, ist die Freude. Das ihm zugeordnete Element ist das Feuer.

Wie in der TCM wird das Herz auch in der **Traditionellen Europäischen Medizin** (TEM) dem Element Feuer zugeordnet. Paracelsus, nicht nur Arzt und Philosoph im 16. Jahrhundert, verglich das Herz mit der Sonne. Ihre Kraft und Wärme ermöglichen Leben. Dank ihr schwingt der Rhythmus des Lebens. Der Wechsel von Wärme und Kälte, Hell und Dunkel bestimmt unser Leben, wie auch die rhythmische Bewegung unseres Herzens unser Leben bestimmt.

Und was machen wir heute? Wir rechnen den Verstand dem Gehirn zu. Paracelsus hätte da heftigst widersprochen. Für ihn waren die Vernunft und die Seele im Sonnenorgan Herz verkörpert. Die solaren Wahrnehmungen wurden seiner Ansicht nach im mondhaften, das heißt passiven Hirn verarbeitet. Übrigens: In der französischen und englischen Sprache hat das Lernen und Verinnerlichen auch heute noch mit dem Herzen zu tun: *apprendre par coeur/learn by heart.* »Mit dem Herzen lernen« bedeutet »auswendig lernen«.

In der **Anthroposophischen Medizin** (AM) hat das Herz ebenfalls eine zentrale Stellung. Es ist das Zentrum der Organkräfte und laut Konzept der Anthroposophen nicht als Pumpe entstanden, sondern als Folge rhythmischer Blutzirkulation und Atmung.

Somit ist es ein »Sinnesorgan« zur Wahrnehmung der Organe. Einerseits nimmt es über die untere Hohlvene und die Pfortader die Informationen aus dem Stoffwechsel wahr, andererseits über die obere Hohlvene die Einprägungen durch die Sinnes-Nerven-Tätigkeit des oberen Menschen. Das Herz hat die fantastische Fähigkeit, die Impulse der peripheren Organe aufzunehmen und zu prüfen. So erklärt sich, dass eine zu große oder zu geringe Organtätigkeit eine Auswirkung auf das Herz-Kreislauf-System hat. Umgekehrt hat aber auch das Herz eine Wirkung auf die übrigen Organe.

Das Herz als übergeordnetes Organ

Alle drei traditionellen Medizin-Philosophien betrachten das Herz als übergeordnetes Organ. Es ist der Sitz des Feuers, der Wärme und somit auch des Geistes, des »Ich«. Zudem steht es in Verbindung mit dem »großen Ganzen«. Das Herz nimmt innere und äußere Veränderungen wahr und reagiert sehr empfindlich darauf. Es hat ein Bewusstsein und eine feine Wahrnehmung. Und es reagiert, wenn unsere Lebensweise nicht der inneren Wahrheit entspricht. Es dient also der Fremd- und Selbstwahrnehmung. Ein Herz im Gleichgewicht kann mit der Umwelt in Kontakt treten und kommunizieren. Es kann Freude und Liebe empfinden.

In allen drei Medizinsystemen wird beschrieben, dass es bei einem Ungleichgewicht zu Egoismus und Rücksichtslosigkeit kommen kann. Diese Menschen haben das Gefühl, alles kontrollieren zu müssen. Sie sind sehr im Materiellen verhaftet. Alles, was sich außerhalb der sinnlichen Wahrnehmung befindet, akzeptieren sie nicht.

Bei Misserfolg kann es am Tag zu einer aufgesetzten guten Laune kommen, die sich bis zum Übermut steigern lässt. In der Nacht aber überfällt sie dann plötzlich eine tiefe Mutlosigkeit. Sie kann bis zur Depressionen und zu Suizidgedanken führen. Sie fühlen sich von der ganzen Welt verlassen. Es sind dies Symptome, die schlussendlich auch zu einem Herzinfarkt führen können.

Unser Herz nimmt also alle äußeren und inneren Impulse auf und speichert sie. Bei einem zu großen Ungleichgewicht wird das Herz überfremdet. Die seelische Befindlichkeit und die Ich-Organisation werden gestört. In allen drei Philosophien wird dies, wenn auch in unterschiedlicher Sprache und Symbolik, beschrieben.*

Das Herz in der Schulmedizin

Und was sagt die Schulmedizin dazu? Dort nimmt das Herz ebenfalls eine Sonderstellung ein. Seine Lage in der mittleren Körperhöhle zwischen dem »schnellen« Zentralnervensystem im Kopf und dem »langsamen« Verdauungssystem in der Bauchhöhle lässt es eine funktionell rhythmische »Mittelstellung« einnehmen. Gleichzeitig ist es die unmittelbare Nähe zum rhythmischen Organ Lunge. Sie versucht, die Herzaktion mit jedem Atemzug in Gleichklang mit der Atemfrequenz zu bringen. Über Variationen des eigenen (Herz-)Rhythmus lädt das Herz die anderen rhythmischen Systeme ein – also alle –, mit Herz und Lunge mitzuschwingen – solange man lebt.

Letztendlich ist es so, dass alle bewussten und unbewussten Informationen von Nerven-Endigungen und Nervenzentren, Sinnesorganen, hormonellen Impulsen, Schmerz, Müdigkeit, Anspannung, Angst, Freude, Durst, Völlegefühl usw. jegliche Aktivität des Herzens andauernd verändern. Das beginnt bereits im Mutterleib und endet mit dem letzten Schlag, der den Eintritt des Todes bedeutet. Und so, wie alle Organe Impulse erhalten, um zum Wohle eines Ganzen zu funktionieren, und gleichzeitig Informationen weiterleiten, um Grundlagen zu schaffen zur Koordination des Ganzen, zeigt sich diese Wechselwirkung mit allen Strukturen und Funktionen des Organismus beim Herzen besonders ausgeprägt. Ausgeführt wird dieses permanente »Schwingen« des Herzens von unserem **autonomen Nervensystem**.

---

* Yvonne Devaux, Die Sprache der Organe in der Traditionellen Europäi-schen Naturheilkunde, der Anthroposophischen und der Traditionellen Chinesischen Medizin. Diplomarbeit an der Schule für Angewandte Na-turheilkunde, Zürich 2012.

Das Herz als Messinstrument

Da das Herz also eine enorme Fülle an Information in sich aufnimmt und nach außen trägt, bietet es sich als »Auskunftsorgan« geradezu an – umso mehr, als es seine Informationen als stärkste elektromagnetische Kraftquelle mit 2,4 Watt Leistung an jede Körperzelle weiterleitet. Zum Vergleich: Eine Halogen-Miniatur-Lampe fürs Fahrrad hat ebenfalls 2,4 Watt Leistung. Das ist genug, um nachts den Radweg zu beleuchten. Jeder Herzschlag liefert etwa jede Sekunde eine Information, das macht rund 100 000 in 24 Stunden. Es handelt sich hierbei um eine riesige Datenmenge, die auf einfachste Weise über ein einfaches Elektrokardiogramm (EKG) erfasst, gespeichert und weiterverarbeitet werden kann.

Die »Decodierung« der – nur scheinbar – verborgenen Informationen liegt in der Ursachenforschung von Anpassungsvorgängen, die die Muster der Herzschlagfolge bedingen.

Herzschlagfolge und Pulsverlauf

Der am einfachsten verstehbare Parameter der Herzschlagfolge ist der Puls, von lat. *Pulsus* = Schlag, Stoß. Als Puls bezeichnet man die durch das Zusammenziehen des Herzens bewirkte wellenförmige Bewegung von Blut durch die Blutgefäße. Gemessen wird der Puls durch Tasten der Pulswelle. Wie man das macht, haben Sie bestimmt schon erlebt: Der Arzt drückt eine Ihrer oberflächlich gelegenen Arterien gegen einen Knochen oder Muskel und erfasst die Anzahl der Pulswellen während 60 Sekunden. Wird die elektrisch vermittelte, das Zusammenziehen des Herzens bewirkende Stimulation des Herzmuskels erfasst, kann die tatsächliche Herzschlagfolge besonders exakt bestimmt werden. Mit anderen Worten: Die tatsächliche Herzfrequenz kann mittels Elektrokardiogramm (EGK) sehr genau gemessen werden.

Die Herzrate

Die Zeitspanne von einem Herzschlag zum nächsten zu messen, ermöglicht es, nicht allein die Anzahl der Schläge pro Minute – also die Herzfrequenz – zu messen, sondern die exakte Herzrate. Das ist quasi der »exakte Puls« von Schlag zu Schlag anstatt eines einzigen Wertes über einen längeren Zeitraum.

Eine millisekundengenaue Erfassung der Zeit, die von einer elektrischen Erregung der Herzkammern bis zur nächsten verstreicht, erlaubt es, mittels einer einfachen Berechnung die exakte Herzrate, quasi den aktuellen Pulswert, zu berechnen. Eine Zeitspanne von 1 000 Millisekunden wird in den »Zähler« einer einfachen Bruchrechnung »geschrieben«, der Wert 60 000 Millisekunden, das entspricht 1 Minute, in den »Nenner«.

Das Ergebnis: eine Herzrate von 60 Schlägen pro Minute. Auf diese Weise lässt sich der Pulsverlauf – von Schlag zu Schlag – exakt »elektrisch« gemessen – sowohl in Zahlen als auch in beliebigen Grafiken darstellen. Übrigens: Die dazu genutzte englische Bezeichnung *Beats per Minute,* »BpM«, kennen viele aus der Musik, besonders aus der Disco-Zeit.

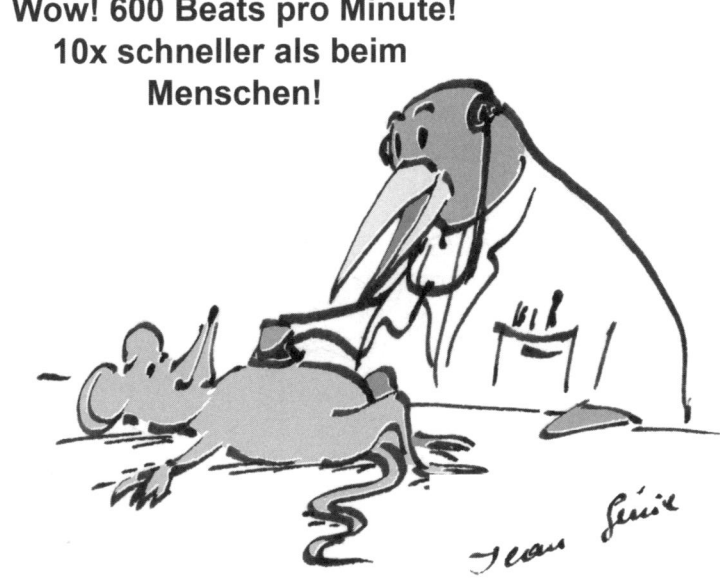

Abbildung 8: Herzrate Maus

Die Herzratenvariabilität

Bei gesunden Menschen reagiert das Herz wie ein High-Tech-Instrument ununterbrochen unmittelbar auf alle Signale, die wir im Außen erleben und im Inneren denken und fühlen, mit fein abgestimmten Veränderungen (»Variationen«) der Herzschlagfolge. Diese Veränderungen werden von unserer inneren Uhr, unserer Atmung, unseren Emotionen und von äußeren Einflüssen gesteuert. Eben dieses Phänomen nennt man Herzratenvariabilität, abgekürzt HRV. Dieses Zusammenspiel von Vagus und Sympathikus dient immer dazu, bestmöglich auf diese inneren und äußeren Reize zu reagieren, und folgt ausschließlich physiologischen Gesetzmäßigkeiten.

Für jeden nachvollziehbar

Nun kommt der springende Punkt: Die Gesetze der Physiologie – also das Verstehen, warum und wie der Mensch funktioniert – sind absolut logisch. Daher können sie mit dem gesunden Menschenverstand ohne Weiteres nachvollzogen werden. Deshalb gelingt es auch Menschen ohne medizinische Vorbildung, sich innerhalb weniger Wochen jenes Wissen anzueignen, das sie befähigt, »die Botschaften des Herzens« zu verstehen. Vitalität, Regulation, Leistung, Regeneration, Schlaf, Phasen von Stress, aber auch Wohlbefinden bis hin zur Persönlichkeitsdiagnostik und vieles mehr werden dann in einer 24-Stunden-Messung der Herzschlagfolge lesbar wie die Sätze in einem Buch.

AB JETZT WIRD
GESUNDHEIT GEMESSEN

Vielleicht ist Ihnen das auch schon einmal passiert: Sie gehen zum Arzt, lassen sich den Puls messen und zucken beim Ergebnis vor Schreck zusammen. Der Puls ist zum Dauertrommler geworden. Wieso solche Pulsausschläge? Sie sind ja eigentlich wegen eines ganz anderen Problems gekommen. Die Arzthelferin runzelt die Stirn, der Arzt bittet zu einem weiteren Termin. Sie durchlaufen eine Zitterpartie bis zur nächsten Sprechstunde. Heftiger Pulsausschlag ist ein Phänomen, das beim Pulsmessen in einer Arztpraxis leicht entstehen kann. Allein schon die Aufregung, beim Arzt zu sein, kann den Puls in die Höhe schnellen lassen. Davor und danach kann durchaus alles wieder im grünen Bereich sein.

Das kleine Beispiel dokumentiert ein großes Problem: Alle diagnostischen Befunde, die man erhebt, sei es in der Medizin oder anderen Wissensbereichen, sind leider immer nur punktuelle Befunde. Man macht eine Röntgenaufnahme, man nimmt Blut ab und erhält einen Teilaspekt zu einem bestimmten Zeitpunkt: etwa vom Dienstag um 14.30 Uhr. Oder nehmen wir eine Funktionsdiagnostik: Da sieht man vielleicht gerade noch kurz, wie das Kontrastmittel über die Nieren und die Harnleiter ausgeschieden wird. Und das war's dann schon. Bei dieser Befundermittlung erkennt niemand, wie es dem Patienten über längere Zeit geht, nicht einmal über Minuten! Doch genau das kann zu schwerwiegenden Fehlinterpretationen führen.

Der menschliche Körper ist so vielen inneren und äußeren Reizen ausgesetzt – da sollte man ihm schon die Gelegenheit geben, sich über einen längeren Zeitraum »zu erklären«, wenigstens mal nonstop über 24 Stunden. Am besten wäre noch, wenn Sie sich das, was Ihnen Ihr Körper zu sagen hat, auch selbst ansehen können. Nicht möglich? Doch, es geht: mit einer 24-Stunden-Messung Ihrer Herzratenvariabilität.

Mein Lebensfeuer: vom eigenen Herzen gemalt

Schauen wir genauer hin: Das Kernstück moderner HRV-Diagnostik ist die intuitiv erfassbare Darstellung des Spektrogramms als Grafik. Da das Element des (gemessenen) Herzens das Feuer ist, stellen wir seine gemessenen Werte in einem bunten Feuerbild dar. Ein dichtes, hochflammendes, farbintensives Bild repräsentiert Vitalität und Gesundheit. Je bunter, dichter und höher, desto besser das Ergebnis. Diese Lebensfeuer-Bilder zu betrachten, macht ungeheuer Spaß. Durch solche Messungen können Sie von nun an mit Ihren Lebensfeuer-Bildern und Messergebnissen auf derselben Verständnisebene mit Ihrem Arzt kommunizieren. Sie haben Ihre Gesundheit »emanzipiert«. Sie hat erstmals die Möglichkeit, selbst zu beschreiben, was Sache ist, ob Ihr Körper tatsächlich krank oder gesund, kränker oder gesünder ist.

Ihr Herz hat so die Möglichkeit, mit Ihnen zu kommunizieren. Da es nicht sprechen kann, hat es für Sie zu einer Form gegriffen, mit der man sich schon seit Menschengedenken wortlos unterhält: das Malen. Mit jedem Pinselstrich auf der Leinwand (Spektrogramm) drückt es eine Nachricht für Sie aus. Dazu hat Ihr Herz eine Gattung gewählt, die erst in der Renaissance mit Albrecht Dürer (1471–1528) einsetzt: das Selbstporträt. Genau so, wie Albrecht Dürer mit seinen Selbstporträts den Künstler endlich aus der bis dahin anonymen Ecke hervorholt, kann nun endlich auch das Herz sein individuelles, autonomes, unverwechselbares Selbstporträt für den interessierten Betrachter malen.

Porträtmalerei

Während die Porträtmalerei des Herzens des 21. Jahrhunderts sich erst in der Renaissance befindet, erlebte das Selbstporträt in der Kunst seine volle Blüte im 19. Jahrhundert. Denken Sie nur an Vincent van Gogh (1853–1890). Auch er hat sich über drei Jahre viele Male in unterschiedlichen psychischen Verfassungen gemalt, sei es, nachdem er sich selbst das Ohr abgeschnitten hatte, mit verbundenem Ohr und Pfeife, sei es mit hellem Filzhut in fliederfarbener Jacke. Man kann an diesen Porträts enorm viel über das Innenleben des jeweiligen Künstlers erkennen. Rembrandt (1606–1669) malte und zeichnete sich als Jugendlicher bis zum alten Mann. In diesen über 90 Selbstbildnissen sieht der Betrachter die Entwicklung eines Menschen, der viele Licht- und Schattenseiten durchlebt hat.

Selbstporträts wurden sogar ein höchst beliebtes Geschenk, das man zu verschiedenen Anlässen übergab. Allein 1888 schenkte van Gogh »à mon ami« Paul Gauguin sein Bild, das ihn barhäuptig in brauner Jacke vor grünem Hintergrund zeigt, und seinem Freund und Maler Charles Laval eines mit dichtem Haar, zusammengezogenen Brauen und gelber Jacke.

Beneidenswert, denn voller Intensität malt Ihr Herz auch für Sie ein immer wieder wechselndes »Selbstbildnis«. Diese Selbstporträts Ihres Herzens könnten auch Sie, wie die großen Künstler, verschenken. Es ist viel persönlicher als etwas Gekauftes und passt in jede Wohn-Umgebung.

Mit diesem Selbstporträt kann sich Ihr Herz endlich für Sie öffnen. Es inspiriert Ihre eigene Fähigkeit, Ihr wichtiges Organ wahrzunehmen.

Gesunde Farben

Je intensiver, dichter und höher das Feuer brennt, desto gesünder und jünger ist man. Dieses Feuer hat viele hellblaue Farben, flammt wunderschön nach oben und ist nicht gedeckt. Das hängt von der eigenen Konstitution ab. Natürlich wird das Feuer in zunehmendem Alter weniger. Natürlich sind dann auch die Farben weniger intensiv. Das ist einfach so. Doch unsere Messungen beweisen auch, dass es Menschen zwischen 60 und 70 Jahren gibt, die biologisch deutlich jünger sind.

Das noch Verblüffendere: Es gibt sogar häufig Unterschiede zwischen einem fraulichen und einem männlichen Feuer. Bei den Männern hat das Feuerbild etwas mehr Power in den Niederfrequenzbereichen, also mehr Sympathikus-Aktivität, bei den Frauen mehr in den Hochfrequenzbereichen, mehr Parasympathikus-Aktivität.

Ein Lebensfeuer-Bild hat gewisse Gleichmäßigkeiten und gewisse Ungleichmäßigkeiten. Wie sagt Hans Castorp bei der Schneeschuhwanderung in Thomas Manns »Zauberberg«? »Der Natur graut vor der genauen Richtigkeit.« Ordnung ja, zu viel Ordnung nein und auch nicht zu viel Chaos, sondern Variabilität. Ein schönes Lebensfeuerbild hat das. Es hat die Nacht und den Tag, den Schlaf und die Tagesaktivitäten, hat bestimmte Wechsel, interessanterweise diesen 90-Minuten-Rhythmus in Spielfilm-Länge, jenen grundlegenden Ruhe- und Aktivitäts-Zyklus, in dem jeder gesunde Mensch zeitlebens quasi »dahinschwingt«. Für diejenigen, die sich für den mathematischen Hintergrund interessieren: Hier wird das Ausmaß an Variabilität in einer Zeiteinheit betrachtet. Sie geht von 5 Minuten bis zu 2,5 Sekunden bei 0,4 Hertz.

Mit 28 im Guggenheim Museum

Das Bild, vom eigenen Herzen gemalt, würde im Guggenheim Museum ein Anziehungspunkt für die Besucher sein. Es wäre natürlich das Porträt eines gesunden leuchtenden Lebensfeuers im besten Alter, und zwar im Alter von 28 Jahren, wenn der Mensch in puncto Vitalität auf dem Gipfelpunkt seines Lebens angelangt ist. Die Besucher würden es lieben und bewundern, wie man das Bild einer schönen Frau bestaunt. Die jüngeren unter ihnen würden wahrscheinlich einem Bekannten via WhatsApp eine Message mit »toll«, »supergeil« plus Smiley schicken. Die reiferen Besucher würden sich kunstbeflissen Begriffe aus der Ästhetik, Harmonie, Dynamik und Ordnung zuraunen. Aber genau damit erfreut es alle Betrachter. Ihre Augen schwelgen in Wohlbehagen. Garantiert will jeder auch so ein formvollendetes Lebensfeuer-Bild haben. Kein Wunder: Wenn jemand vorbildhaft lebt, kann es zur Folge haben, dass andere ihn nachahmen. Das bringt uns Menschen immer weiter. Das beginnt unreflektiert beim Kind durch bedingungslose Liebe zur Mutter. Wir entwickeln uns durch Nachahmung. Natürlich heißt das nicht, jemandem blind zu folgen, sondern sich immer wieder aus freien Stücken bewusst für oder gegen etwas zu entscheiden nach der Lebensdevise des Wiener Mediziners und Philosophen Viktor E. Frankl (1905–1997): »Nicht eine Freiheit von etwas, sondern eine Freiheit zu etwas!«

Einblick in die Künstlerwerkstatt

An dieser Stelle bietet sich hier kurz für all diejenigen, die sich für Hintergrunddetails interessieren, ein Blick in die Künstlerwerkstatt. Nehmen wir mal für ein paar Augenblicke verschiedene Werke des Herzens genauer unter die Lupe! Dabei dürfen wir nie vergessen, dass es alles höchst individuelle Werke sind.

Besonders aufschlussreich ist die Darstellung in Form eines sogenannten Tachogramms. Das heißt so viel wie »Darstellung von Geschwindigkeit«. Dabei entspricht jede Säule einer Zeitspanne zwischen zwei Herzschlägen. Die Höhe einer Säule entspricht der an der y-Achse skalierten Messdauer in Millisekunden bzw. der der Zeitdauer entsprechenden Anzahl an Schlägen pro Minute. Die Säulen werden in einer Form aneinandergereiht, die es erlaubt, den Zeitpunkt ihrer Erfassung auf der x-Achse abzulesen.

siehe Abbildung 9 im Bildteil: Tachogramm

Eine weitere sehr aussagekräftige und dabei einfache grafische Darstellung ist jene des Herzraten- bzw. Pulsverlaufs. Dabei wird auf der y-Achse der Wert der Schläge pro Minute (Beats per Minute) eingetragen. Der »dazugehörige« Zeitpunkt wird auf der x-Achse abgelesen.

siehe Abbildung 10 im Bildteil: Herzrate- bzw. Pulsverlauf über den Zeitraum von 30 Sekunden

Indem mehrere Messpunkte miteinander verbunden werden, wird der Herzratenverlauf noch besser ersichtlich.

siehe Abbildung 11 im Bildteil: Verbundene Messpunkte des Herzratenverlaufs über den Zeitraum von 5 Minuten

Es wird sogar möglich, mehr als 100 000 Werte aus einer 24-Stunden-Messung in einer einzigen Grafik darzustellen. Sie besteht aus 288 aneinandergereihten 5-minütigen Mess-Zeiträumen, also aus rund 300 Messwerten (5 Minuten sind 300 Sekunden, das Herz schlägt etwa einmal pro Sekunde, also etwa 300-mal während 5 Minuten). Die schwarze Linie zeigt den Mittelwert, der gelbe Hof die Streuung (unterschiedliche Verteilung) aller Messwerte, die dunkelgelbe obere Linie die schnellsten und die dunkelgelbe untere Linie die langsamsten »Herzfrequenzen« während eines 5-Minuten-Mess-Zeitraums.

siehe Abbildung 12 im Bildteil: Pulskurve während einer 24-Stunden-Messung

Unter dem Begriff **Pulsniveau** versteht man die Höhe der durchschnittlichen Herzraten während eines Beobachtungszeitraums. Dieser kann die gesamte Messdauer von 24 Stunden oder auch mehr umfassen oder Teilzeiten daraus, zum Beispiel den Tag, den Schlaf oder auch bestimmte Tätigkeiten und deren Verhältnisse zueinander. Damit kann man wiederum Rückschlüsse auf die unmittelbare Reaktion auf Reize und die damit verbundene Qualität der Reizverarbeitung ziehen.

Generell gilt: Ein niedriges Pulsniveau geht mit Gesundheit und einem guten Leistungspotenzial einher. Ein Spenderherz, das einem Patienten implantiert wurde, bei dem also keine Nervenäste von Vagus oder Sympathikus den Schrittmacherknoten beeinflussen können, schlägt mit einer konstanten Eigenfrequenz von etwa 100 Schlägen pro Minute!

Erst die »Bremse« des Vagus, des Gesundheitsnervs, sorgt dafür, dass Ihr Herz beim Lesen dieser Zeilen mit einer Frequenz von 70 oder vielleicht auch nur 60 Schlägen pro Minute im »Ökomodus« arbeitet, um bei Bedarf die Frequenz zu erhöhen und wieder abzusenken. Was wäre die Gesundheit ohne Vagus?

Bei chronischen Belastungen wie einem Burn-out wird das Puls-Niveau durch das »Wegbrechen« des Vagus – aufgrund flacher Atmung – sukzessive in den »Spenderherz-Bereich« um 100 Beats per Minute verschoben. Anhaltende Überaktivierung des Sympathikus sorgt dafür, dass die Herzrate bei zusätzlicher – vor allem körperlicher, aber auch mentaler – Belastung vorübergehend noch weiter ansteigen kann.

Wenn dann die Nebenniere nach entsprechend langem Dauerstress »leer« geworden ist, kann die Herzrate nicht mehr adaptiv erhöht werden. Sie bleibt in einem zu hohen mittleren Bereich zwischen 90 und 110 Schlägen pro Minute. Da kann man nichts machen. Sie kann weder im – meist schlechten – Schlaf abgesenkt noch bei Bedarf weiter angehoben werden. Man spricht von niedriger Dynamik (s. u.) bei hohem (Puls-) Niveau.

Zu niedriger Puls? Wird relativ selten gefunden. Vor allem bei alten Menschen kann es durch Störungen im Schrittmacherknoten besonders in Ruhephasen und hier vor allem im Schlaf zu Phasen mit deutlich verlangsamtem Puls kommen. Insbesondere ist dies der Fall, wenn solche Perioden mit Herzfrequenzen von unter 40, mitunter sogar weniger als 30 Schlägen pro Minute auftreten.

Das Lebensfeuer-Spektrogramm

Wie bereits zuvor betont: Kernstück moderner HRV-Diagnostik ist die intuitiv-laienverständlich erfassbare Darstellung des Spektrogramms als Grafik. Ein dichtes, hochflammendes, entsprechend dem Powerbalken am rechten Bildrand farbintensives Bild repräsentiert Vitalität.

siehe Abbildung 13 im Bildteil: Die unterschiedlichen rhythmischen Abläufe der Variabilität der Herzschlagfolge können in ein Spektrogramm transformiert werden, ähnlich wie das Tageslicht, wenn man es durch ein Prisma scheinen lässt, in seinen Spektralfarben erscheint.

Die Veränderung (Transformation) der Pulskurve in die Lebensfeuer-Grafik funktioniert genau so, wie wenn man Sonnenlicht durch ein

Prisma »schickt«. Die durch diesen »Trick« plötzlich auftauchenden Spektralfarben entsprechen den unterschiedlichen Wellenlängen der Regenbogenfarben, aus denen das »unsichtbare« Sonnenlicht zusammengesetzt ist.

Das Gleiche passiert bei der Umwandlung der Daten aus der Pulskurve in das Lebensfeuer-Spektrogramm. Die langsamen Frequenzen finden sich im unteren Bereich der Grafik, die schnellen im oberen. Und alle Bereiche in idealer Ausprägung ergeben ein Lebensfeuer wie dieses von Carolina Kostner, als sie mit 28 Jahren Welt- und Europameisterin im Eiskunstlauf geworden war.

Die bildhafte Darstellung des Feuers bietet sich einfach an, um die für Lebenskraft notwendigen Voraussetzungen zu beschreiben.

Aus dem natürlichen Kreislauf der Natur, dem Wandel von Wachstum und Vergehen, im Wechsel der Jahreszeiten, gedeihen Pflanzen und Bäume. Mit ihnen entsteht das Brennmaterial Holz. Im Spektrogramm entspricht dies den tageszeitlich unterschiedlichen rhythmischen Abläufen unserer Körperfunktionen. Unsere Körper-Kerntemperatur liegt um 3.00–4.00 Uhr in der Nacht bei etwa 36,5 Grad Celsius, 12 Stunden später um ein ganzes Grad höher. Leber und Niere arbeiten im Schlaf auf Hochtouren, um unseren Organismus zu entgiften und bestmöglich in Form zu halten. Unsere Nebenniere wird bereits aktiv, bevor wir es selbst werden, wenn wir aus dem Bett steigen. Und es sind noch unzählige weitere lebenslange, rhythmische Abläufe. Sie lassen sich als Perioden von mehr als fünf Minuten Länge im »extrem langsamen Frequenzband«, dem untersten innerhalb eines HRV-Spektrogramms, mathematisch darstellen.

siehe Abbildung 14 im Bildteil: Erster Bereich eines HRV-Spektrogramms, Ultra Low Frequency

Im zweiten Bereich bilden sich physiologische Phänomene mit einer rhythmischen Wiederkehr zwischen 5 Minuten und 25 Sekunden im Spektrogramm ab. Hier spiegelt sich insbesondere auch die Durchblutungsrhythmik der Muskulatur. Das ist quasi das »Holz« für das eigene Lebensfeuer. Tatsächlich stellen das in unseren Muskeln gespeicherte Glykogen und – im Bedarfsfall – das Eiweiß, aus dem die Muskulatur besteht, die größten Energiereservoirs unseres Körpers. Es gilt das Motto: »Starke Very Low Frequency (VLF) = viel Kraft.«

siehe Abbildung 15 im Bildteil: Zweiter Bereich eines HRV-Spektrogramms, Very Low Frequency

Das Low-Frequency(LF)-Band mit Rhythmen zwischen 25 und knapp 7 Sekunden repräsentiert die Anwesenheit unseres Leistungsnervs, des Sympathikus. Das ist gleichbedeutend mit der für ein Feuer unabdingbaren Voraussetzung: der nötigen Hitze. Dies wiederum ist ein Indikator für unsere Fähigkeit, Energie in den Kraftwerken unserer Zellen, den Mitochondrien, zu bilden. Ein intensives und dichtes Lebensfeuer am Tag beweist daher hohe Leistungsbereitschaft. In der Nacht hingegen soll der Sympathikus ruhen, demnach das LF-Band schwach ausgeprägt und der Parasympathikus aktiv sein.

siehe Abbildung 16 im Bildteil: Dritter Bereich eines HRV-Spektrogramms, Low Frequency

Die dritte Voraussetzung, um ein Feuer entzünden zu können und vor allem am Brennen zu halten, ist Sauerstoff. Das Reich der Atmung repräsentiert nicht zu Unrecht den grafisch größten Anteil im Spektrogramm von 0,15 bis 0,4 Hertz. Das entspricht einer Atemfrequenz von 9 bis 24 Atemzügen pro Minute, wie wir sie – je nach Alter, Konstitution und Gesundheitszustand – im Schlaf zeigen. Mit unserer Atmung können wir sogar in das Reich des Sympathikus »eindringen«. Dazu müssen wir allerdings unsere Atmung bewusst verlangsamen und vertiefen, etwa so, wie wir es immer tun, wenn wir z. B. Yoga, Qigong oder andere Entspannungstrainings ausüben.

siehe Abbildung 17 im Bildteil: Vierter Bereich eines HRV-Spektrogramms, High Frequency

Wenn das Feuer nicht mehr lodert

Was passiert denn jetzt? Das Feuer scheint schwächer zu werden. Tritt das ein, steht am Beginn im Regelfall die Übermüdung. Sie hängt oftmals mit einer Störung des natürlichen Tag-Nacht-Rhythmus zusammen. Müdigkeit ist an sich eine »gesunde« Reaktion des Parasympathikus. Er fordert »sein Recht auf Erholung« ein. Dazu verflacht er bei entsprechender Voraussetzung, z. B. einer »monotonen« Situation vor dem PC, die

Atmung ein wenig und lässt sie vor allem sehr gleichmäßig werden. Es handelt sich dabei um ein unbewusstes Verhalten, das ganz klar als respiratorische Sinusarrhythmie, kurz RSA (Abhängigkeit der Herzfrequenz von der Atmung), in der Herzratenvariabilität als frühes Warnsymptom sichtbar wird

siehe Abbildung 18 im Bildteil: Übermüdung, deutliche Respiratorische Sinusarrhythmie nicht nur im Schlaf, sondern auch am Tag

Kein Warnsymptom, sondern absolut erwünscht, ist die RSA als Indikator für Erholung während beabsichtigter Regenerationsphasen und im Schlaf. Aber Achtung: Nicht vorhandene RSA während Ruhephasen ist jedoch immer ein klarer Hinweis für Erschöpfung, wenn es zu einem gleichzeitigen Wegfall aller anderen Frequenzbereiche im HRV-Spektrogramm kommt. Das autonome Nervensystem schaltet in den »Stand-by-Modus«, ein als grauer Abschnitt im Bild klar erkennbares Muster. Das kann durchaus auch als Folge von zu viel Alkohol oder Sport auftreten

siehe Abbildung 19 im Bildteil: Erschöpfung. »Wegbrechen« aller Frequenzbereiche ab 19 h (Essen, TV und Erschöpfungsschlaf)

Nach der Ermüdung – im Sinne erhöhter Vagusaktivität tagsüber – kommt es zu generell reduzierter Vagus-Aktivität. Ganz wichtig: Dabei wird der Parasympathikus ausschließlich über Atmen (das Exspirium) aktiviert. Depression oder Angst, aber auch wiederholte emotionale Mikrotraumata, etwa mangelnde berufliche Anerkennung und private Anspannung, oftmals in Verbindung mit falscher Ernährung, toxischem, weil stundenlangem Sitzen sowie zu wenig oder zu viel an Bewegung sind negative Faktoren. Sie beeinflussen die Atmung. Sie beeinträchtigen die freie Bauchatmung. Diese Faktoren sind letztendlich für chronische Entzündungen verantwortlich. Als Auswirkung chronischer Belastungen kommt es auch zu anhaltend überhöhter Sympathikus-Aktivierung. Sie führt unter anderem zu einer weiteren Anhebung der mittleren Herzraten und zu höherem Grundumsatz

siehe Abbildung 20 im Bildteil: Chronischer Stress, High- und Low-Frequency stark reduziert, Durchschnittspuls über 24 Stunden mehr als 80 Schläge pro Minute

Am Übergang vom chronischen Stress zum sogenannten Burn-out-Syndrom kommt es schließlich neben dem Verlust biologischer Rhythmen auch zu einer deutlichen Reduktion im VLF-Anteil der HRV. Hier spiegelt sich gewissermaßen die verminderte Durchblutungsrhythmik in Muskulatur und Unterhautgewebe. Sie führt zum schleichenden Verlust von (Muskel-)Substanz. An deren Ende steht die vollständige Kraftlosigkeit, die »finale« Sarkopenie

siehe Abbildung 21 im Bildteil: Burnout. Es ist nur mehr der Ultra-Low-Frequency Bereich vorhanden. Der Tag-Nacht-Rhythmus ist nicht mehr erkennbar, das Herz schlägt mit durchschnittlich 98 Schlägen pro Minute.

Treffen alle diese Faktoren zusammen, lodert das Feuer überhaupt nicht mehr. Es ist farb- und kraftlos wie ein Kaminfeuer kurz vor dem Verlöschen.

Doch die frohe Botschaft für den Merkzettel: Wenn man richtig lebt mit allem, was dazugehört – ausreichender Bewegung, passendem Essen, angenehmen sozialen Kontakten, erholsamem Schlaf –, bleiben die Feuerbilder lange schön, bunt, dicht und hoch.

Der Spielfilm meines Lebens

»Richtig leben« bedeutet »gesundheitsfördernder Lebensstil«. Okay! Der wiederum erfordert bewusstes Handeln. Kein Problem: Das kann man selbst steuern. Die Frage ist eher: In welchem Ausmaß kann man eigentlich sein Leben in völliger Eigenregie führen? Stellen Sie sich folgende Szenerie vor: Sie gehen ins Kino und sitzen in einer Loge. Das Licht geht aus, und die Musik setzt ein. Es beginnt ein bahnbrechender biografischer Spielfilm. Über die Leinwand läuft der Titel »Mein Leben«. In der Titelrolle: Ihr Körper! Es ist ein aufregender Actionfilm, bewegungsgetrieben durch Ihre Wünsche, Ihre Sehnsüchte, Ihre Triebe, eben durch das, was Sie im Leben »antreibt«. Der Regisseur ist ein alter bekannter Star-Regisseur. Sein Name: Autonomes Nervensystem. Er entscheidet, wie gespielt wird. Also nichts mit »Unser Leben führen wir in Eigenregie!«. Dieser Actionfilm fährt alles auf. Er hat Szenen aus allen Gattungen vorgesehen. Tragisches gehört ebenso dazu wie Komödienhaftes, womöglich gar Psychothrillermäßiges. Es ist die Vielfalt, die Buntheit, die den Film charakterisiert. Alles das schafft das autonome Nervensystem, die wichtigste Instanz für unser Leben. Es steuert uns und alle entscheidenden Körperfunktionen.

Drehbuch? Ja, selbstverständlich gibt es ein Drehbuch. Es basiert auf

Ihrer Erziehung, Ihrer Prägung, Ihren Werten. Dort kommen auch Verhalten und Denkweisen durch. Nichts im Drehbuch kommt von einer höheren Macht, sondern alles hat seine Gründe nach dem Grundsatz: »Du bist die Ursache all dessen, was dir geschieht.«

Allerdings stehen in diesem Lebens-Drehbuch keine weiteren Einzelheiten. Zumindest kennt sie niemand, nicht einmal der Regisseur. Trotzdem ist er dafür verantwortlich, dass der Film möglichst lang, möglichst gut und unterhaltsam bleibt. Wir sind dazu gebaut, möglichst lang, gesund und glücklich zu leben.

Kurzer filmischer Rückblick: Ein Kind kommt zur Welt. Es funktioniert in seiner unverfälschten Natürlichkeit. Auch als 6-jähriges Kind bewegt es sich noch lustvoll, läuft keine Marathons, macht nicht zu viel und nicht zu wenig. Es legt sich hin und schläft, ist unweckbar, steht auf und ist topfit. Es überfrisst sich nicht und mag womöglich sogar (noch!) keinen Zucker. Warum? Weil sein angeborener Geschmack zwar die Süße von reifen Früchten mag, aber nicht jene von Industriezucker. Zu diesem muss es regelrecht verführt werden. Kinder funktionieren noch ursprünglich richtig. Ihr Lebensfeuer-Bild drückt das faszinierend deutlich aus.

Wir sollten uns ein Beispiel an ihrer Lebensweise nehmen. Dann wird unser Spielfilm ein Blockbuster!

Wenn ich frisch verliebt und erholt vom Urlaub komme, bin ich kreativ und entscheidungsfreudig, kann trennen, was wichtig und unwichtig ist, leiste viel und habe den richtigen Selbstwert. Wenn das alles so funktioniert, bin ich kerngesund. Man kann es nicht oft genug betonen: Gesundheit bei sich zu erzeugen, bedeutet vor allem, sich den richtigen Reizen auszusetzen, sich im richtigen Ausmaß zu bewegen, reaktiv wieder herunterzukommen, das Richtige zu essen, die Möglichkeit zu haben, gut zu verdauen. Und es bedeutet eben auch, im rechten Maß zu schlafen und erfreuliche soziale Kontakte zu pflegen. Alles das trägt zur Gesundheit bei, und dann geht es unserem autonomen Nervensystem gut. Unser Regisseur wird garantiert unsere überzeugende Schauspielleistung »loben«. Dieser Lebensstil ist Voraussetzung für einen Erfolgsfilm, bei dem das Licht, die Farbe, der Ton, die Musik, die Perspektive stimmen. Und genau das spiegeln die 24-Stunden-HRV-Messungen wider.

Fazit: Vertrauen Sie Ihrem Regisseur! Er ist ein Profi. Er weiß, was er tut. Reden Sie mit ihm. Sie können ihn sogar nach jedem Cut fragen: »Wie war ich?« Sie können darauf vertrauen, dass er Ihnen die Wahrheit sagt. Es liegt ganz an Ihnen, sich nach ihm zu richten. Denn: Gesundheit funktioniert eigentlich ganz einfach: Das Drehbuch ist vorgegeben. Wie das Leben funktioniert, wissen wir. Wichtig zu erkennen ist nur, dass man nicht umbesetzt werden kann. Ihr Regisseur und Sie bleiben in ihren Rollen. Doch wenn Sie davon überzeugt sind, dass Sie etwas ändern sollten, dann sollten Sie mit ihm reden, und zwar Klartext. Allerdings ist das Einzige, was geändert werden kann, Ihre Einstellung zur Filmrolle. Sie können höchstens theatralischer oder ruhiger werden, exzentrischer oder melancholischer, traurig oder glücklich, krank oder gesund. Diese Freiheit der Entscheidungen haben Sie: jeden Tag!

WIE BILDE ICH GESUNDHEIT?

Es heißt, ein und dasselbe chinesische Wort in vier verschiedenen Betonungen ausgesprochen, habe immer wieder eine andere Bedeutung. Etwa das klitzekleine, unscheinbare Wort »ma« bedeutet: Mutter (mā), der Hanf (má), das Pferd (mǎ), die Standpauke (mà). Der altbekannte Ausruf folgt auf dem Fuß: »Ohhh, ist das kompliziert!« Doch unsere deutsche Sprache steht dem Chinesischen in nichts nach. Nehmen wir das Wort »bilden«. Es birgt unzählige Bedeutungen. Der Bogen spannt sich von »erzeugen, hervorbringen, auslösen« über »erziehen, einpauken, fördern« bis hin zu »verwirklichen, schöpferisch gestalten, zustande bringen«.

In unserem Fall hat das Wort »bilden« von fast jeder Bedeutung etwas. Wir können das Gesunden auslösen, uns zum Gesundbleiben erziehen (»einpauken« wäre ein wenig zu hart), Gesundheit fördern, verwirklichen, zustande bringen. Denn unsere Vorher- und Nachher-Messungen belegen zweifelsfrei: Wir alle können einen erheblichen Teil zu unserer Gesundung, zu unserem Gesundbleiben und grundsätzlich zu unserer Gesundheit beitragen.

Zur Erläuterung nutzen wir mal Lehrer Bömmels erprobte Vorgehensweise. Sie kennen ihn bestimmt aus dem zum Kultfilm gelangten Film mit Heinz Rühmann: »Die Feuerzangen-Bowle«, eine erfrischend witzige Schülergeschichte. Lehrer Bömmel unterrichtet am Babenberger Gymnasium. Vor jeder Stunde zieht er seine Schuhe aus, um dann seinen Physikunterricht höchst pädagogisch zu beginnen mit: »Wo simmer denn dran? Aha, heute kriejemer de Dampfmaschin. Also, watis en Dampfmaschin? … Da stelle mehr uns jetzt mal janz dumm.«

Probieren wir also Lehrer Bömmels Methode aus und fragen uns: »Also, wie erzeuge ich bei mir meine höchst individuelle Gesundheit?« Erst mal ein Silberstreif am Himmel: Jeder kann viel mehr und mit viel weniger Anstrengung für seine Gesundheit tun, als er sich je erträumt. Glauben Sie nicht? Hier die Voraussetzungen:

57

Gesundheit ist etwas Individuelles

»Wenn Mama ein Bär ist und Papa ein Gorilla, dann sieht man zwar nicht besonders toll aus. Aber man kann sich wahnsinnig viel erlauben, bis man krank ist.« Der Kern dieses Ausspruchs meines Lehrers Claude Diolosa besagt: Wir sind alle einzigartig. Der Grund: Wir sind alle unterschiedlich »aufgebaut«, unsere Genetik ist nie mit derjenigen anderer Menschen vergleichbar. Es ist eben das, was uns Mama und Papa mitgegeben haben, und die heißen nicht mit Bindestrich-Nachname »Medizin-Statistik«. Folglich unterscheidet sich unser Körper auch von anderen in seiner »Tauglichkeit« (Funktionalität). Und deshalb unterscheiden wir beim Lebensfeuer-Messen auch zwischen der Funktionalität und dem grundsätzlichen Bauplan, den uns Mama und Papa mitgeliefert haben.

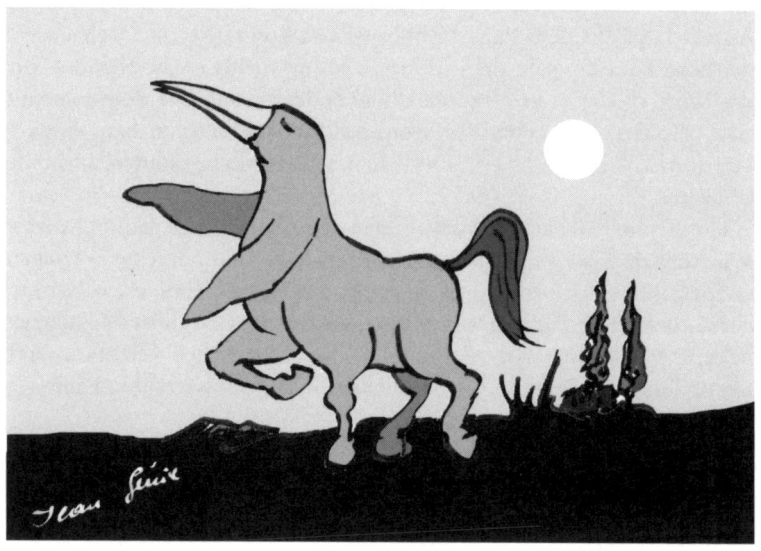

Abbildung 22: Gesundheit ist was Individuelles

Allein damit wäre schon beweisbar: Wir brauchen unbedingt auch individualisierte, personalisierte Medizin, weil bei ihr die individuelle Gesundheit im Mittelpunkt steht. Und weil es unsere Gesundheit ist, sollten wir auch selbst viel dafür tun.

Ihr Freund ist Arzt und sagt Ihnen bei einem Essen mit überzeugender Miene: »Du musst unbedingt 3-mal in der Woche Sport treiben.« Natürlich ist das für viele okay, ist aber – sorry, Herr Kollege – trotzdem »Pi mal Daumen«, alle über einen Kamm geschert. Warum? Weil Sie unter Umständen konstitutionell gar nicht sofort dafür geschaffen sind; weil Sie vielleicht jemand sind, der sein ganzes Leben nach der Winston-Churchill-Devise »Sport ist Mord« noch nie Sport getrieben haben; oder weil Sie so viel Gewicht haben, dass Ihre Knie bei der kleinsten Kniebeuge stöhnen.

Sie sollten also herausfinden, was für Sie wirklich gut ist. Zugegeben, es ist nicht leicht, egal was und wann ich anfange, meinen auf mich zugeschnittenen Sport zu finden. Jeder weiß, die Angebotspalette mit derzeit über 450 Sportaktivitäten wird ständig weiterentwickelt. Neue Trend-Sportarten tauchen auf … und bald wieder ab.

Bleiben wir bei den klassischen: Soll ich Rad fahren, schwimmen, joggen, Yoga machen, soll ich wandern, walken – mit Stöcken, alleine oder mit anderen? Blöd ist nur: Wenn ich mich aus dem Bauch heraus für irgendetwas entscheide, geht das Projekt »Mein Sport« ziemlich sicher in die stylish coole Sporthose.

Die alles entscheidende Frage ist: Was macht der Sport eigentlich mit mir? War das gerade genug, zu viel, zu wenig? Wie habe ich darauf reagiert? Wie ging es mir davor und danach? Ja, Leute, momentan okay, … aber im Büro war ich für fünf Stunden platt. Oder: Gerade habe ich Tolles geleistet, aber merkwürdigerweise danach schlecht geschlafen.

Selbst wenn ich den für mich richtigen Sport gefunden habe, kommt noch eine weitere »Kleinigkeit« hinzu: meine tägliche Verfassung. Dummerweise verhält sie sich nicht statisch, sondern ändert sich ständig. Alles, was ich kurz vor meinem Training tue oder getan habe, macht bereits einen gewaltigen Unterschied während des Sports aus, etwa wie ich geschlafen habe, was und wie viel ich gegessen habe, sogar, ob ich vorher von meinem Partner gestreichelt oder angeschnauzt wurde.

Wenn ich einen Beitrag zu meiner individuellen Gesundheit leisten möchte, nehme ich mir einfach die Zeit und stelle mir alle diese Fragen zum Wohle meines eigenen Körpers und betrachte die Antworten in Ruhe auf meinem Lebensfeuer-Bild. Ich kann mich für 30 Minuten auch mal so richtig »ausbelasten« beim Laufen oder Radfahren. Unmittelbar danach erfahre ich meine ganz persönlichen Trainingsbereiche, also in welchem Pulsbereich ich mich meinem jeweiligen Ziel so nähere, dass es auch klappt. Erst dann finde ich meine persönliche Dosis und individuelle Ausdauer. Erst der Sport, der zu mir passt, fördert meine Gesundheit wirklich.

Wir haben in unseren HRV-Datenbanken über 25 000 Langzeit-Messergebnisse, Basis für viele wissenschaftliche Arbeiten. Aus diesen Daten lässt sich klar erkennen, was bisher im Verborgenen lag. Unsere Messungen bringen ans Tageslicht, wo sich die Gemessenen auf dem Kontinuum zwischen »gesund« und »krank« befinden und wie sie im Vergleich zu anderen sind. Auf ihrem individuellen Lebensfeuerbild, in den Ergebnissen, den ganz persönlichen Erklärungen zu ihrer Gesundheit, ihrer Stressresistenz, ihrem aktuellen biologischen Alter und ihrem Lebensstil wird ihnen in bunten Farben eine breite Palette ungeahnter Phänomene vor Augen geführt. Dort sehen sie, wie es um ihre Bewegung steht, ihre geistige Vitalität, ihren Schlaf, ihre Emotionen, ihre Ernährung, ihre Atmung. Sie können genau erkennen, wo sie stark sind und wo nicht. Logisch: Jede und jeder möchte daraufhin für sich klären, was man tun kann, um die Stärken auszubauen und vor allem die Schwächen abzubauen.

Die Alternative dazu? Man macht halt irgendeinen Sport und alles Mögliche, was Zeitschriften ihren Leserinnen und Lesern jede Woche neu empfehlen. Oft werden solche Empfehlungen durch Modeströme ausgelöst. Alles gute Absichten, jedoch können solche Ratschläge niemals auf die individuelle Gesundheit zielen. Sie können in Einzelfällen sogar kontraproduktiv sein.

Seit René Descartes (1596–1650), das ist der, mit dem »*cogito ergo sum*« (»Ich zweifle, also bin ich.«), glaubt man: »Wenn ich das und das mache, kommt das raus.« Weit gefehlt! Der Mensch funktioniert eben nicht als durchschnittlich errechneter Allrounder, sondern vollkommen individuell. Wer also etwas für seinen Körper tun möchte, für den spitzt sich alles auf die Fragen zu: Was ist für mich und meine Gesundheit, oder wenn ich krank bin, was ist für mein Gesundwerden das Zielführendste? Eine für alle, für jede und jeden geltende Allgemeinmedizin oder eine auf mich bezogene personalisierte Medizin?

In vielen Lebensbereichen hat sich das »Personalisierte« schon fest etabliert. Mal ehrlich: Heutzutage will doch keiner mehr als Teil der Masse gelten. Wir wollen – bitte schön – als Individuen an- und erkannt werden. Wetten, dass Sie schon im Lift nach einer Party Ihr Ego wieder ins rechte Licht rücken und hocherfreut denken: »Meine Güte, das sind ja mordsmäßige Spießer. Was für ein außerordentliches Glück, dass ich anders bin!«? Die Modebranche war einer der Vorreiter, die dieses so urmenschliche Gefühl aufgegriffen haben. Man trägt Maßschuhe und maßgeschneiderte Hemden, frau würde sich selten trauen, ein Hochzeitskleid von der Stange zu tragen. Und wenn, dann hilft die Flucht nach vorne mit dem nach Mode-Eleganz duftenden französischen Wort »Prêt-à-porter«.

Unternehmen haben seit Langem ihre Slogantexter zum Grübeln über dieses Individualitätsthema verdammt. Heraus kamen Orientierungsausrufe wie »Nur du bist du!« (Coca Cola) oder »Für mehr Individualität gegen Schuppen« (Head & Shoulders). Gerade die Sportbranche hat mit diesem Trend und unzähligen Ideen ihre Kunden in ihren Bann gezogen. Jeder, der etwas auf sich hält, hat seinen Personal Trainer, der mit dem schwitzenden Individuum das genau abgestimmte Training durchzieht. Alle setzen mittlerweile auf diesen Wunsch, anders, einzigartig, individuell zu sein. Das geht sogar bis hin zu individuell gestalteten Tattoos. Ihre einmaligen Inhalte bleiben bisweilen allerdings dem Träger verschlossen und bringen gelegentlich Japaner oder Chinesen insgeheim zum Schmunzeln.

Wenn wir schon so individualisiert leben, warum dann nicht auch unsere Gesundheit individuell angehen? Warum nicht auch die personalisierte Gesundheitsbildung ab sofort in unser Leben integrieren?

SMSK = Suche meinen Super-Körper! Alles, was mein Körper so im Verborgenen managt, ist eine individuelle und doch für jeden leicht nachvollziehbare Superleistung. Sollte ich ihn deshalb nicht genauer kennenlernen, wenn ich etwas für ihn tun will? Wie ernst ich mit dieser Frage umgehe, ist eine sehr persönliche, weitreichende Entscheidung. Die kann mir leider keiner abnehmen, schon gar nicht die Verantwortung für meinen Körper. Eines ist und bleibt unwiderlegbar: Nur ich bin für meine Gesundheit verantwortlich. Nur ich kann sie immer weiter verbessern: mein Leben lang.

Zum Schluss ein Beispiel: Ein 29 jähriger Mann entscheidet sich, gesünder leben zu wollen. Er meint, nicht mehr so belastbar zu sein. Auch das Idealgewicht zu halten, gelingt trotz regelmäßigen Sports nicht mehr. Morgens so richtig ausgeschlafen zu sein, vermisst er auch seit einigen Wochen. Er möchte im Job mindestens so erfolgreich bleiben wie zuletzt und sein Privatleben in vollen Zügen genießen. Mit diesen Vorgaben macht er eine 24-Stunden-Messung im Alltag.

siehe Abbildung 23 im Bildteil: Pulskurve und Lebensfeuer eines 28-Jährigen nach 24-Stunden-Messung

Das ernüchternde Ergebnis zeigt, dass der junge Mann nur mehr wie ein 46-Jähriger funktioniert.

Sein Leistungspotenzial ist deutlich reduziert, sein Burn-out-Risiko befindet sich bereits im Gefahrenbereich.

siehe Abbildung 24 im Bildteil: Leistungspotenzial und Burn-out-Risiko eines 28-Jäh-rigen bei extensiv betriebenem ungünstigen Sport

Die Ursache ist rasch gefunden: zu langer und zu intensiver Sport. Laufen ist nicht gut für den jungen Mann. Dazu kommt die – in den selbst gesteckten Zielvorgaben begründete – Überambition im Job. Sie zeigt sich im anhaltend überhöhten Pulsniveau bis in die Abendstunden hinein. Die Anspannung, die beim Sport angefangen hat, setzt sich als Anspannung vor dem abendlichen Meeting in der Firma fort. Sie hält noch weitere drei Stunden an. Alle anderen möglichen Ursachen, auch die Ernährung, spielen keine Rolle.

Nach genauer Analyse der gemessenen Werte folgten ausführliche Beratungsgespräche anhand seiner HRV-Messung. Sie gingen darum, wie er seinen Körper wieder ins Lot bringen könnte. Daraus ergab sich zum einen eine entlastende Änderung der Einstellung zu seiner Arbeit. Zum anderen wurden ihm kürzere, intensive Sporteinheiten am Mountainbike ans Herz gelegt. Damit pendelte der junge Mann mit Genuss (!) immer wieder reaktiv in die Entspannung. Alle Punkte lösten sich zur völligen Zufriedenheit. Schon fünf Monate nach der Erstmessung waren die Ergebnisse und sein bunt loderndes Lebensfeuer-Bild beeindruckend. Zuvor biologische 46 Jahre alt, war der laut Geburtsurkunde 28-Jährige durch das auf ihn individuell abgestimmte Entspannungsprogramm biologisch ganze 14 Jahre jünger geworden und lag mit seinen Altersgenossen praktisch gleichauf.

Die drei Schätze

Schätze, Schatzsuche, Schatzkisten: Was wären Kinder- und Jugendbüchern ohne sie? Karl May (1842–1912) hat dieses beliebte Schatzmotiv ebenso mit viel Spannung in seinem »Schatz im Silbersee« verarbeitet wie Enid Blyton (1897–1968) in »Fünf Freunde erforschen die Schatzinsel«. Ach, und nicht zu vergessen Grimms Märchen. Die Grimm'schen Figuren erhalten oft Schätze als Belohnung für selbstlose Taten. Wer erinnert sich nicht gerne an das kleine Mädchen in »Die Sterntaler«, dem statt Sterne Taler vom Himmel in sein Hemdchen fielen?

Im richtigen Leben – und das ist das Tolle – muss der Mensch weder bettelnd sein Nachthemd aufhalten noch gebeugt nach Schätzen suchen. Entspannung macht sich breit. Uns Menschen sind nämlich gleich drei ganz ungewöhnliche in den Schoß gefallen. Zugegeben: Sie haben weder weltbewegende noch umwerfende Namen, sondern heißen schlicht: Kraft, Energie und Wirtschaftlichkeit. Doch Vorsicht sollte auch in diesem Fall die Mutter der Porzellankiste sein. Denn sie haben einen enormen, nicht zu unterschätzenden Einfluss auf unseren Körper und unsere Gesundheit. Klingt alles nicht märchenhaft aufregend? Wetten, dass sich Ihre Meinung gleich ändern wird? Denn Namen hin oder her: Wir müssen schwer auf unsere drei Schätze aufpassen, am besten Bodyguards engagieren, und ungeheuer sorgsam mit ihnen umgehen. Andernfalls wird es eine höchst gefährliche, mitunter sogar todbringende Abenteuergeschichte.

Diese Schätze sehen wir auf unserer persönlichen Schatzkarte, dem farbenprächtigen Lebensfeuer-Spektrogramm, in den drei wesentlichen Frequenzbereichen: dem sehr niedrigen (*Very Low Frequeny*), dem niedrigen (*Low Frequency*) und dem hohen (*High Frequency*). Sie informieren darüber, in welchen rhythmischen Zeitabständen die Herzschläge erfolgen.

Um das gleich klarzustellen: Das Herz schlägt an sich schon unterschiedlich schnell. Es ist nicht auf starres, eintöniges Schlagen eingestellt. Das wäre schlimm. Man würde relativ rasch das Zeitliche segnen. Auf die Schädlichkeit eines dauerhaft gleichmäßigen Herzschlags verwies sogar schon der chinesische Arzt Wang Shu-he im 3. Jahrhundert n. Chr. Sie kennen ihn? Ungerührt und mit ausdruckslosem Gesicht verkündete er: »Wer 4 Tage lang eine gleichmäßige Herzschlagfolge hat, stirbt.« Mag sein, dass er mit der Zahl 4 ein bisschen geflunkert hat. Die genaue Angabe der Tage könnte auch das Ergebnis eines poetischen Aderlasses sein. Für die Chinesen liegen halt die Zahl vier »sì« und das Wort tot »sǐ« in der Aussprache (nicht im Zeichen!) verdammt nah beieinander. Demzufolge wird diese Zahl normalerweise tunlichst ver- und gemieden wie bei uns die Zahl 13.

Doch zurück zum Herzschlag: Dass er nicht gleichmäßig, sondern in bestimmten Rhythmen passiert und variabel ist, ist keinesfalls zufällig, im Gegenteil. In diesen Rhythmen finden sich andere rhythmische Vorgänge im Organismus wieder. Der Herzschlag wird ständig von diversen Faktoren beeinflusst und ändert dadurch seinen Rhythmus. So ist das Herz in der Lage, seine Frequenz an jeden einzelnen Atemzug anzupassen. Die Erklärung ist simpel: Jeder Atemzug erzeugt Unterdruck im Brustraum. Durch diesen Sog strömt während des Einatmens Luft, zugleich aber auch kurz mehr Blut in den Brustraum ein. Um dieses erhöhte Blutvolumen aus dem Brustraum in den Körper weiterzutransportieren, schlägt das Herz während des Einatmens kurz minimal schneller, um sich beim Ausatmen wieder zu entschleunigen. Während einer erholsamen Tiefschlafphase besteht ein Verhältnis von circa vier be- und entschleunigten Herzschlägen zu einem Atemzyklus.

Man merkt es selbst allein schon beim Sitzen, Gehen oder Laufen, wie unterschiedlich man atmet, hier langsam, da schneller oder dort zuweilen gar hastig.

Genauso verändert übrigens auch der Blutdruck den Herzschlagrhythmus.

So, und jetzt öffnen wir mal unsere Schatzkiste mit den drei Schätzen. Der erste Schatz ist die Kraft. Was hat es mit ihr auf sich?

Zur Erinnerung, damit Sie nicht noch einmal ins vorherige Kapitel zurückblättern müssen: Relativ langsame Rhythmen im Bereich von 5 Minuten bis 25 Sekunden befinden sich im sehr niedrigen Frequenzbereich. Da spiegelt sich die Durchblutungsrhythmik in der Muskulatur und im Unterhautgewebe. Die Wärmeregulation wird dort abgewickelt. Wenn ich so schnell wie möglich 100 m laufen will, muss ich mich aufwärmen, sonst funktionieren meine Muskeln nicht wie gewünscht.

Ein anderes Szenario: Es ist Winter. Ich gehe morgens raus, um die Morgenzeitung aus dem Gartentür-Briefkasten zu holen. Ein Windstoß – und bumm … Dumm gelaufen, die Haustür ist zugefallen. Doch keine Angst! In den nächsten zehn Sekunden werde ich nicht sofort vor Kälte zittern, sondern erst nach einer gewissen Zeit. Diese Regulation des Weit- oder Engstellens der Venen in der Unterhaut hat auch einen Rhythmus, einen trägen Rhythmus. Selbst dieser Durchblutungsrhythmus findet sich im Herzschlag wieder.

Diesen Rhythmus sehe ich nur dann, wenn es dafür ein Substrat (Muskelsubstanz) gibt. Anders ausgedrückt: Je mehr Muskulatur ich habe, desto stärker ist mein Very-Low-Frequency-Bereich.

siehe Abbildung 25 im Bildteil: Deutliche Dominanz der HRV im Very Low Frequency Bereich

Begutachten wir nun den zweiten Schatz: die Energie, die Leistungsbereitschaft. Sie lässt sich im Low-Frequency-Bereich von 0,04–0,15 Hertz ablesen. Dort befindet sich unser »Beschleuniger«, der Sympathikus. Er verändert auch den Herzschlag und erhöht den Blutdruck und vieles mehr. In den Kraftwerken seiner Zellen wird Energie produziert. Der Überträgerstoff sind all die Stresshormone, die ich dringend brauche, um Leistung zu erbringen. Bin ich stark, habe ich eine hohe Leistungsbereitschaft und ein beachtliches Leistungsvermögen. Und wenn ich Kraft und Energie habe, kann ich Bäume ausreißen.

siehe Abbildung 26 im Bildteil: Ausgeprägte Detektionen im Low Frequency Bereich

Aller guten Dinge sind drei: Nun heben wir noch den dritten Schatz aus der Schatzkiste. Es ist die Wirtschaftlichkeit (Ökonomie) und Erholung durch Atmung. Sie erinnern sich, dafür ist der Parasympathikus zuständig. Der Hochfrequenzbereich, also der Bereich von 0,15–0,4 Hertz, ist das Reich des Parasympathikus und seines wichtigsten überall umherziehenden Nervs, des Vagus. Alles das ist außerordentlich wichtig, um das körperliche Gleichgewicht wiederherzustellen: Erholen! In diesem Bereich wird – wie zuvor schon herausgearbeitet – alles über Atmung moduliert, übers Atmen am Tag, das Erholen im Schlaf oder in Pausen, Atmen, regelmäßig ein- und ausatmen. Ahhh, Ent-spannung.

siehe Abbildung 27 im Bildteil: Relativ stärkster Bereich der HRV im High Frequency Bereich

Wie bei allen Geschichten kommt nun am Schluss das schon märchenhaft anmutende Schöne: Diese drei Schätze gehören zusammen. Nein, es wird kein addierter Schatz daraus, also nicht Kraft + Energie + Wirtschaftlichkeit, sondern ein potenzierter. Warum? Weil alle drei einander für ihre große Gemeinschaftsaufgabe brauchen. Ohne Sauerstoff (= Parasympathikus, der ja über das Atmen getriggert wird) keine Energie und keine Ökonomie. Ohne Energie (= *Low-Frequency*-Bereich) fällt das Atmen schwer, und Kraft kann sich nicht entfalten. Ohne Muskulatur keine Kraft und keine Reserven. Deswegen sind die drei eins. Sie bedingen einander und gehören zusammen. Gleich und Gleich gesellt sich gern. Jeder für sich allein wäre bloß wie ein Witz ohne Lachen.

Warum wir unsere drei Schätze so wahnsinnig hüten müssen? Ganz einfach: weil sie blöderweise superleicht abhandenkommen. Hier die Story und bitte immer im Hinterkopf behalten: Es geht immer darum, Gesundheit zu fördern, nicht Krankheit. Das ist der kleine Unterschied. Der Verlust der lebenswichtigen Schätze läuft etappenweise ab, und zwar von oben nach unten. Erst verschwindet die Ökonomie, dann haut die Energie ab. Die Kraft fühlt sich im Stich gelassen und macht sich nach längerem Warten auf die Suche nach den anderen. Findet sie ihre Freunde nicht, bleibt sie einfach auch weg. Hört sich jetzt nicht so schlimm an? Ist es aber, denn unser Körper fängt das Schmollen an. Er verzeiht den drei ihre Salami-Taktik des Verschwindens nicht und ist traurig. Dadurch wird er für Angriffe geschwächt.

Schritt eins: Verlust der Ökonomie im Sinne eines »Wegbrechens des Parasympathikus« bedeutet: Krankheit ist auf dem Vormarsch. Man fängt an, sich elend und unwohl zu fühlen. Tut man nichts dagegen, setzt die Krankheit fest entschlossen ihren Angriff auf unseren Körper fort. Dabei ist sie nicht zimperlich.

siehe Abbildung 28 im Bildteil: »Weggebrochener Parasympathikus« mit abendlichem Erschöpfungszustand und nicht erholsamem Schlaf

Schritt zwei: Verlust der Energie bedeutet, dass der Krankheitsangriff härter wird. Dabei geht es um Probleme bei der Energieproduktion in den Kraftwerken der Zellen. Wenn diese Fabriken nicht mehr einwandfrei produzieren, ist entweder an den Maschinen etwas nicht in Ordnung oder am Kraftstoff. Was können wir dagegen tun? Zuerst einmal die Schlote durchputzen im Sinne von entgiften, vorzugsweise über den Darm. Anschließend sollte man zum Wiederaufbau der Energie die richtige, vollwertige Ernährung zu sich nehmen.

siehe Abbildung 29 im Bildteil: 30-jähriger Mann mit übermäßigem Alkohol- und Nikotinkonsum

Und Schritt drei: Der Substanzverlust, der Kräfteverlust bedeutet, dass die Krankheit die Oberhand über den Körper gewonnen hat.

Wie schaut dieser Gesamtverlust auf dem Lebensfeuer-Bild aus? Recht trist. Nehmen wir zum Veranschaulichen krasse Fälle, die diese drei Etappen durchlaufen haben. Wenn jemand eine konsumierende Krankheit hat, Krebs oder eine Drogenkarriere, dann ist der Very-Low-Frequency-Bereich kaum sichtbar. Alles ist grau. Die wunderbare Farblichkeit ist dahin.

siehe Abbildung 30 im Bildteil: Spektrogramm einer 41-jährigen Frau mit schwerer Depression

Der limitierende Faktor beim Krebs ist übrigens nicht, dass er ein Gefäß anfrisst und man verblutet, sondern es ist der völlige Energieverlust. Die gesamte Energie im Organismus wird für dieses unkontrollierte Weiterwachsen des Krebses verwendet. Und die Energie wird hauptsächlich in Form von Mehrfachzucker (Glykogen) und Eiweiß in der Muskulatur gespeichert. Krebspatienten sterben am völligen Muskelschwund (im Mediziner-Latein »*Sarcopenie*«). Was bleibt, ist Wasser.

Nehmen wir einen weniger dramatischen Krankheitsverlauf für die drei Schritte an, etwa Tuberkulose. Sie trug früher sogar den Namen »Schwindsucht«. Damit wurde angedeutet, dass alle drei Schätze weg waren. Wie holten sich bereits damals Tuberkulose-Kranke ihre drei Schätze wieder in ihren Schatzkoffer zurück? Stichwort »Zauberberg«! Die Tuberkulose-Patienten in Thomas Manns Davoser Luxussanatorium wurden gut gefüttert, drei Mal pro Tag fest zugedeckt in einer Liege auf die Terrasse gestellt und mussten insgesamt sechs Stunden tief atmen oder, wie wir Österreicher sagen, »gut schnaufen«. Ebenso pusht man auch heute sein Lebensfeuer wieder in bunt flammende Höhen: mit eiweißreicher Kost, zum Beispiel Fleisch und Fisch, gut verdaulicher Art zu essen, richtiger Bewegung und richtigem Ahhhhhh-tmen.

Richtige und falsche Reize

»Hast du schon mal etwas geschehen lassen, etwas, was du nicht erklären konntest?« – »Haltet die Treppen im Auge, die verändern sich gerne!« – »Die Erstklässler sollten beachten, dass der dunkle Wald streng verboten ist.«* Sowohl die Zauberlehrlinge der schottischen Hogwarts-Schule, angefangen mit Harry Potter, als auch die Zuschauer, egal ob jung oder alt, sind ständig neuen, unbekannten Reizen ausgesetzt. Ausgelöst werden diese Reize durch Angst, Schrecken, Verwunderung, aber auch durch Freude: »Willkommen zu eurer ersten Flugstunde!«** (auf dem Besen, wohlgemerkt!) und durch Entspannung: »Ich gehe ins Bett«, erklärt die reizende Emma ihren Freunden Harry und Ron entschieden, »sonst kommt ihr noch auf andere schlaue Ideen, durch die wir uns Leben kommen oder, schlimmer noch, rausfliegen!« Darauf Ron leicht gereizt zu Harry: »Sie sollte ganz, ganz dringend ihre Prioritäten klären!«***

Kinozeit ist Reize-Zeit. Die Harry-Potter-Filme haben die Menschen scharenweise in die Kinos gelockt, weil ihnen das Gesehene kleine Schauer über den Rücken jagte, Gänsehaut auf den Armen sprießen ließ

---

* Aus dem offiziellen Trailer zu: »Harry Potter und der Stein der Weisen« nach dem gleichnamigen von Joanne K. Rowling. Online verfügbar unter https://www.youtube.com/watch?v=sggob1QQp1I, Zugriff am 2.8.15.
** Ebda.
*** Ebda.

und ihre Nackenhaare davon überzeugte, sich aufzustellen. Aber wieso passiert das? Wenig verwunderlich: Mit alledem signalisiert uns unser Körper, wie er Reize verarbeitet.

Eigentlich bedarf es keines Fantasy- oder Horrorfilms. Ständige Reize gehören zu unserem Alltag. Aber jetzt kommt der springende Punkt: Wir brauchen sogar dauernd Reize, wenn auch nicht die Reizüberflutung unserer heutigen Zeit. Unglaublich, aber wahr: Unser gesamtes Leben hängt davon ab, dass wir Reizen ausgesetzt sind. Wir brauchen sie wie Wasser und Brot. Reize sind für unser Weiterleben unabdingbar. Der Mensch holt sie sich dauernd aus vielen Lebensbereichen, z. B. über Sport, über Denksport wie Schach und Sudoku, über Kreativleistungen wie Dichten und Malen, sogar wenn er sich als Genussmensch mit Trauben-Fachkenntnissen trainiert, um zum Weinberater seiner Freunde und Bekannten zu avancieren – alles Reize, die wir brauchen und kriegen. Natürlich geht es dabei auch um die Vielfalt der Reize. Immer dieselben Reize? Ein furchtbarer Gedanke. Sechs Wochen lang jeden Tag denselben Harry-Potter-Film? Da tut sich garantiert nichts mehr in Sachen Gänsehaut und Nackenhaare. Im besten Falle schaltet der Geist ab, die Ohren auf Durchzug und die Augen auf Durchsicht.

Der Haken an allem wirklich Reizvollen: Der Umgang mit Reizen in unserer reizüberflutenden Welt ist eine gigantische Herausforderung. Wir müssen sie nämlich verarbeiten.

Reizverarbeitung

Wollen wir unsere Gesundheit richtig fördern, sollten wir uns unbedingt bewusst machen, wie diese Dauerreize von außen und innen verarbeitet werden. Wie läuft das ab? Schauen wir auf die von außen, die kann jeder nachvollziehen. Heerscharen von Außenreizen, nicht nur ausgelöst durch Harrys Zauberversuche, treffen auf die Nervenzellen in unserem zentralen Nervensystem. Was tun die? Wegschieben! Blitzschnell leiten sie die Reize in Form von Schwingungen an unser Hirn. Da in unserem Körper ohnehin alles mit Schwung und Schwingungen abläuft, können Sie sich vorstellen, was da los ist. Klar, dass diese Rhythmen in unserem Körper synchronisiert bzw. koordiniert werden müssen. Ist das nicht der Fall, entsteht Chaos, etwa im Stil der disharmonisch-chaotischen Musik. Das bedeutet enormer Aufwand, viel Energie, viel Reibung, viel Hitze, aber mit wenig Produktivität.

Deshalb sollten wir das zum Wohle unserer Gesundheit keinesfalls zulassen, sondern dort, wo wir können, einen beruhigenden, ordnenden Einfluss nehmen. Eine kinderleichte Methode ist, uns im Alltag immer wieder mal fünf Minuten zu sammeln, ruhig zu atmen, zu entspannen. Mit diesem geringen Aufwand schaffen wir täglich Ordnung in unserem Rhythmen-Chaos. Dadurch wird unser System kurz nach unten gefahren und resettet. Das schafft Ökonomisierung. Mit frischer Kraft kann's wieder weitergehen. Krasses Beispiel: die Sportler der Tour de France, des härtesten Radrennens der Welt. Sollte besser Tour de Force heißen. Da müssen Pausen einlegt werden. Wie sagte 2015 der deutsche Radler Simon Geschke der ARD ins Mikrofon: »Nun kommen die Alpen, aber jetzt brauche ich erst mal den Ruhetag.«* Garantiert bedeutet das schlafen, massieren lassen, relaxen, was Feines essen, neue Energie sammeln. Alles gehört zusammen. Andernfalls keine Chance auf das Gelbe Trikot. Adäquate Reize, insbesondere ihre adäquate Verarbeitung, bringen jeden in die Nähe seines persönlichen Ziel-T-Shirts.

Falsche Reize sind individuell

Wie schaut es nun mit den falschen Reizen aus? Ein inadäquater Reiz kann entweder zu schwach oder zu stark sein. Hier ein kleines, aber recht aussagekräftiges Beispiel für inadäquate, zu starke Reize vor dem Hintergrund von adäquat verarbeiteten Reizen. Harriette Thompson, deren Wiege in *America's Finest City*, San Diego, stand, lief 2015 erneut einen Marathon, diese 42,2 km. Das entspricht etwa der Strecke von Frankfurt nach Wiesbaden, dem Las Vegas Deutschlands. Und mit, sage und schreibe, schlappen 7 Stunden 24 Minuten hat sie einen Weltrekord aufgestellt. »Grottenfalsch«, werden Sie sagen, »der Weltrekord liegt doch irgendwo bei 2 Stunden!« Stimmt! Der Clou: Als Harriette über die Ziellinie lief, war sie 92. Nur am Rande: Nach den 7,5 Stunden Marathon ist sie nicht tot umgefallen. Belohnung für adäquate Reizverarbeitung! Der Grund: Sie trainierte sich fit. Es war ihr 16. Lauf. Anders ihr Marathon-Vorfahre. Der musste halt mal schnell – die Brieftauben fielen gerade wegen Streiks aus – von Marathon nach Athen laufen. Völlig ausgepowert, nutzte er dort gerade noch pflichtbewusst sein letztes Aus-

---

* »Tour de France: Spanier Plaza triumphiert in Gap«. Online verfügbar unter http://www.spiegel.de/sport/sonst/tour-de-france-2015-ruben-plaza-triumphiert-in-gap-a-1044521.html, Stand: 20.7.2015, Zugriff am 30.11.15.

schnaufen zum Ausruf der Siegesbotschaft. Danach fiel er tot um! Wen wundert's ... ohne Lauf- und Atem-Training!

Damit niemanden das gleiche Schicksal ereilt, sollte man sich ein Beispiel an Harriette nehmen – nicht unbedingt an ihrer Sportart, aber an ihrem kontinuierlichen Training. Sollten Sie darüber hinaus noch neugierig sein, wie es Ihrem Körper wirklich nach einem Training geht, machen Sie eine HRV-Messung. Sie erhalten eine Antwort auf unsere Ausgangsfrage »Wie fördere ich meine Gesundheit?«. An der Messung können Sie klar und zweifelsfrei ablesen, ob Sie die Reize richtig verarbeitet haben. Bunte Feuerflammen in allen Frequenzbereichen zeigen es Ihnen. Das Wegbrechen der farbenreichen Flammen ist wiederum abhängig von der Stärke der Reize. Sie sehen, ob es zu viele, nicht schaffbare Reize waren, ob Sie nur erschöpft waren oder ob Sie sich überfordert haben.

Sie sollten auch wissen: Wenn ein Reiz stark genug ist, haut er jeden um. Allerdings wenn jemand bereits ein vorgeschädigtes Gesamtsystem hat, genügt bereits ein geringer Reiz, um sein Feuer »auszublasen«. Reize und wie sie verarbeitet werden, hängt natürlich, sorry, auch ein wenig vom Alter ab. Wer mit 20 eine Nacht durchmacht, geht am nächsten Tag zur Arbeit, als wäre nichts gewesen. Alles läuft wie gehabt. Doch wer das mit 50 macht, braucht zuweilen schon eine Woche, bis er sich wieder völlig »berappelt« hat. Und wer über längere Zeit so einen »coolen« Lebensstil betreibt, landet garantiert in der chronischen Erschöpfung.

Ob 20 oder 50, natürlich ist Reizverarbeitung etwas, was jeder Körper anders macht. Nehmen wir eine der erlaubten Gesellschafts-»Drogen«, den Alkohol. Dieser Reiz ist höchst individuell. Man könnte es auf die Formel bringen: Ein Reiz, zwei Ergebnisse: Während jemand zwei Glas Rotwein trinkt und morgens nach dem Aufwachen völlig *down* ist, tankt ein anderer am selben Abend gleich zwei ganze Flaschen und fühlt sich danach topfit. Ob sein Körper allerdings derselben Meinung ist, können wir ebenfalls erst durch HRV-Messungen herausfinden. Wir messen in diesem Fall, wie sich der Alkohol auf die Schlafqualität auswirkt. Es mag erstaunlich klingen, aber wir können im Lebensfeuerbild eindeutig sehen, ob er einen Erschöpfungsschlaf hatte, ob sein System auf *Stand-by* gegangen ist und er keine Variabilität und damit keine Reparatur und Entspannung hatte, sondern schlicht und ergreifend nur Entgiftungsprozesse abliefen. Nun weiß der Weingenießer genau: Der Reiz Alkohol war zu stark.

Bewusst entspannen

Spätestens jetzt sollte er damit beginnen, seinen Partner, den Körper, dabei zu unterstützen, sodass er jeden einzelnen Reiz sorgfältig verarbeiten kann. Dazu muss er ihm öfters diese Gelegenheit bieten. Im Prinzip reicht es schon während des Arbeitstages, wenn man einfach jede Stunde mal für ein paar Minuten *offline* geht, die Augen schließt oder in die Ferne starrt (sieht vielleicht blöd aus, ist aber ganz schön gescheit), bewusst entspannt und tief bauchatmet. Dabei ordnet sich ungeheuer viel.

Eine andere Möglichkeit ist, mal ohne Handy- oder Radio-Ohrstöpsel spazieren zu gehen und dabei auf seinen Atem sowie seine Schritte zu achten. Über diese rhythmische Kombination von Atmen und Gehen synchronisieren sich alle Rhythmen (s. auch Wirkprinzip der Resonanz). Es wird wieder Ordnung gemacht. Man muss sich stets vor Augen führen: Jede, nein, nicht die meisten, JEDE Zelle hat einen Rhythmus. Der ganze Organismus schwingt wie London in den 6oer-Jahren des letzten Jahrhunderts. Damals galt die britische Hauptstadt mit ihren unzähligen Music Bands wie den Rolling Stones als Swinging City.

Das Entscheidende: Wir haben nur zwei Möglichkeiten, unseren Rhythmus willkürlich zu beeinflussen: durch Atemrhythmus und Bewegung. Die Hirnströme, Verdauungsrhythmen, die hormonellen Rhythmen, alle Rhythmen, die in uns laufen, tanzen nicht nach unserer Pfeife. Sie sind willkürlich nicht steuerbar … nur über einen Trick: indirekt über Atmung und Bewegung. Mittlerweile weiß man, dass sich die anderen Rhythmen daran anpassen. Das gibt Ordnung, Reparatur, Ökonomie, alles das, was wir so nötig brauchen. Vernünftig bewegen und adäquat atmen ist ein massiver Ordnungs-Reiz. Zu beidem kann man sich leicht durchringen und …: Es kostet nichts!

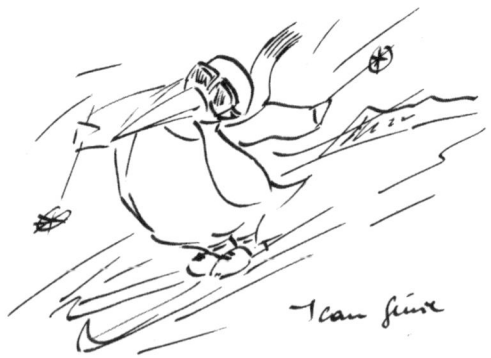

Abbildung 31: Im richtigen Rhythmus schwingen

Die Rolle des Sensoriums

»Es war, als hätt' der Himmel / die Erde still geküsst, / dass sie im Blütenschimmer / von ihm nun träumen müsst'. / Die Luft ging durch die Felder, / die Ähren wogten sacht, / es rauschten leis' die Wälder, / so sternklar war die Nacht. / Und meine Seele spannte / weit ihre Flügel aus, / flog durch die stillen Lande, / als flöge sie nach Haus.«* Der überaus romantische Freiherr Joseph von Eichendorf (1788–1857) verfasste dieses sinnliche, weil mit allen Sinnen erfahrbare Gedicht »Die Mondnacht« mit 45 Jahren. Untrüglich ein Mann in den besten Jahren. Jede Zeile lässt die Leserin und den Leser spüren, wie sich Joseph immer mehr von diesen traumhaft schönen Reizen, die von außen auf ihn einstürzen, berauschen lässt. Fühlen, Sehen, Hören. Krass, nicht wahr?

Um zu erfahren, wo, wie und was sich da in uns abspielt, gehen wir wieder auf eine kleine Entdeckungsreise in unseren Körper. Sie werden aus dem Staunen nicht herauskommen. Noch mal zur Erinnerung: Bei unseren Messungen des Lebensfeuers messen wir unser autonomes Nervensystem. Sie wissen schon: dasjenige, das nicht lügen kann und uns steuert. Es ist unsere zentrale Steuerung, die uns leben lässt. Ohne sie

---

* Joseph Freiherr von Eichendorff, Sämtliche Werke. Histor.-kritische Ausgabe, hrsg. von Wilhelm Kosch. Bd. 1,1: »Gedichte« (hrsg. v. Hilda Schulhoff und August Sauer), Berlin: de Gruyter 1921, S. 382.

würden wir nicht nur schön alt aussehen, sondern wären ganz schön leblos, um nicht zu sagen: tot. Und weil sie so außerordentlich wichtig für uns ist, ist sie von unseren paar Millimetern Großhirnrinde nicht beeinflussbar und sitzt tiefer, damit da auch ja nichts passieren kann. Inadäquate Reaktionen auf Reize sind unerwünscht, etwa wenn wir uns einbilden, dass wir jetzt, ohne es gewohnt zu sein, eine mehrstündige Mountainbike-Tour absolvieren müssen oder so. Aber um wirklich adäquat zu reagieren und uns bestmöglich zu steuern – es meint es ja gut mit uns –, braucht unser Organismus die richtigen Infos. Diese erhält das autonome Nervensystem von tausend Stellen, beispielsweise von dem Füllungszustand des Magens, des Darms und der Blase, von der Schnelligkeit des Herzschlags, von der Außentemperatur, von elektromagnetischen Wellen, wenn Sie gerade neben Ihrer in Gang gesetzten Mikrowelle stehen, von lieben und bösen Menschen, kurz: Alles, was von außen an Reizen auf uns einstürmt, bedeutet Informationen. Nein, das war's noch nicht. Hinzu kommen Mitteilungen von innen, von Emotionen, Gedanken, Glaubenssätzen, Verhaltensweisen. Alles prasselt auf unser autonomes Nervensystem ein. Das reguliert uns dann über Zugriffe auf alle Systeme im Körper.

Vom Säbelzahntiger zum Gartenschlauch

Ein zentrales Thema dabei sind die Botschaften über unsere Sinneswahrnehmungen. Da geht es übrigens Mensch und Hund ähnlich. Vielleicht haben Sie das selbst schon mal beobachtet: Wenn ein Hund einen Fuchs hört, schlägt er meist an. Solche Wahrnehmungen sind auch bei uns seit Jahrtausenden gespeichert. Sie würden auch sofort abgerufen werden, wenn wir beispielsweise einen Säbelzahntiger sähen, diese riesige Raubkatze aus der Eiszeit mit den hirschgeweihlangen Angeberzähnen. Nehmen wir etwas Näherliegendes: Nichts Böses ahnend, gehen Sie in den Garten. Am Vorabend hat Ihr Partner gewissenhaft die Blumenbeete mit dem Gartenschlauch bewässert und ihn anschließend nicht, wie gewohnt, in der Garage verstaut. Achtlos hat er ihn im Gras herumliegen lassen. Bei der ersten Wahrnehmung des schlangenartigen Gartenschlauchs schreien Sie garantiert laut auf und machen einen Satz in die andere Richtung. Die gängige Psychologie des Gartenschlauchs: Das Gehirn verwechselt im ersten Moment Schlange und Gartenschlauch und reagiert entsprechend.

»Ah, Titten«

Das Visuelle übt einen starken Reiz bei uns aus. Der ist aber nicht so stark wie unsere Riechwahrnehmung, unser Geruchsinn. Das erfahren wir jedes Mal im Handumdrehen, wenn wir etwas Schlechtes riechen. Wenn wir z.B. die Tür zu einem völlig verdreckten Autobahn-WC öffnen, nehmen wir fluchtartig Reißaus. Natürlich funktioniert das Ganze auch umgekehrt. Der Film »Der Duft der Frauen« (Scent of a Woman, 1992) hat den untrüglichen Geruchssinn des Mannes zum Thema gemacht. Der erblindete Lieutenant Colonel Slade, überzeugend verkörpert vom großartigen Al Pacino, kann sich voll auf seine Nase verlassen. Als er im Flieger auf dem Weg nach New York City zum Thanksgiving-Wochenende einen Drink gereicht bekommt, weiß er sofort: »Das ist kein Steward«, und stöhnt begeistert: »Ah, Titten«.

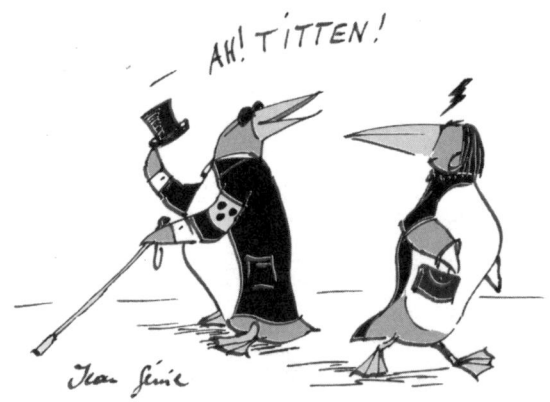

Abbildung 32: »Ah, Titten«

Berühren und Berührt werden

Ein besonders wichtiger Reizauslöser geht vom Haptischen aus, wenn wir also durch Berühren etwas erkennen (daher auch das Wort »begreifen«), und vom Taktilen, dem Berührtwerden. Beide Reize können ungeheuer angenehm und entspannend sein. Denken Sie nur an das Streicheln einer schnurrenden Katze und daran, wenn Sie selbst von Ihrem Partner oder Ihrer Partnerin gestreichelt werden. Was für ein Gefühl des Wohlbefindens! Solche Reize über unser Sensorium sind extrem wichtig, gerade in unserer berührungslosen Zeit. Uns beschäftigt mehr und mehr das Kommunizieren übers Smartphone. Da gibt's lediglich »platte«, visuelle Reize. Berühren: Fehlanzeige!

Sitting PC-Bulls

Im Alltag, am Arbeitsplatz, am Feierabend gibt es unzählige visuelle Reize, die uns überfrachten. Trotzdem lassen wir sie ständig zu: am PC arbeiten, elektronische Zeitung lesen, Bilder, Fotos und Filme auf dem Monitor anschauen. Wem seine Gesundheit wirklich am Herzen liegt, der sollte das mal bewusst stoppen und seinem Körper die von ihm langersehnte Gelegenheit bieten, diese Reize zu verarbeiten. Der- oder diejenige sollte sich durchaus auch mal anders hinsetzen. Sitzen wir nicht alle fast den ganzen Tag in 30–40 cm (!) vom körperlichen Folterinstrument Bildschirm entfernt? Schauen Sie wenigstens öfters mal über den Monitor hinweg auf einen weit entfernt liegenden Punkt im Raum. Fakt ist: Wir sind überhaupt nicht für dauernde Bildschirmarbeit gemacht und … tun es trotzdem.

Im Hör-Bereich (auditiv) ist es genauso: Wir haben ständig Hintergrundgeräusche, angefangen von Dauerradiomusik-Berieselung über vorbeibrausende Autos bis hin zu quatschenden Handy-Teilnehmern in der Straßenbahn. Manche ertragen einfach keine Stille mehr. Sie erscheint ihnen unheimlich oder stört ganz einfach.

Diesen Overload an Reizen müssen wir auch noch verarbeiten, dann, wenn wir hoffentlich endlich mal »offline« sind, also keinen Reizen ausgesetzt, und uns hoffentlich nicht in einem zu kurzen Schlaf befinden, um die 99 Prozent des – bewusst und unbewusst – aufgenommenen unbrauchbaren Schrotts »auszusortieren« und zu verwerfen und das für unser Leben sinnvolle Prozent abzuspeichern.

Der Mensch im Zeitraffer

Rückblick: Betrachten wir mal einen Augenblick unsere Entwicklungsgeschichte als Mensch – im Zeitraffer. Stellen Sie sich vor, wir würden diese rund 4 Millionen Jahre in ein einziges Individuum zusammenpferchen, in einen 70-Jährigen. Was glauben Sie: Wie lange hat er im Verhältnis dazu in unserer technisierten Zivilisation gelebt? 200 Jahre? Wie großzügig! Aber leider falsch: nur einen Tag! Viel zu kurz für jede Form der genetischen Anpassung. Laut Bauplan leben wir eigentlich noch in der Steinzeit und nicht bei Computern und Fastfood. Was heißt hier »artgerechte Haltung«?

Wir sollten weitaus sensibler mit Reizen umgehen. Okay, wir sind ständig ungewollt irgendwelchen Reizen ausgesetzt. Wie wär's, wenn wir uns zur Abwechslung bewusst Wohlfühl-Reize aussuchten? Genau so funktioniert Gesundheitstourismus, der boomende, beliebte Wellness-Tourismus. In gemütlichen, malerisch gelegenen Hotels mit Swimming-pool, Sauna und Fitnessraum steht Verwöhnen auf dem Programm. Hör- und visuelle Reize werden auf ein Minimum runtergefahren, die haptischen (fühlbaren) sowie die sogenannten gustatorischen (geschmacklichen) Reize raufgefahren.

Zum Pommesessen verdammt

Das ist dringend nötig. Oft können wir ja nicht einmal mehr richtig schmecken. Die geschmackliche Zwangserziehung fängt früh an. Schon die noch naturverankerten Kleinkinder werden darauf getrimmt, fetttriefende Pommes, getunkt in »fabrikfrischen« Ketchup, zu lieben.

Zu unserer menschlichen Tragik gehört: Wir können uns an alles gewöhnen, selbst an Geschmacksverstärker in Lebensmitteln, die sich nicht gerade positiv auf unsere Gesundheit auswirken. Nicht zu vergessen, dass wir uns verführen lassen können und dabei nicht bemerken ... können, dass wir uns damit nicht mehr artgerecht halten. Wir leben damit eigentlich in einem strikten Kurs gegen unsere Natur. Es ist unwiderlegbar: Auf diese Weise können wir unsere Gesundheit nicht so entfalten, wie es eigentlich nach unserem Bauplan möglich wäre!

Gerade deshalb ist es unerlässlich, mit positiven Reizen sensibel umzugehen. Das bedeutet, sie ganz bewusst wahrzunehmen. Man sollte sich sogar unbedingt auf die Suche nach wohltuenden Reizen machen, sie auskosten und ganz bewusst auf sich wirken lassen im Sinne von: »Das macht mich jetzt wieder ein Stück gesünder.« Das passiert vielleicht, wenn ich eine ganze Allee weiß-rosa-farbig blühender japanischer Kirschbäume sehe (Japaner nehmen sich dafür sogar oft eine Woche frei, um diese Explosion der Schönheit voll genießen zu können), wenn ich mich ganz bewusst der weißen Königslilie nähere, um ganz bewusst den betörenden Duft einzuatmen, wenn ich ganz bewusst ein leckeres Essen in Zweisamkeit genieße. Es lohnt sich, weil es einen regelrechten Auftrieb für unsere Gesundheit bedeutet.

Sensibler Umgang mit Reizen heißt auch, Sensibilität regelrecht zu schüren. Wer es schafft, auf einen Berg zu kommen – zu Fuß, mit der Gondel, dem Pferd, dem Auto, womit auch immer –, um dort die Stille oder vielleicht nur den Wind und seine Geräusche wahrzunehmen oder die Almwiese zu riechen, der hat bereits ungeheuer viel für seine Gesundheit getan. Angenehme Reize zu suchen und wirken zu lassen, gleicht die monotonen und uns belastenden aus ... frei nach Gottfried Keller (1819–1890) und seinem herrlichen Abendlied »Trinkt, o Augen, was die Wimper hält, / Von dem goldnen Überfluss der Welt!«*

Die Anatomie der Gesundheit

Ist Ihnen eigentlich schon mal aufgefallen, was für ein allwissender Redekünstler, umsichtiger Ratgeber, ja regelrechter Entscheider Ihr Herz ist? Oder gar Ihr Bauch? Ja, Sie haben richtig gelesen. Ihr Herz und Ihr Bauch quatschen Ihrem Kopf eigentlich ständig dazwischen – in einer Tour, in jeder Lebenslage. Wenn man's genau nimmt, sind sie ein eingeschworenes Beratungs- und Entscheidungs-Trio. Allerdings, wie es halt überall so ist, sind sie nicht immer einer Meinung. Hören Sie mal hin:

»Mein Herz sagt: ›Ja, klar‹«**, formuliert die weltberühmte Stimme Frank Sinatras in seinem Song »Witchcraft« die Ansage seines Herzens. Dramatisch wird's bei Fräulein Florida. Als Sprachrohr ihres Herzens verkündet sie lauthals ihrem heiß geliebten Fähnrich Herrn von Faustin die traurige Zukunftsprognose: »Mein Herz sagt mir, dass wir uns niemals wiedersehen werden.«*** Anders Phil Collins. Ein simples, aber deutliches »Nein« seines Herzens hält ihn vom Weggehen ab, obwohl er selbst dafür war. »I wanna go but my heart says ›No‹!«**** Hingegen John Lennons Herz befiehlt ihm das genaue Gegenteil.***** Mitunter fungiert es sogar als Weiterbildungskursleiter für nicht ganz koschere Liebesanbahnung, etwa bei Davie Bowie »Der schmutzige Unterricht des Herzens«****** Und bei Jimi Hendrix – wer hätte das gedacht? – landet es

---

* Gottfried Keller, Sämtliche Werke, Hrsg. Jonas Fränkel u. Carl Helbling, 2. Band, Gesammelte Gedichte, Benteli Bern/Leipzig, 1931, S. 40.

** «My heart says ›Yes, indeed‹ in me».

*** »Der Krieg«, ein Lustspiel des Herrn Goldoni als eine komische Oper in drey Akten. Leipzig: Adam Friedrich Böhme, 1773, S. 139.

**** In: »I've been trying«.

***** »My heart says go!« In: »Rip it up!«

****** »The heart's filthy lesson«.

einen Coup! Es kann sogar singen: »Du Wildfang, du bringst mein Herz zum Singen«*. So weit zur Red- und Singseligkeit des Herzens.

Nicht viel anders verhält sich unser Bauch. Auch er redet ununterbrochen: »Bauch sagt zu Kopf ja, doch Kopf sagt zu Bauch nein, und zwischen den beiden steh ich!«, beklagt sich Sänger Mark Forster. Mehr noch, der Bauch rät nicht nur was, sondern erdreistet sich glatt, ohne Wenn und Aber, für uns zu entscheiden: »Er meint, es sei eine spontane Bauchentscheidung, die sich einfach richtig anfühle«** – »Und meine Cupcakes ›Minikuchen‹ sind eine reine Bauchentscheidung, zu hundert Prozent.«*** Zumindest scheinen Bauchentscheidungen zu einem positiven Ergebnis zu führen.

Mittlerweile reden wir in jeder Lebenslage landauf, landab von Hirn- und Herz-Entscheidungen sowie insbesondere in deutschsprachigen Ländern sogar auch von Bauch-Entscheidungen. Wir hören über »Bauchentscheidungen« von Politikern, Unternehmern, Sportlern, sogar bei der Wahl des Studiums und des Autokaufs. Tatsache scheint zu sein: Wer sich gut kennt, kann sich gut auf sein intuitives »Bauchgefühl« verlassen.

Jetzt meinen Sie: »Okay, okay, sehr nett. Aber das ist eben alles Dichtung, alles nur Sprachbilder für bestimmte Phänomene. Die Wirklichkeit schaut völlig anders aus!« Tatsächlich? Na, dann blicken wir dieser Wirklichkeit doch mal ins Gesicht, und zwar aus einem bisher wenig beachteten Blickwinkel, nämlich dem anatomischen.

Da ist 1. der machtvolle, vielverzweigte Nerv Vagus, der überall seine »Finger« drin hat bis hin zu den … Stimmbändern. Da ist 2. die einflussreiche Rolle des Darms, ein höchst effizienter Informant des Vagus. Und da ist 3. die Interaktion, der ständige Informationsaustausch zwischen Hirn, Herz und Bauch. Diese anatomische Besonderheit wird jedem Mediziner im Studium aufgezeigt, gerät aber schnell wieder in Vergessenheit.

Zur Klärung des Sachverhalts schauen wir doch gleich mal etwas genauer auf unsere Anatomie, und zwar zuerst auf den Vagus.

---

* »Wild thing you make my heart sing!«
** Shari Low, Herzfinsternis, Bastei-Entertainment, 2015, S. 269.
*** Karen Swan, Winterküsse im Schnee, Goldmann, 2015, S. 53.

Der zurückkehrende Kehlkopfnerv

Der Vagus, der größte in unserem Körper vagabundierende Nerv, steckt voller Energie, Fähigkeiten und Know-how. Er – als Hauptteil des Parasympathikus – steuert alle wesentlichen Lebensfunktionen mit seinem Freund, dem Sympathikus. Ein ziemlicher Arbeitsaufwand, dieses ständige Pendeln zwischen Leistung und Regeneration, wobei es im Grundsatz immer nur darum geht, den Vagus zu tonisieren. Sie erinnern sich: Gesundung, Heilung kann nur im Vagotonus passieren, dann, wenn es zu einem Ausgleich zwischen Sympathikus und Parasympathikus kommt.

Ihn, den Vagus, charakterisiert wiederum eine anatomische Besonderheit. Diese beginnt bereits acht Wochen nach der Verschmelzung von Ei- und Samenzelle, also noch während der sogenannten Embryonalphase. In jener Zeit nämlich nimmt sich das Herz ein Herz und wandert vom Kopf abwärts in den Brustraum. Und jetzt beleuchten wir ein kleines, anatomisches Wunder: Ein Ast dieses Vagus, der sogenannte *Nervus Laryngeus recurrens*, der zurückkehrende Kehlkopfnerv, wandert still und leise mit dem Herzen mit. Dort, wo sich das Herz letztendlich niederlässt, biegt er kurz entschlossen wieder um. Okay, das ist jetzt anatomisch nicht völlig exakt. Aber er biegt ziemlich nah beim Herzen wieder um.

Herzohren

Wie sieht es in der Gegend eigentlich aus? Jeder von uns hat zwei anatomische Besonderheiten an den Vorhöfen des Herzens, und zwar links und rechts. Die schauen recht lustig aus, etwa so wie »Ohrwascheln«, wie man in Wien zu den Ohren gerne sagt. Infolgedessen bezeichnet man sie in der Anatomie aufgrund ihrer Form seit ewigen Zeiten mit dem bildhaften Begriff »Herzohren«. Merkwürdigerweise hat man bis heute noch keine schlüssige Erklärung dafür, welche Funktion eigentlich diese komischen anatomischen Strukturen haben. Es herrscht völlige Ratlosigkeit. Nur eines weiß man: Dort bilden sich mitunter Thromben (Blutgerinnsel), und sie sind für Schlaganfälle und Lungenembolie verantwortlich. Und jetzt das Spannende: Ungefähr an dieser Stelle macht der zurückkehrende Kehlkopfnerv seine Kehrtwende und innerviert – bis auf einen – alle Muskeln des Kehlkopfes. Diese wiederum beeinflussen die Stimmbänder und somit die Art und Weise unseres Sprechens.

Eines muss festgehalten und betont werden: Es ist ein anatomisch höchst bemerkenswertes Zusammentreffen, dass der *Nervus Laryngeus recurrens* gerade im Bereich der Herzgegend, speziell bei den Herzohren, um die Ecke biegt, bevor er zur Stimmbandmuskulatur raufgeht – so, als ob das Herz erst hören müsste, was Sache ist, um dann dem *Nervus* zu sagen: »Pass mal auf, Junge, du sprichst jetzt mit der oder jener Klangfarbe.« Gleich anschließend eilt dieser vagabundierende Nerv dienstbeflissen hinauf in Richtung Stimmbänder. Und? Ja, das ist es ja gerade: Erst jetzt können die gewünschten Töne in der »vorgeschriebenen« Tonlage produziert werden.

Die Sprache

Wie gesagt, alles das ist nichts Unbekanntes. Das pfeifen die Spatzen schon während des Medizinstudiums von allen Uni-Dächern. Was also soll daran dann so aufregend sein? Nicht mehr und nicht weniger, als dass die Sprache und der Gesang auch vom Vagus über einen seiner streunenden Nerven gesteuert werden.

Natürlich ist der Vagus nicht nur für die Muskulatur der Stimmbänder zuständig, sondern er beeinflusst auch den Herzschlag, die Atmung und das Zwerchfell und bestimmt damit unser Befinden. Er kann Wohlbefinden aus- oder über den Sympathikus vermittelte Angst auflösen. Doch vor allem eine Besonderheit ist eben dieser bewusst ablaufende Aspekt des Sprechens, das, was den Menschen zum Menschen macht.

In seiner gesamten Entwicklungsgeschichte hat der Mensch über das Sprechen gearbeitet, auch als es noch keine Schrift gab. Mit der Sprache konnte er Gefahr und Entwarnung über die Stimme zum Ausdruck bringen. Das ist bei Weitem noch nicht alles. Denn unsere Stimme ist ja – wie wir alle wissen – höchst abhängig von unserer Stimmung und von unserem Wohlbefinden. Ist man gesund und fühlt sich wohl, klingt man stimmmäßig ganz anders, als wenn man von Furcht und Unwohlsein geprägt ist. Wieso das?

Bauchhirn und Bauchgefühl

An dieser Stelle kommt – wer hätte das gedacht? – unser Darm ins Spiel und damit ein hochinteressantes Phänomen in Sachen Anatomie der Gesundheit. Wir wissen bereits, dass der Vagus unzählig viele Informanten hat. Wer aber ist sein Hauptinformant? Kaum zu glauben, doch er erhält die meisten Informationen aus dem Bauchraum, aus dem enterischen Nervenystem, *Plexus myentericus* oder *Auerbach'scher Plexus* und sein zweiter Anteil, der *Plexus submucosus* oder *Meissner'scher Plexus*. Dieses Nervengeflecht – und nichts anderes bedeutet Plexus – umhüllt die gesamten Darmwände und bildet das sogenannte »Bauchhirn«. Dies wiederum besitzt mehr Synapsen, also Kommunikationsschnittstellen, als das zentrale Nervensystem. Über diese Schnittstellen kommunizieren Nervenzellen nonstop miteinander. Hier laufen unzählige Informationen durch.

Das Ganze ist anatomisch gut nachvollziehbar, weil das Bauchhirn ganz gehörig mitspielt und den Vagus direkt beeinflusst. Klar, nicht allein ihn, aber vornehmlich. Der Vagus wiederum ist für die Gesundheit entscheidend. Er kann positiv auf unser Wohlbefinden einwirken. Fakt ist: Habe ich ein gutes Bauchgefühl, wird eine spektakuläre Kettenreaktion ausgelöst. Der Vagus wird tonisiert, als Folge atme ich gut, bin ökonomisch, ist mein Blut im Bauch, kann ich gut verdauen, gut regenerieren, mich fortpflanzen. Kurzum: Ich funktioniere insgesamt einwandfrei und habe Spaß am Leben. Und genau das kann ich durch meine Sprache, Stimmlage und Stimmung äußern. Das wiederum erhöht – getreu dem Wirkprinzip der Resonanz (Kapitel »Das Wirkprinzip der Resonanz«) – mein Wohlbefinden weiter.

Darmgesundheit und Wohlbefinden

Beschäftigen wir uns noch einen Augenblick lang etwas näher mit der Darmgesundheit und ihrem Einfluss auf unser Wohlbefinden. Sie wirkt sich sogar auf unsere Persönlichkeit aus. Charles Darwin* quälten dauerhaft starke Magenbeschwerden. Deshalb mied er bisweilen gesellschaftliche Zusammenkünfte. Der arme Immanuel Kant** litt zeitweilig an ihn verständlicherweise wahnsinnig irritierenden Verstopfungen. Sie beschäftigten ihn so stark, dass er mitunter seine Vorlesungen ausfallen ließ. Umgekehrt: Ist der Magen gesund, unterstützt dies die Lebensfreude ungemein. Wer weiß, was Kant ohne Verdauungsbeschwerden uns noch alles an philosophischen Ideen hinterlassen hätte!

Heutzutage rückt die Auseinandersetzung mit unseren Darmkeimen immer mehr in den Vordergrund. Warum erst jetzt? Ja, eigentlich verwunderlich, denn wir wissen schon seit Langem, dass 80 Prozent unserer

---

* Britischer Naturforscher, 1809–1882, bekannt für seine Evolutionstheorie.
** Deutscher Philosoph, 1724–1804.

DNA nicht aus eigenen Körperzellen bestehen, sondern aus unseren Mitbewohnern, den Bakterien. Wir leben in Eintracht mit Billionen von Keimen, oder vielleicht sollte man besser sagen: Mikroorganismen, in unserem Darm, aber auch auf Haut und Schleimhäuten. Sie alle sorgen dafür, dass wir überhaupt existieren und gesund bleiben. Wir brauchen sie für unser Immunsystem, auch und ganz besonders für unsere Verdauung. Sobald die Keime zerstört sind, geht es uns dreckig. Man kennt das. Muss man mal Antibiotika nehmen, fallen diese auch über die »guten« Keime her. Das Ergebnis: Durchfall.

Das Immunsystem

Deshalb ist es so wichtig, auf ein funktionierendes Immunsystem zu achten – übrigens ein weitreichendes Thema bis hin zu Kaiserschnitt-Entbindungen. Bei der natürlichen Geburt, bei der das Kind über den Damm der Mutter geboren wird, wie wir Geburtshelfer sagen, hat das Neugeborene mit den Fäkalkeimen der Mutter Kontakt. Kaum zu glauben, aber dieser »*Boost*« ist ein enorm gesundheitsfördernder Faktor für das Immunsystem der Kinder. Wird ein Kind jedoch per Kaiserschnitt geboren und wächst in einer durch Desinfektionsmittel sterilen Umwelt auf, fehlt ihm jeglicher Kontakt zu einer intakten, »lebendigen« Umgebung – höchst nachteilig. Denn mit deren Keimen »sollte« man sich eigentlich »infizieren«, will man den bösen Keimen etwas entgegensetzen, wenn sie anrücken. Apropos: Eine der Theorien, die erklären sollen, weshalb Unverträglichkeiten und Allergien in unserer sogenannten zivilisierten Welt sprunghaft ansteigen, besagt, das sei auch eine Folge schwacher Immunsysteme.

Nein, das hat rein gar nichts mit der romantischen Vorstellung »Früher war alles besser!« zu tun. Aber lutschte zum Beispiel Mitte des letzten Jahrhunderts das Kind im Biergarten Kieselsteine, war das für die Stärkung des Immunsystems ein ausgezeichnetes Training. In der Medizin sprechen wir dabei von der »stillen Feiung«. Das wird heute nicht mehr gelehrt. Wir haben ja die Impfungen. »Stille Feiung« bedeutet: Das Kind entwickelt eine ganz leichte Immunantwort, keine Krankheit, keinen Infekt. Mit dem Kieselstein-Lecken lernt sein Immunsystem ein neues *Agens* kennen, etwas neues Krankmachendes. Aber keine Panik: Es richtet sich darauf ein, indem es kurzerhand Abwehrzellen dagegen bildet. Sollte also dieser neue *Agens* wieder auftauchen, stehen die Polizisten schon gewappnet bereit.

Zusammenspiel von Darm, Herz und Hirn

Zurück zur Anatomie der Gesundheit im Darm: Der Vagus ist keine Einbahnstraße. Es gibt viel mehr Fasern nicht zum, sondern vom Darm zurück zum Nervenkern des Vagus tief in unserem Hirnstamm. Der Kreislauf geht über folgende Stationen: vom Darm, also vom Bauchhirn, zum Vaguskern im Hirnstamm, vom Vaguskern weiter über den *Nervus Laryngeus recurrens* an den Herzohren (!) vorbei und zurück in die Stimmbildung. Damit ist mit ziemlicher Sicherheit der Zusammenhang zwischen körperlichem Befinden und seinen Auswirkungen auf die Stimme geklärt. Und wie wir alle intuitiv wissen, ist ein angenehmer Klang der Stimme ebenfalls ein gesundheitsfördernder Faktor.

Tragisch ist: Obwohl das Bauchhirn ein medizinisch bewiesenes Phänomen ist, kann die Mehrheit der Mediziner damit nichts anfangen, hält es gar für Unsinn. Weist man auf die Tatsache hin, dass sie das im Medizinstudium gelernt haben, folgt eine wegwerfende Handbewegung: »Das ist Anatomie.« Ergo ist sein Vorhandensein den Medizinern bekannt. Doch sie gehen nicht darauf ein. Viel tragischer ist noch: Dass alles zusammenhängt, eben dieses Dreiergespann Hirn, Herz und Darm, wird einfach ausgeblendet – zum Nachteil der Patienten.

Autonome Gesundheit

Für auffällig viele Mediziner existiert nicht einmal der Vagotonus! Der Tenor lautet: »Gesund wirst du, wenn du Tabletten schluckst!« Doch dass für Heilung auch ein heilungsförderndes Umfeld förderlich ist, wird mit einer verächtlichen Bemerkung *ad acta* gelegt! Ihr Fokus liegt auf dem Zauberspruch: »Es muss keimfrei sein.«

Warum wird der Vagotonus bewusst unterdrückt? Zufall ist das keiner. Weil Menschen im Vagotonus keine gewinnbringenden Konsumenten sind. Wieso nicht? Na, ganz einfach, weil es Menschen sind, die Vertrauen in sich selbst haben und keine Angst vor Krankheiten. Mit dem Wissen um den Vagotonus sind sie selbstkompetent. Denn damit haben sie körpereigene Selbstheilungsmechanismen, die sie selbstständig, alleine und ohne Fremdhilfe abrufen können. Eben Autonom Health! Autonome Gesundheit bedeutet: Jeder kann für sich eigene gesundheitsfördernde Entscheidungen treffen, weil jeder endlich um die Individualität und die Bedürfnisse seines eigenen Körpers weiß.

Vom Pendel

Wieso kriselt es in meiner Partnerschaft? Was läuft da gerade unterschwellig in meiner Familie ab? Und die Dauerbrenner-Frage: Wie steht's eigentlich um meine Gesundheit? Sie können sich diese Fragen nicht alleine beantworten? Keine Panik, Hilfe naht! Profis beraten ihre Kunden gerne in vielen Lebensbereichen, leider nicht kostenfrei. Zuweilen setzen sie dazu auch erprobte Hilfsmittel ein. Die Antworten finden sich alsdann nach einer eingehenden Analyse von Spielkarten oder im Begutachten von Sternen oder im Ausschlag eines Pendels. Pendelexperten wissen, dass gelegentlich Pendel mit Tigeraugen besonders präzise Auskünfte zur Gesundheit rausholen. Abhängig von der Schwierigkeit der Frage müssen sie sich dazu in bestimmte Schwingungen versetzen. Die Pendelbewegungen wiederum, je nachdem, ob von links nach rechts oder von rechts nach links, signalisieren flugs glasklare Befunde. Dummerweise ist eine Pendelmitteilung recht einsilbig: »Ja!«, »Nein!« oder bei einem heiklen Bescheid lautet das inhaltsschwere Wort zuweilen: »Vielleicht!«.

Eigenwilliges, höchst riskantes Pendelgesetz

Solche auskunftsfreudigen Pendel pendeln, schwingen und kreisen sich durch das wirkliche Leben verzweifelter Ratsuchender. Doch welche Freiheiten hat so ein Pendel eigentlich beim Gestalten seiner Schwingungen? Kann es tun und lassen, was es will? Soeben haben wir dazu die Frage eines wissbegierigen Schülers während des Physikunterrichts aufgeschnappt: »Frau Noether, kann ein Pendel nur in eine Richtung schwingen?« Die Antwort der Physiklehrerin lautete pendeltypisch kurz und bündig: »Nein!«

Stellen wir Menschen aus der Wirtschaft dieselbe Frage, erhalten wir von dieser klugen Spezies eine inhaltlich deckungsgleiche Antwort, nur etwas ausführlicher, nicht zu vergessen das mitleidige Lächeln in Richtung des Fragenden: »Natürlich nicht. Ein Pendel kann nicht nur in eine Richtung schwingen, weil es automatisch immer wieder zurückkommt.« Merkwürdig: In der Physik kennen sich viele Zeitgenossen hervorragend aus. Dessen ungeachtet, leben sie jedoch nach ihrem eigenen, höchst eigenwilligen, schlimmer noch: höchst riskanten Pendel-Gesetz. Wieso? Ganz einfach! Sie tun so, als ob ihr persönliches Lebenspendel nur in eine Richtung schwingen könnte … und degradieren damit ein paar uralte

Physik- und damit Naturgesetze mal eben zur Fußnote. Würde der französische Physiker Léon Foucault (1819–1868) aufgrund seiner unscheinbaren Experimente mit seinem selbst entwickelten Pendel den Zeigefinger zum »Aber …« heben, würden sie kraftvoll draufhauen und sich zur Beruhigung sagen: »Kein Problem. Im August mache ich drei Wochen Strandurlaub auf Malle. Es lebe die Entspannungsindustrie! Sicherheitshalber buche ich gleich. Die noch verbleibenden paar Monate stelle ich mir meinen Radiowecker so, dass ich täglich mit fünf Stunden Schlaf auskomme. Wird schon schiefgehen, ich bin ja stark im Nehmen.«

Okay. Funktioniert. Vielleicht. Doch Obacht, liebe Talbewohner der Ahnungslosen: Bei dieser getricksten Pendel-»Führung« kann was aus dem Ruder laufen. Man kann das Pendel nur dann in eine Richtung schwingen lassen, wenn man es mit viel Energieaufwand abbremst und es danach wieder mit ebenso viel Energieaufwand in die gleiche Richtung zurückschiebt. Zwangsläufig ist dies eine überaus starke Belastung fürs Nervenkostüm. Weitaus artgerechter (!) wäre es, wenn unser Pendel mit wenig Widerstand und wenig Reibung auspendeln könnte. Warum artgerecht? Ein Tier in der freien Wildbahn rast hinter seinem Mittagessen her, fängt es, frisst es, döst und schläft ausgiebig, um für die Jagd am nächsten Tag wieder fit zu sein. Ungefähr so haben auch unsere steinzeitlichen Vorfahren ihre 24 Stunden verbracht.

Ich pendele, also bin ich

Nehmen wir mal an, das Pendel könnte denken oder Ziele haben. Es fühlt sich von einer Richtung angezogen, weil es dort sooo spannend ist, weil so viel Erfolg zu erwarten ist, weil das Team so hervorragend agiert. Verständlich, wenn mit wirklicher Inbrunst malocht wird. Aber auch ein Pendel hat mal die Nase voll von Monotonie. Demzufolge: Sobald sich der einseitige »Pendler« nach zehn Stunden Arbeit seinen Ausgleich schafft und abschaltet, Radl fahren geht, gut isst und die Arbeit wirklich hinter sich lässt, tief und fest schläft, sobald er auch die andere Pendel-Richtung auskostet, ist wieder alles im Lot und der Körper richtig beund entlastet.

»Pendolo ergo sum«, »ich pendele, also bin ich«, würden die alten Römer an dieser Stelle erleichtert ausrufen. Konkret bedeutet das: Je weiter und je gleichmäßiger das Pendel in beide Richtungen ausschwingt, desto besser, länger und gesünder leben wir. Die Kunst besteht einfach darin, es so lange wie möglich so weit wie möglich schwingen zu lassen.

Die Betonung liegt auf »lassen«. Natürlich wird es mit der Zeit immer weniger, natürlich bleibt es irgendwann stehen. Aber dieses Phänomen kann man ziemlich weit hinausschieben, wenn das Pendel frei schwingen darf, beispielsweise durch locker absolvierten Ausgleich im Tagesablauf.

Bonuspunkte sammeln

Wer sich das einmal klargemacht hat, sollte im Hinterkopf behalten: Bei allem, was ich für diesen Ausgleich tue, kann ich »Pluspunkte« sammeln, und zwar in diesen sieben Bereichen: durch Bewegung, Trinken und Essen, Schlafen, Atmen, Regelmäßigkeit, Humor, Beziehungsqualität. Letztere steckt selbst darin, mal gegenüber einem Mitmenschen eine ehrliche, wertschätzende Bemerkung zu machen. Die so bewirkte Freude spürt man garantiert: »Die Freude, die wir geben, kehrt ins eigene Herz zurück!« (Marie Calm, 1832–1887). Oder wie wir es heute ausdrücken würden: »Hm, tut mir selbst auch gut.«

Es geht immer um den Ausgleich! Um Bonuspunkte zu sammeln, habe ich 24 Stunden Zeit, mich gut zu bewegen, richtig zu atmen, Kontakte zu pflegen. Upps, das habe ich in dem Zeitraum nicht mehr geschafft. Kein Grund, nervös zu werden. Ich habe 7 Tage Zeit, also eine ganze Woche, um zu kompensieren. Okay, ich bin am Freitag nicht mehr so leistungsfähig? Macht nichts. Ich kann am Sonntag ausgleichen. Wenn ich dann ausschlafe, rausgehe, eventuell ein bisschen Sport treibe, anschließend zum Brunchen gehe und mir frische Köstlichkeiten gönne, wenn ich am Nachmittag keinen festen Plan habe, sondern abhängig vom Wetter mich spontan mit Freunden treffe und wir zusammen Spaß haben, dann habe ich kompensiert.

Es kommt noch besser: Wer es in einer Woche nicht hinkriegt, bei dem »greift« die 2-bis-3-Wochen-Regelung. Wer hat denn die Idee ausgebrütet? Der Körper! Dauert nicht jede Erkältung zwei Wochen? Das heißt, es gibt solche Rhythmen in unserem Körper, um auszugleichen. Man kann sogar noch innerhalb eines Jahres gewisse Dinge wettmachen. Idealerweise sollte man sich jedoch bemühen, es in vier Wochen hinzukriegen. Übrigens, für alle Kurzurlaub-Liebhaber noch die freudige Nachricht: Chronobiologisch ist erwiesen, dass auch viele Kurzurlaube dem Ausgleich dienen.

Ganz egal, was man tut: Jeder Schritt in einem der genannten sieben Bereiche bringt Pluspunkte. Das Tolle: Man kann sich immer bewusst für oder gegen das Punktesammeln entscheiden. Ob man in der Straßenbahn bis vor die Haustür fährt oder Punkte sammelt und eine Station früher aussteigt, um zu Fuß weiterzugehen; ob man *Fast Food* isst oder nicht und damit Punkte sammelt: Beim Einlösen Ihrer persönlich erreichten Bonuspunkte erhalten Sie eine äußerst attraktive Prämie: einen Beitrag zu Ihrer persönlichen Gesundheit.

Übrigens: Entwarnung für alle, die meinen, sie müssten sich jetzt einen bombensicheren Plan aufstellen. Es ist ein Irrglaube, man müsste ein festes, vorgefasstes, unumstößliches Ent-Spannungs-Programm »abarbeiten«, man müsste das, das und das machen. Im Gegenteil: Suchen Sie sich immer das aus, was Ihnen auch Freude macht. Dabei unterstützt eine gewisse kindliche Neugier auf etwas Neues, z. B. auf etwas Neues in der Ernährung, in der Bewegung usw. Alles das erhöht die Gesundheit.

Selbst-Achtung, Selbst-Wert, Selbst-Bestimmung

Es geht immer nur um unsere emanzipierte Gesundheit. Das ist egomanisch? Ja, das ist selbstbezogen. Aber nur wir haben unsere Gesundheit in der Hand. Die Entscheidungsgewalt darüber liegt einzig und allein bei uns – nicht beim Arzt, nicht beim Partner, nicht bei Dackel Fridolin. Es geht um uns selbst, um unsere Selbst-Wahrnehmung, Selbst-Achtung, Selbst-Be-Achtung. Es geht darum, dass wir mal reflektieren: »Eiwei, ich hab keine Zeit für Frühstück, esse zweimal am Tag leckeres *Junk Food* und schlafe, wie alle Politiker, nur fünf Stunden, kann dafür aber 14 Stunden Screen Time vorweisen, sitzend selbstredend.« Tut mir das wirklich gut?

Anschließend sollte die eigene Aussprache mit sich selbst um die Schlüsselfrage kreisen: Was bin ich mir selbst wert? Tatsächlich haben nur wenige Menschen einen gesunden Selbstwert. Häufig durch die Erziehung bedingt, oft auch durch starke katholische Sozialisierung, leiden viele, gerade Frauen, unter einem zu geringen solchen Wert, indem sie verinnerlicht haben: »Mein ist die Opferrolle, *poor me*, ja, ich muss leiden.« Im Gegensatz dazu schauspielern immer mehr Männer mit stolz gewölbter Brust auf der Lebensbühne und deklamieren pathetisch ein Selbstlob nach dem anderen. Dieser überhöhte Selbstwert (den natürlich auch manche Frau hat), geht schlicht auf den Wecker. Auch an dieser Stelle wäre das richtige Einpendeln sinnvoll. Hingegen: Wer sachlich über seinen Selbstwert nachgrübelt, ist bereits auf einem förderlichen Weg. Übrigens: Diese Selbstreflexion scheint das Einzige zu sein, was man als Mensch wirklich besser kann als die Tiere. Der Vorteil? Wir können uns in jeder Lebenslage ganz bewusst entscheiden: »Die Zigarette rauche ich jetzt ... oder nicht.« Wer auf diese Weise selbstbestimmt ist, wird in Sachen eigener Gesundheit zunehmend selbstkompetenter!

Die klare Botschaft:
1. Die eigene Gesundheit zu bilden, ist halb so wild.
2. Wer neugierig ist und wissen will, wie seine Gesundheit gerade aussieht, was einem guttut und was nicht, kann sie sich anhand von HRV-Messungen jederzeit vor Augen führen.
3. Wir haben in jedem Augenblick im Alltag erneut die Wahl, etwas für unsere Gesundheit zu tun.

Also: Nicht die Luken dicht machen, sondern offen sein, wenn das Körper-Pendel sein Recht auf gleichmäßiges Hin- und Herschwingen einfordert. In diesem Sinne: *Let it swing!*

Man braucht lange, um jung zu werden

Ewig jung zu bleiben, dieser Wunsch ist ja nichts fürchterlich Neues. Die alten Griechen hatten dafür vorsorglich extra eine Göttin. Die Zeus-und-Hera-Tochter trug den vielversprechenden Namen Hebe, was auf Griechisch »Jugend« bedeutet. Die alten Römer, bekannt durch *Learning by Copying,* auch Lernen durch Kopieren von den noch älteren Griechen genannt, fanden für die übernommene Göttin einen schwungvolleren Namen. Sie nannten sie »Iuventas«. Nein, sie ist nicht die Mutter der italienischen Fußballmannschaft »Iuventus Turin«! Gleichwohl haben sich die Ragazzi, italienisch für »Jungs«, schon was dabei gedacht. Iuventas ist tatsächlich die Schutzgöttin der männlichen Jugend. Um selbige Göttin bei Laune zu halten, musste jeder junge Römer, der was werden wollte, ihr ein Geldstück opfern – gewissermaßen die Kirchensteuer von damals. Als einer der erfolgreichsten Fußballmannschaften der Welt zahlen die millionenschweren Spieler womöglich ebenfalls heimlich einen Obolus an Iuventas. Denn ewige Jugend beim Fußball bedeutet ja auch dauerhaftes Sprudeln der Moneta-Quellen.

Aus alledem erkennt man unschwer: Ewige Jugend ist leider kein Dauerbrenner, umso mehr der Wunsch nach ihr. Wer will schon in den Abgrund seines Älterwerdens schauen? Jugend fällt einem weder über die Kirchensteuer noch über Cremes, Drinks oder Kuren in den Schoß. Weil Jugend beziehungsweise Jungsein jedoch enorme Vorteile bietet, sollte man unbedingt einen Vorstoß in diese Richtung vornehmen und aktiv werden. Aber wie? Das Buch der Bücher hat vielleicht eine Lösung. In der Tat beschäftigt sich die Bibel an vielen Stellen mit diesem Thema, droht allerdings bei Nichtgelingen recht gnadenlos: »Wahrlich ich sage euch: Wenn ihr nicht umkehret und werdet wie die Kinder, so werdet ihr nicht ins Himmelreich kommen« (Mt. 18, 3). Garantie auf reibungslose Rückkehr ins Paradies nur, wenn man so wird oder bleibt wie Kinder. Und wie sind diese normalerweise? Naiv, unschuldig, unerfahren, fröhlich, ausgelassen, unprätentiös offen für zwischenmenschliche Beziehungen. Doch wo bleibt die biblische Anleitung zum Wieder-Kind-Werden? Weit und breit keine Spur.

Künstler mit Kinderperspektive

Einer, der das hervorragend beherrschte, gab glücklicherweise auch ein paar Hinweise. Bereits zu seinen Lebzeiten war dieser Lebenskünstler sogar mit zwei Museen ausgezeichnet worden: der spanische Maler Pablo Picasso (1881–1973). Er kannte keine Hemmschwellen und hielt sich nicht an herkömmliche Konventionen. Das mag damit zusammenhängen, dass bereits sein Vater Maler war und Pablo schon mit zehn Jahren eine Kunstschule besuchte. Künstler hegen und pflegen seit Jahrhunderten ganz bewusst ihr Außenseitertum. Und die Gesellschaft mit ihrem ungesunden Minderwertigkeitskomplex Künstlern gegenüber gesteht ihnen, ohne Wenn und Aber, gerne zu, etwas Besonderes zu sein, statt von ihnen etwas zu lernen. Allerdings mag manches heutzutage nicht mehr überall umsetzbar sein. So trafen Freunde an heißen Sommertagen auf den 25-jährigen Pablo bei offenen Türen vor seiner Staffelei in seinem Atelier auf dem Pariser Montmartre. So what? Splitternackt wie ein Kind.

Bis ins hohe Alter blieb er sich und seiner kindgleichen Art treu – und das trotz vieler Schicksalsschläge, die er verarbeiten musste, etwa den Selbstmord seines Freundes Carlos Casagemas, den frühen Tod seiner Lebensgefährtin Eva, seine von Gaby Lespinasse unerwiderte Liebe, den Spanischen Bürgerkrieg, der ihn zutiefst erschütterte. Dessen ungeachtet machte er sich eines zur Lebensmaxime: die kindliche Betrachtung der

Welt. Es ging ihm um unschuldige Naivität, darum, die Welt wie Kinder zu sehen, zu spüren, zu empfinden. Diese Art der Wahrnehmung sollte ihn in seiner Malerei unheimlich weiterbringen. Er betrachtete Kinderzeichnungen und meinte: »Als ich so alt war, konnte ich malen wie Raphael. Aber ich brauchte ein Leben lang, um so zu malen wie die Kinder.«* Von ihm stammt die Einsicht: »Jedes Kind ist ein Künstler. Das Problem ist nur, wie man ein Künstler bleibt, wenn man größer wird.«**

Anleitung zum Jungsein

Wer kein Künstler ist, könnte formulieren: »Das Problem ist nur, wie man Kind bleibt, obwohl man immer erwachsener wird.« Im Grunde sollten wir uns alle gegen das offiziell definierte Erwachsensein auflehnen. Denn was passiert mit uns, wenn wir erwachsen sind? Wir leben in einer festgezurrten Zwangsjacke und folgen blind alles Artgerechte erstickenden, von klein auf anerzogenen Mustern. Noch absurder: Wir üben eine ständige, knallharte Selbstkontrolle aus. Wir glauben, andauernd darauf achten zu müssen, was unsere Umgebung über uns denken und sagen könnte.

---

* Spanien-Bilder.com (Hg.): Pablo Picasso Zitate. Online verfügbar unter http://www. spanien-bilder.com/spanische_geschichte/pablo-picasso/pablo-picasso-zitate.php (Stand: o. J., Zugriff am 14.7.2015).

** Kunstzitate.de (Hg.): Pablo Picasso. Online verfügbar unter http://www.kunstzitate. de/bildendekunst/kuenstlerueberkunst/picasso_pablo.htm (Stand: o. J., Zugriff am 14.7.2015).

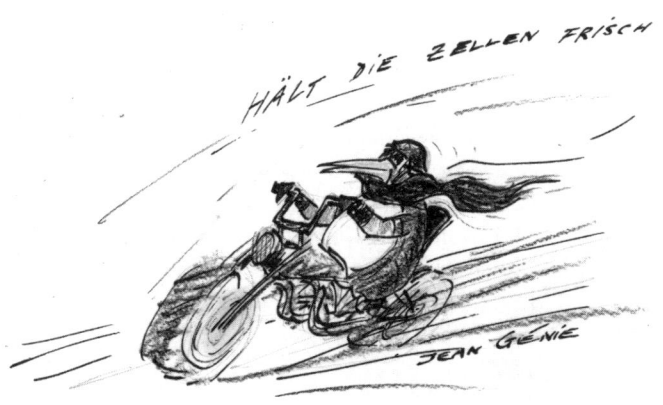

Abbildung 33: Auch eine Art sich jung und frei zu fühlen

Aber Geduld! Wer es will, schafft es langfristig. Oder um es im Sinne Picassos zu formulieren: Es dauert halt, gegen den Zahn der Zeit zu kämpfen, um wieder jung zu werden. Dennoch lohnt es sich. Ihr Körper wird es Ihnen danken, wenn Sie ihn endlich aus seinen Fesseln befreien. Und wozu das Ganze? Weil es uns dazu verhilft, unser Leben gesünder zu leben.

Wir müssen uns nur dessen bewusst werden: Unser Alter und wie wir dazu stehen, spielt sich folgenschwer zuerst in unserem Kopf ab. Demzufolge wäre der entscheidende Schritt, sich den uns prägenden Zwängen unserer Erziehung und den gesellschaftlichen Konventionen zu entziehen. Wie? Indem wir zuweilen dem in uns trotzig reagierenden Kind nachgeben, wenn es schreit: »Ich mache das nicht, was ihr von mir wollt!«

Das Spielerische trainieren

Klingt hochdramatisch? Überhaupt nicht! Wie *easy* es ist, führen uns Kinder vor Augen. Sie machen es instinktiv richtig. Also ahmen wir es doch einfach nach … das Spielerische! Trainieren wir es uns an. Damit könnte das eigene Pendel endlich wieder wie damals in der Kindheit gleichmäßig und ruhig in jede Richtung ausschlagen. Unser Körper wird es uns danken.

Sie sind dazu schon zu alt? Überhaupt nicht! Die Trainierbarkeit endet nie. Beobachten Sie mal Trainer beim Sport: Nicht wenige trainieren ungern Profis. Am liebsten sind ihnen ältere und alte Menschen. Warum? Weil diese den größten Fortschritt machen, wenn sie etwas tun. Zwar nimmt die Leistungsfähigkeit mit zunehmendem Alter ab, aber die Trainierbarkeit nicht – vor allem, wenn es dafür einen triftigen Grund gibt: »Man kann mit 70 noch wunderbar Japanisch lernen, am besten, wenn man sich in eine 30-jährige Japanerin verliebt.« Schmunzeln Sie gerade beim Lesen des letzten Satzes in sich hinein? Herzhaftes Lachen, nicht Schmunzeln, trägt wesentlich dazu bei, wieder wie ein Kind zu sein.

Das Gefühl der Freiheit

Einfach mal wieder situativ das eingesperrte Kind in einem herauslassen: Stellen Sie sich vor, Sie gingen irgendwo entlang und riskierten mal einen Freudensprung oder drehten sich um die eigene Achse oder tänzelten. Stellen Sie sich vor, Sie wären auf einer Alm, fühlten sich wohlig müde und hätten Lust, sich den Hang hinunterrollen zu lassen – wie damals, als Sie Kind waren. Einatmen, ausatmen und los! Ein herrliches Gefühl; ein Gefühl der Ungebundenheit, der Freiheit. Ihr Körper entschleunigt und erholt sich mit diesen Freiheitsgefühlen.

Szenenwechsel: Stelle Sie sich vor, Sie wären auf der Straße und dächten sich: »Ich laufe jetzt, weil ich den Bus noch kriegen will, und zwar total spielerisch, locker … wie ein Kind.« Gleichzeitig machten Sie einen Selfie-Film. Geht nicht? Mit der Vorstellungskraft eines Kindes kriegen Sie den Film vor Ihr inneres Auge. Sie sehen in Ihrem Gesicht, was Sie aus Freude am Laufen empfinden und was das in Ihnen bewirkt. Es hat mit der Leichtigkeit zu tun, mit dem im-Augenblick-Leben, damit, sich zu spüren, es einfach zuzulassen, wie ein Kind zu agieren.

Neugier und Reflektiertheit

Übrigens: Wir besitzen zwei äußerst nützliche Eigenschaften. Das eine ist die Neugierde, die uns beflügelt und uns ermöglicht, zum Menschen zu werden. Das ist das Kind in uns. Direkt auf dem Fuß folgt jedoch die zur Vorsicht mahnende Reflektiertheit. Das ist der Erzogene in uns. Das eine bringt das andere mit sich – ohne Zweifel nicht immer von Nachteil:

»Oh, was für ein kuschelig-wuscheliges, süßes, schwarz-weiß gezeichnetes Tierchen! ... Ach du mein Schreck, ein Stinktier! Kommando Flucht, bevor es den Schwanz zum Versprühen seines umwerfenden Deodorants hebt!«

Andererseits: Zu reflektiert zu sein bringt, niemanden weiter, schon gar nicht in der Gesundheitsbildung. Es kann sogar zerstörerisch wirken. Deshalb sollten wir unsere vermaledeite Reflektiertheit nicht dauernd die erste Geige spielen lassen. Das endet in Selbstkasteiung und Selbstbevormundung: »Oh Gott, da ist Zucker drin, nein, das darf ich nicht essen!« Beides führt zu einer extremen Unmündigkeit.

Freiheitsstatue und Verantwortungsstatue

Bringen wir dazu noch einmal Viktor Frankl (1905–1997) ins Spiel. Seine unerschütterliche Überzeugung ist: Wir sind freie Menschen. Freiheit ist etwas Wunderbares. Aber nicht die Freiheit von etwas, sondern immer die Freiheit zu etwas. Ich habe die Freiheit, mich von Zwängen zu befreien, die von außen auferlegt wurden, und nutze die gewonnene Freiheit, um mich frei für etwas zu entscheiden. Das ist aber noch nicht alles. Freiheit, so Frankl weiter, muss immer mit Verantwortung gepaart sein. Andernfalls artet sie aus. Damit steht er in einer direkten Linie mit dem schottischen Aufklärer Adam Smith (1723–1790), dem Begründer des Neoliberalismus. Das Smith'sche Credo schon im 18. Jahrhundert: Jeder hat ein Recht auf Freiheit. Dazu zählte er insbesondere die Freiheit auf Entfaltung der Persönlichkeit, doch nur gekoppelt mit hoher Eigenverantwortung. Frankl wiederum veranschaulichte beides sogar mit Symbolen. Von Zeit zu Zeit wies er seine amerikanischen Freunde diskret darauf hin: Wenn Ihr Amerikaner schon eine Freiheitsstatue an der Ostküste aufgestellt habt, dann stellt, bitte schön, unbedingt an der Westküste auch eine Verantwortungsstatue hin.

Noch rasch ein gelebtes Frankl-Beispiel für Freiheit plus Eigenverantwortung: Seine größte Befriedigung als begeisterter Bergsteiger war nicht, auf dem Gipfel angelangt zu sein. Seine größte Befriedigung war, in der Berghütte bei einer Brotzeit zu sitzen, weil er die Tour wegen schlechten Wetters abbrechen musste. Er musste sich und seinen Bergsteigerdrang quasi selbst besiegen. So etwas brachte ihm echte innere Zufriedenheit. Diese steigt übrigens ebenfalls raketenartig hoch, wenn man den letzten Drink nicht mehr genommen oder die letzte Zigarette in der Schachtel nicht mehr aufgeraucht hat, sich also bewusst für den

Verzicht entscheidet und stattdessen z. B. Rad fährt. Wie sagte doch früher ein Untergebener, dem etwas angeboten wurde? »Ich bin so frei!«

Freiheit zum kindlichen Staunen

Und wie wär's, wenn Sie heute mal zu sich selbst sagten: »Ich bin so frei und erlaube mir einfach wieder, jung zu sein.«? Rufen Sie sich ins Gedächtnis zurück, wie Sie als Kind den glitzernden Weihnachtsbaum bestaunt oder wie Sie das Meer bewundert haben. Es geht darum, alles einfach neu zu erfahren, nicht (be-)wertend, nur sich begeistern zu lassen, ohne Inszenierung sein Sensorium spielen zu lassen; außer sich vor Freude zu sein, weil ein schwarz glänzender Araber-Hengst perfekt gleichmäßig und edel galoppiert, weil eine vollkommen geformte Blüte ihren verführerischen Duft verbreitet. Erst wenn man wieder ursprünglich alles wie ein Kind wahrnehmen kann, ist man zutiefst Mensch.

Biologisches Alter durch HRV-Messung

Dieses Kindsein, Locker-und-spielerisch-Sein, wirkt sich enorm positiv auf die Gesundheit aus. Woher man das weiß? Weil man so etwas Entspannendes bei einer Messung seiner Herzratenvariabilität sieht. Sie erinnern sich: Der Schlüssel lautete: »Ich schlafe besser, esse besser, bewege mich, bin liebevoller zu mir selbst und zu anderen.« Eine weitere Zutat: Sie lassen Ihr Pendel wie ein Kind natürlich schwingen und genehmigen sich ungewöhnliche Freiheiten wie Neugier, Humor, lassen sich spielerisch gehen, gestatten sich, Sie selbst zu sein. Und daraus folgt die kleine Sensation für die Erstbetrachter ihres Lebensfeuers: der Parameter aktuelles biologisches Alter. Wie das? Weil die HRV mit dem Lebensalter und mit der Gesundheit korreliert, lässt sich das biologische Alter berechnen. Wieder ein Feature, das Menschen fesselt: Jeder will jünger sein.

Übrigens: Dass alte Leute aufgrund ihrer Lebenseinstellung jung bleiben können, belegt auch Daniel Spoerrie (*1930), bildender Künstler, Regisseur und Erfinder der *Eat Art*. Er hauste einst mit Picasso in Paris. Noch als über 80-Jähriger ist er trotzig, lebhaft und verrückt wie ein kleines Kind, einfach ein »Wahnsinnstyp« trotz seiner vielen Schicksalsschläge. Aus kindlicher Neugier heraus ließ er sich seine HRV messen.

Sein Ergebnis: ein fantastisch bunt schillerndes Lebensfeuer. Sein biologisches Alter? Weit unter 80 Jahre jung.

siehe Abbildung 34 im Bildteil: Das »Lebensfeuer« des 86-jährigen Künstlers und Regisseurs Daniel Spoerrie mit einem aktuellen biologischen Alter von 56 Jahren

Keine Angst

Unheimliche Nacht. Blitze zucken über den grollenden Himmel. Es donnert schrecklich. In dieser äußerst beklemmenden Atmosphäre beraten drei Hexen diabolisch in die Zukunft blickend über ein Treffen mit Macbeth. Ruckzuck, in nicht mehr als zehn knappen Sätzen gelingt es William Shakespeare (1564–1616) mit dem Prolog seines berühmtesten Dramas »Macbeth«, die Stimmung für alle fünf Akte zu setzen. Der Zuschauer ahnt sogleich: Es folgen unheilbringende, angsterregende Szenen. Fünf Akte und ein paar Stunden später kann er jedoch im Lokal seine theatralisch hervorgerufenen Schaudergefühle wieder abschütteln. So weit diese meisterhafte Tragödie.

Das Zeitalter der Angst

Doch im wirklichen Leben ist es mit dem Abschütteln von Ängsten so eine Sache. Unaufhörlich nehmen sie in unserem Kopf einen immer breiteren Raum ein. Nonstop stürzen sich Ängste in unfassbar vielen Varianten auf uns: Angst vor dem Dritten Weltkrieg, vor dem Tod, vor Alzheimer, vor der Midlife-Crisis, vor dem Älterwerden, vor dem Börsencrash, vor dem Zahnarzt, vor der Partnerin oder dem Partner, vor Terror-Anschlägen, vor Hackern, vor Ebola, vor Innovationen, vor sportlichen Gegnern, vor Arbeitslosigkeit, vor der Einsamkeit, vor dem Brexit, vor Gott, vor dem Klimawandel, vor der Sinnlosigkeit des Lebens, vor großen Tieren, vor dem Ende der Welt, vor Schulden, vor dem Dickwerden, vor Identitätsverlust.

Angst, Angst, Angst … Dagegen scheint das Mittelalter, in dem Vögte mit Folter körperliche Gewalt und Kirche mit Horrorstories über das Leben nach dem Tod psychische Gewalt ausübten, erst der Truppen-Übungsplatz dazu gewesen zu sein. Das Angstthema trägt heutzutage Übergröße XXXL. Morgens beim ersten Blick in die Zeitung schreit es uns förmlich entgegen: »Experten schlagen Alarm«, »Wissenschaftler befürchten Risiken«, »Mediziner sehen Gefahren«, »Börsengurus warnen vor Riesencrash«. Auf den Folgeseiten vertieft dasselbe Blatt in ausführlichen Reportagen, Kommentaren und Hintergrundberichten, was schon alles an Schrecknissen am Vortage passiert ist. Die Angst ist unser täglicher Begleiter geworden.

Woher kommt eigentlich »Angst«?

Um der Frage nach der Herkunft der Angst auf den Grund zu gehen, könnten wir viele europäische Philosophen bemühen von Aristoteles (4. Jahrhundert v. Chr.) über die Existenzphilosophen des 19. und 20. Jahrhundert, etwa Kierkegaard, Heidegger, Sartre, bis hin zum Popularphilosophen Richard David Precht (geb. 1964). Bewahren wir Neutralität und schauen ins Land der Mitte.

Die chinesische Philosophie lehrt anschaulich: Wir werden ins Leben geworfen und haben unsere wahre Herkunft vergessen, unsere göttliche Natur. Wir haben nicht die leiseste Ahnung, wer wir sind. Was nun? Um nicht völlig ohne Identität dazustehen, entwickeln wir eine Ich-Illusion. Damit uns die nicht auch noch entwischt, lassen wir unseren Namen und was wir von Beruf sind, auf eine Visitenkarte drucken. Selbige ziehen wir von Zeit zu Zeit bedeutungsvoll heraus und halten sie unserem Gegenüber beifallsheischend unter die Nase. »Ha, ich habe eine Identität!« Diese oder jener tut das Gleiche. Aus erlebter Erfahrung wissen wir, dass wir einen Partner oder eine Partnerin haben, zwei Kinder, ein Haustier, eventuell verkörpert durch einen eigensinnigen Kater (ohne Visitenkarte!) mit dem überzeugend tiefsinnigen Namen Murr sowie ein Auto, das auf den Namen Schluckerli hört.

An all dem krallen wir uns fest, weil es für uns außerordentlich lebenswichtig ist, eine Identität zu haben. Denn in uns wohnt diese fürchterliche Ur-Angst, dass wir nicht wissen, wer wir sind. Die Angst wiederum gilt bei den Chinesen als die Wurzel allen Übels und allen Leids. Sie ist die stärkste Emotion, aus der sich alle anderen Emotionen ableiten. Dazu gibt es noch einen in den Menschen hineingepflanzten Nebenaspekt. Je älter er wird, desto gegenwärtiger wird er: die nackte Angst vor dem Tod, diese schreckliche Angst, dass man einmal nicht mehr da ist und völlig vergessen wird, sobald man unter der Erde liegt.

Ein Grabstein für Opa

Das darf nicht sein. Also wurde gegrübelt, und man kam auf die Idee: Ein Grabstein für Opa muss her mit Namen und Foto, weil er damit noch in irgendeiner Form existiert. In alten Kulturen haben sich manche sogar noch selbst vor ihrem Opa-Dasein um ihr eigenes Grabmal gekümmert. Man weiß ja nie. Da konnten sie sicher sein, dass es auch wirklich gebaut wurde und auffällig genug war. Dieser einleuchtende Hintergedanke trägt bis heute Früchte. Riesige Pyramiden, die ägyptische Pharaonen sich noch zu Lebzeiten von ganzen Heerscharen errichten ließen, sind heute beliebte Massentouristenziele. Übrigens: Hohe Besucherzahlen verzeichnet auch die zweitgrößte europäische Ruhestätte nach dem Friedhof Ohlsdorf in Hamburg, der Wiener Zentralfriedhof, mit eindrucksvollen Ehrengräbern vom Komponisten van Beethoven über den Schauspieler Hans Moser bis zum Sänger Udo Jürgens.

Tod: bei Geburt vorprogrammiert

Der Angst vor Sterben und Tod können sich nur wenige entziehen. Der Sensenmann hat sich tief in unserem Denken verankert. Wir wissen mit 100-prozentiger Sicherheit: Der Tod ist vorprogrammiert. Keiner schafft es, ihm zu entgehen. Alle Fluchtwege sind fest verschlossen. Mit dieser Tatsache müssen wir uns einfach mal abfinden. Leider nagt sie stark an der Lebensfreude. Umso zielgerechter ist es, daran zu arbeiten, wie man diese Todes-Angst verringern kann. Frank Sinatra (1915–1988) sang sie sich einfach von der Seele mit »*I did it my Way*«, »Ich habe auf meine Art gelebt«. »Was ist ein Mann, was hat er erreicht? / Wenn er nicht er selbst ist, ist er ein Niemand. / Sagen, was man wirklich fühlt, / und von anderen keine Befehle annehmen. / Die Vergangenheit zeigt es: Ich steckte Schläge ein / und hab es auf meine Art gemacht.«* Danach fiel sein letzter Vorhang.

Alles wird viel, viel schwerer, wenn man nicht loslassen kann. Doch sogar vor unseren eigenen, unzähligen Möglichkeiten des Loslassens haben wir Angst. Wer alte Westernfilme liebt, erinnert sich, dass Indianer ihren Todeszeitpunkt selbst wählten. Plötzlich blieben sie ihrem Stamm

---

* Glyr Ltd. (Hg.): My Way – deutsche Übersetzung. Online verfügbar unter http://www.golyr.de/frank-sinatra/songtext-my-way-115008.html (Stand: o. J., Zugriff am 30.7.15).

fern und suchten- völlig mit sich im Reinen und in sich selbst ruhend –
einen Ort in der Prärie zum Sterben. Angst? Fehlanzeige.

Operationalisierung von Ängsten

Hingegen stehen auf unserer schier endlosen Angst-Liste Abertausend
Befürchtungen: Wir konstruieren uns andauernd irgendwelche Ängste,
scheinen sogar hilflos gefangen in der Angst vor der Zukunft: Geht mein
schöner 10-Jahres-Plan auf? Kriege ich noch eine anständige Rente?
Nicht zu vergessen unsere religiöse Prägung. Sie ist eine der Haupttrieb-
federn von Angst und Schuld. Schlimmer noch: In unsere Angstliste
werden immer neue Ängste eingetragen.

Erschwerend kommt die Operationalisierung von Angst in unserem
Gesellschaftssystem hinzu. Ihr hemmungsloses Ausbreiten unterstützen
zuweilen sogar Berufsgruppen, von denen man es am wenigstens erwartet. Nein, nicht die Versicherungen, sondern Ärzte: Sie setzen Angst ein,
um Patienten gefügig für ihre nicht immer zwingend notwendigen Therapien zu machen: Angst vor Zucker, Angst vor Salz, Angst vor Hormo-
nen – Dauerangst führt zur völligen Unmündigkeit.

Diese Angst fördert heute gleichzeitig den Drang nach Informationen,
die wir uns aus dem Internet holen. Die Ergebnisse dieser Nachforschun-
gen reduzieren allerdings nicht unbedingt das Angstgefühl. Aber eines
können sie erreichen, was Angst auflösen kann und was wir auch mit
unserer Autonom Health-Community aufbauen wollen: Vertrauen. Vertrauen bringt Selbstwert und löst Angst auf. Näheres dazu auf http://
autonomhealth.com/community/ : Die Autonom Health Community ist
ein Forum für Gesundheitsinteressierte. Es ermöglicht jeder und jedem,
sich über Beispielmessungen und Verlaufsdokumentationen auszutau-
schen, anonymisierte Messungen zu posten, unseren HRV-Professionals
und Partnern gezielte Fragen zur HRV oder Messungen zu stellen, über
Gesundheitsthemen zu diskutieren, Wissenswertes über die HRV zu
erfahren, eigenes Wissen zu vertiefen, neueste Studien zu Gesundheitsthemen zu verfolgen, um nur einiges aus dem vielseitigen Themenfächer
zu nennen.

Wie ich gezielt Vertrauen aufbaue

Wenn ich über meine HRV-Messungen Vertrauen zu mir gewinnen kann, wenn ich anderen vertrauen kann, dass das, was sie messen, erfahren, posten und berichten, der Wahrheit entspricht, oder wenn ich den Experten und Therapeuten in der Autonom Health-Community vertrauen kann, steigt automatisch mein Selbstwert. Meine Angst verschwindet allmählich. Wenn ich wieder Vertrauen in das große Ganze haben kann, dass alles wieder untrennbar verbunden ist, dass es keinen strafenden Gott gibt, der darauf abzielt, dass er uns bricht, sondern einen liebenden, schaut meine Welt ganz anders aus. Natürlich bin ich danach nicht mehr so manipulierbar. Ich habe eine andere, positive Grundstimmung und Einstellung. Falle ich da wieder heraus, kommen die Ängste zurück. Doch wenn diese positive Grundstimmung zu einem Mainstream wird, wenn das entwickelt, gemessen und über die sozialen Medien verbreitet wird, lebt man gemeinsam in Richtung Gesundheit.

Perspektivenwechsel

Es geht einzig und allein um die Ausrichtung. Stellen Sie sich folgende Situation vor: Sie stehen an einer Kreuzung mit zwei Richtungsschildern. Auf dem einen steht »Straße der Angst Richtung Krankheit«. Auf dem anderen steht »Straße Vertrauen in Richtung Gesundheit«. Es geht einzig und allein um einen Perspektivenwechsel. Deswegen passen Angst und Gesundheitsbildung auf keinen Fall zusammen. Ich kann nicht Prävention betreiben, wenn ich mich dabei unbehaglich fühle. Die Motivation, wieder zu einer Präventions-Untersuchung zu gehen in der Hoffnung, dass diesmal wieder kein Blut im Stuhl sein wird, ist Gift. Positive Veränderungen in meiner Haltung erreiche ich hingegen, wenn ich wieder eine HRV-Messung durchführe, neugierig bin und schaue, wo ich liege, und selbst feststellen kann, in welchem Bereich ich besser geworden bin, und noch erkenne: »Hey, Wahnsinn, die Gleichaltrigen sind in dem Jahr im Schnitt auch nur um vier Monate älter geworden! Freue ich mich riesig mit den anderen: Großartig! Gut gemacht!«. Irgendetwas mit Gewalt anzustreben und auf Teufel komm raus ein Trainingsprogramm durchzuziehen, bringt wenig. Alles funktioniert viel besser, wenn ich den Vagus stärke. Mit anderen Worten: Wenn ich Angst habe, kann ich nicht atmen; wenn ich Vertrauen habe und mich wohlfühle, schon. Es geht um Wohlbefinden, Vertrauen, Zuversicht, Leichtigkeit. Wenn ich im Ein-

99

klang mit mir und meinem Umfeld bin und Gevatter Tod plötzlich und unerwartet an die Tür klopft, gelingt es wesentlich leichter, das Leben loszulassen.

Wichtiger Punkt: Gesundheit ist das Ergebnis unseres Strebens nach dreierlei: nach körperlicher Stärke, geistiger Erfüllung und sozialer Geborgenheit. Was passiert, wenn ich durch einen Sportunfall eine Querschnittslähmung bekomme? Wenn ich einen Schlaganfall habe und nicht mehr kommunizieren kann? Wenn ich aufgrund irgendwelcher Umstände die soziale Geborgenheit verliere? Wenn alles weg ist, die Wirtschaft zusammenbricht und meine Freunde mich verlassen? Eines bleibt definitiv übrig. Es gibt nämlich noch eine vierte Möglichkeit: die seelisch-spirituelle Erfüllung. Sie ist das Einzige, was mir keiner wegnehmen kann. Deshalb ist es sinnvoll, jeden Tag ein wenig auch in diese mich sicher stützende vierte Säule zu investieren. Wenn ich angstfrei bin und Ruhe und Zuversicht in mir trage, gehen alle anderen Bereiche leichter.

Der satirische Monty-Python-Filmklassiker »Das Leben des Brian« (The Life of Brian, 1979) hat eine fantastische Schlussszene. Sie offenbart die Kraft des Perspektivenwechsels in Richtung positives Denken. Brian wird aufgrund vieler dummer Missverständnisse in seinem Leben aus Versehen von den Römern gekreuzigt (irgendwelche Ähnlichkeiten mit dem Leben Jesu sind »rein zufällig«). Gemeinsam mit anderen Gekreuzigten erwartet ihn ein langer, qualvoller Tod durch Verdursten. Verzweifelt starrt er in die Runde. Die Sonne brennt folternd auf sie hernieder. Plötzlich fängt einer seiner Mitgekreuzigten an, ein lustiges Lied zu singen. Allmählich steckt er alle damit an. Sie pfeifen und singen sich gemeinsam in den Tod. Der einfache, eingehende Refrain *Always look on the Bright Side of Life,* (Schau immer auf die helle Seite des Lebens) »plaudert« locker über den so ausschlaggebenden Perspektivenwechsel:

»Einige Dinge im Leben sind schlecht.
Sie können dich wirklich verrückt machen.
Andere Dinge lassen dich schimpfen und fluchen.
Wenn du am Knorpel des Lebens zu kauen hast,
Moser nicht, fang an zu pfeifen!
Und das hilft dir, das Beste daraus zu machen.
Und schau immer auf die fröhliche Seite des Lebens,
Schau immer auf die helle Seite des Lebens.«[*]

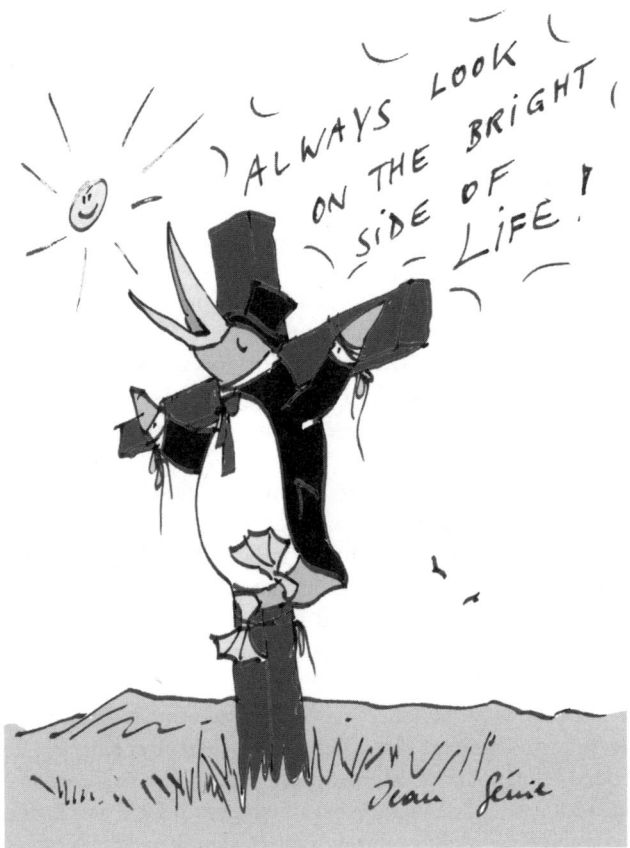

Abbildung 35: Eine Frage der Perspektive

[*] Magic Internet GmbH (Hg.): Always Look on the Bright Side of Life – Übersetzung. Online verfügbar unter http://www.songtexte.com/uebersetzung/monty-python/always-look-on-the-bright-side-of-life-deutsch-3d6b1ab.html (Stand: o. J., Zugriff am 30.7.15).

Das Gesetz von *Actio* und *Reactio*:
Jede Aktion zieht eine andere nach sich.

Hier eine Einladung, die Sie gar nichts kostet ... eine Einladung zum Lachen. Was genau läuft dabei ab? Die Aktion: Jemand erzählt einen Witz. Die darauf folgende Reaktion: Alle brechen (hoffentlich) in ansteckendes Lachen oder deutlich vernehmbares Kichern aus! Testen wir es doch gleich mal aus. Zwei Aktions-Beispiele, eines aus der Tierwelt, eines aus der hohen Politik.

Treffen sich ein Wolfshund und ein Ameisenbär. Fragt der Ameisenbär: »Und was bist du für ein Tier?«

»Ich bin ein Wolfshund. Meine Mama war ein Wolf und mein Papa ein Hund. Und was bist du?«

»Ich bin ein Ameisenbär!«

»Waaaas??? Das glaub ich nicht ...!«

An der Wiener Ringstraße, direkt vor dem Wiener Parlamentsgebäude, rutscht ein Pensionist aus und fällt auf den Rücken. Zufällig kommt ein TV-bekannter rechtspopulistischer FPÖ-Politiker des Wegs und hilft ihm wieder auf. Der Pensionist klopft sich den Straßenstaub vom Jackett: »Vielen Dank, der Herr, sehr freundlich!«

Der FPÖler: »Keine Ursache. Dafür müssen Sie nächstes Mal die FPÖ wählen.«

Darauf der Pensionist: »Guter Mann, ich bin auf den Rücken und nicht auf den Kopf gefallen.«

Sollten Sie wenigstens geschmunzelt haben, ist die Einladung geglückt. Dahinter steckt nichts anderes als das fast schon banal anmutende Prinzip der Wechselwirkung: *Actio* und *Reactio*. Damit man nicht vergisst, dass dieses Reaktionsprinzip vom guten, alten Sir Isaac Newton (1643–1727) entdeckt und mit seiner Feder notiert wurde, nannte man es ihm zu Ehren das 3. Newton'sche Gesetz. Es funktioniert denkbar einfach und besagt nichts anderes als: »Besteht zwischen zwei Körpern A und B eine Kraftwirkung, so ...« Moment, übertragen wir das kurz auf einen laufenden Menschen, der gerade bei einem 100-m-Lauf gestartet ist. Die einzig erlaubten Wettkampfmittel: seine beiden Beine. Sir Newton fährt unbeirrt fort: »... so ist die Kraft, die von A auf B ausgeübt wird, der Kraft, die B auf A ausübt, entgegengesetzt gleich.« Logisch, nicht wahr? Bei diesem Rennen schiebt nun der Läufer in rascher Folge sein rechtes Bein vors linke und umgekehrt. Nie bleibt nur ein Bein auf dem Boden, nie das andere nur in der Luft. Würde nicht klappen, wäre kontraproduktiv, er käme nicht weit. Erst am Ziel bleibt er stehen ... auf beiden Füßen! Jede dieser Lauf-Aktionen zieht eine andere nach sich: *Actio* und *Reactio*. Nichts Überraschendes, oder?

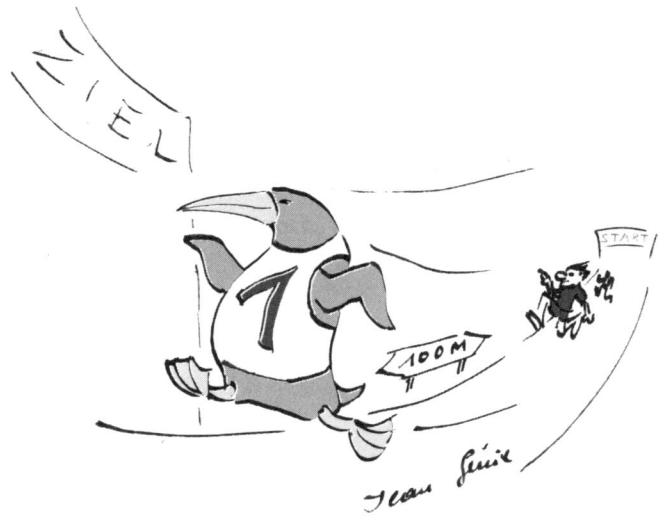

Abbildung 36: Kaum macht man's richtig, funktioniert's

Der Keim des anderen steckt immer in der jeweiligen Sache, die man zuvor getan hat. Dies gilt auch für Kopfarbeit. *Actio*: Sie erstellen gerade Ihre Steuererklärung. Aufmerksam, angespannt und etwas entnervt gehen Sie jeden Beleg durch. Wenn Sie nach vier Stunden fertig sind, haben Sie eine lange Zeit intensiver geistiger Aktivität hinter sich. Ihre *Reactio* darauf ist Erschöpfung und mentale Überlastung. Ihr Sitzmarathon war geprägt von mangelnder Bewegung und fehlender Regeneration. Sie brauchen nun enorm viel *Offline*-Zeit, um alles zu verarbeiten, was Sie an *Actio* vollbracht haben.

Umgekehrt: Sie konnten bei offenem Fenster mit möglichst leerem Bauch und ohne Lichteinfluss tief und fest schlafen, ergo hatten Sie eine wunderbare *Reactio*. Gehen Sie davon aus, dass Sie bei Ihrer *Actio* am nächsten Tag nicht enttäuscht sein werden. Sie können leistungsmäßig wieder aus dem Vollen schöpfen. So ergeben sich *Actio* und *Reactio* von Augenblick zu Augenblick.

Die Kunst besteht darin, *Actio* und *Reactio* so ablaufen zu lassen, dass die Intensität und die Dauer bei allem, was man tut, als Ganzes möglichst miteinander harmonieren. Wenn Ihre *Actio* daraus besteht, dass Sie in der Kantine zu Mittag essen, wäre die richtige *Reactio*, dass Sie unmittelbar nach dem Essen Ihren Vagus tonisieren. Anders gesagt: Wenn's ums Verdauen geht, sollte er wirksam und aktiv sein. So ziehen Sie am wirkungsvollsten Energie aus der Nahrung. Also nicht gleich zurück an den Schreibtisch. Lieber ein paar Mal ums Haus spazieren. Und damit wären wir wieder bei den richtigen und falschen Reizen. (Sie erinnern sich an die siegreiche, weil gut durchtrainierte 92-jährige Marathonläuferin Harriette Thompson.)

Sobald wir verinnerlicht haben, dass alles, was wir tun, eine wohltuende Konsequenz hat, sind wir auf der Gewinnerseite. Der hochwertige Preis: Bonuspunkte. Allerdings hat die Sache einen Haken: Egal wie gut man schläft, Albert schläft wie Einstein. ☺

Pause oder vom Gegenteil des eben Getanen

»Da, da, da dahhhhhh, da dadadahhhhhh.« Sie haben eines der Filmmusikstücke vom »Club der toten Dichter« mit dem unsterblichen Robin Williams erkannt? Jepp, Beethovens Neunte! Musik ist Meisterin im Hervorrufen von Bildern und Gefühlen. Doch was tut sie, wenn sie ihre Zuhörer zu einem Gefühlswechsel beflügeln will? Tja, dann greift sie in ihre Trickkiste zu so etwas wie »dahhhhhh«, zu den Pausen. Die Ohren stellen sich wieder auf und damit auf etwas Neues ein: von besinnlichen Tönen über die Pause hinein in eine rasende Klangabfolge. Alle Komponisten feilen an ihren Pausen. Die 2. Symphonie des österreichische Komponisten Anton Bruckner (1824–1896) nennt sich sogar »Die Pausensymphonie«. Dirigenten wiederum interpretieren solche Pausen völlig unterschiedlich. Der weltberühmte Maestro der Münchner Philharmoniker, Sergiu Celibidache (1912–1996), zelebrierte sie geradezu. Er instruierte seine Geiger, ihre Saiten so langsam zu streichen, bis der Ton förmlich verschwand, um danach wieder kräftig »zuzulangen«. Damit verlangte er von seinen Zuhörern unendliche Geduld. In der Unterhaltungsmusik heißt »Pause« zwar »Break«. Doch die Idee ist die gleiche: Nach Breaks ändert sich der Rhythmus. Gleichzeitig verhelfen spezielle Break-Takte verschiedenen Stilrichtungen wie Ragtime und Jazz zu ihrer Besonderheit. Wer kennt nicht den »Entertainer« des US-Komponisten Scott Joplin (ca. 1867–1917), eine beliebte Barmusik fürs Klavier?

Pause! In unserem Alltagsleben ist sie negativ besetzt, Untätigkeit verpönt, Muße zum Fremdwort geworden. Dabei hat sie so was Entspannendes und birgt wahnsinnig viel Kreativität in sich. »Das war a so. Ich geh' auf'n Kahlenberg, und wie mir heiß wird und i hungrig werd', setz i mi ans Bach'l und pack mein' Emmenthaler aus. Wie i's fette Papier aufmach, fällt mir die verflixte Melodie ein!«*, erzählt Bruckner auf die Frage, wie und wann ihm seine 9. Symphonie eingefallen sei.

Warum pausieren?

Pause! Beim Filmen schreien die Regisseure »*Cut!*« Solche Cuts sind im Leben dringend angebracht, damit der Regisseur in unserem Körper, unser autonomes Nervensystem, nicht überfordert wird. Um beim Bild zu bleiben: Wenn er beim Drehen des Spielfilms ständig vom Set, vom Licht, von der Maske, von den Schauspielern, vom Kamerateam Zwischenrufe erhält, kann er nicht arbeiten. Er brüllt ins Megafon: »Cut und Klappe! Jetzt rede ich mit den Beleuchtern und mit dem Kameramann!« Danach ist das Filmteam beruhigt und kann konzentriert weiterdrehen.

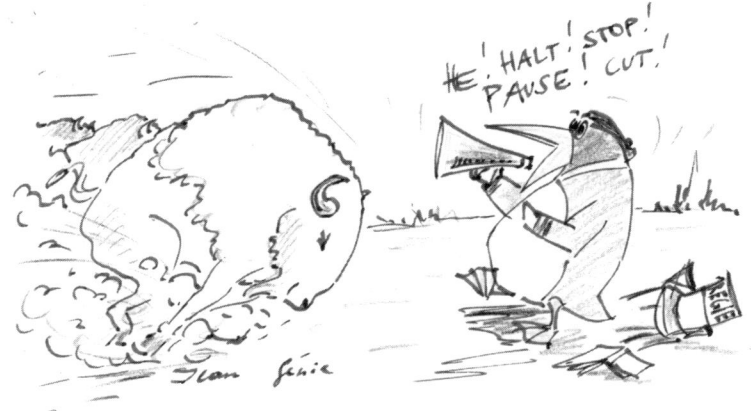

Abbildung 37: Pausen können Leben retten

---

* Bruckner, in: Schefter.net, Thomas Schefter (Hg.): Aphorismen.de zum Thema »Frage«. Online verfügbar unter http://www.aphorismen.de/zitat/167057 (Stand: o. J., Zugriff am 12.11.15).

Pause! Was spielt sich da in unserem Körper ab? Wenn es nur eine Aktivierungspause für den überall umherschweifenden Vagus ist, muss ich nichts tun – außer regelmäßig atmen. Damit schaltet sich mein Sensorium auf vagoton, also in Richtung Parasympathikus. Das allein bringt's jedoch noch nicht. Ich will mich ja richtig entspannen. Sich zu erholen heißt, den Vagus über regelmäßige Atmung zu tonisieren und zum Entspannen den Sympathikus herunterzufahren. Beides zusammen bringt Regeneration. Nur, wie fahre ich den Sympathikus herunter?

Im australischen Busch

Folgendes Szenario: Ich bin auf einem Trip im australischen Busch. Plötzlich stürzt ein Wasserbüffel schnaufend aus den Sträuchern. Mein Sensorium reagiert prompt. Puh, das Viech könnte gefährlich werden. Rasch mixt es sich einen Hormoncocktail aus Adrenalin und Cortisol. Sein Name: Hochleistung. Nun herrscht der Sympathikus. Unerschrocken blicke ich dem Büffel in die blinzelnden Augen. Im Stil Crocodile Dundees, des australischen Krokodil-Jägers, spreize ich Daumen und kleinen Finger ab, drehe die Hand langsam vor den büffeligen Sehorganen und hypnotisiere ihn. Entspannt plumpst das Monster auf den Buschpfad. Nach dieser kleinen Anspannung genehmige ich mir zu meiner Entspannung hingegen eine Tasse Tee aus der Thermosflasche, setze mich hin, genieße ein Banana Sandwich und blicke träumend in Richtung Horizont in die aufsteigende Sonne. Nun ist der Sympathikus unten, der Ruhe schaffende Parasympathikus hat die Oberhand.

Zugegeben, im Büro entbehrt An- und Entspannung des Abenteuerlichen und Romantischen. Doch auch dort kriegt man das in die Reihe. Bevor ich in die Entspannung gehe, lasse ich mich zur Anspannung mal kurz auf den Boden gleiten und mache fünf Liegestütze. Ach so, Großraumbüro? Na, dann nehme ich das Treppenhaus. Zu viel Anspannung? Okay, wenigstens mal die Beine und Arme strecken. Nach solchen kleinen Anspannungen klappt die Entspannung viel besser. Wie wär's nun zur Abwechslung mit einem erholsamen 15-minütigen Powernickerchen (Napping) wie in asiatischen Großraumbüros? Dort fallen Schlag 13.00 Uhr alle wie auf Kommando auf ihr Keyboard. Eine ausgezeichnete Investition in die Leistungsfähigkeit. Denn das ist es ja, was beim Mittagsschläfchen herauskommt.

Pause! Sie bedeutet: Ausgleich schaffen, die Reize verarbeiten. Pause! Das kann auch das Setzen eines komplementären Reizes sein, eines unterstützenden Reizes. Dieser verstärkt den ersten Reiz oder wirkt ihm entgegen. Die Homöodynamik funktioniert wieder und bringt alles im Körper ins Gleichgewicht.

Folgenschwere Pausenlosigkeit

Pausenloses Gewusel vergeudet nur Zeit. Das Ergebnis ist niederschmetternd: absolut unproduktiv. Deshalb brauchen wir die Cuts. Sie sind wie ein Ordnungsruf. In einer Grundschule bei den Kleinen geht es gerade hoch her. Plötzlich steht der Direktor in der Tür, und zack ... *is a Rua*. Einer Oberstufe ist der Eintritt des Herrn Direktors so was von sch... egal. Da muss schon ein heftig-deftiger Ordnungsruf kommen, zum Beispiel ein plötzlicher Silvesterböller.

Zu extrem? Manchmal bedarf es dieser extremen Zäsuren. Der Körper schafft sich übrigens seine überfälligen *Breaks* in Form einer entsprechenden Erkrankung – quasi das Ergebnis vieler nicht eingehaltener Pausen. Mit der Verzinsung dieser nicht durchgeführten *Breaks* stehen unter anderem Burn-out und Herzinfarkt auf der Behandlungsliste. Sie zwingen dazu, das Konto auszugleichen.

Cut! Auch Monotonie ist nicht zuträglich. Ein Film mit ewig gleicher Einstellung, mit einer nie endenden Verfolgungsjagd oder immer derselben Liebesszene wird langweilig. Der Film lebt vom Wechsel ebenso wie unser Lebensfilm auch. Das Gegenteil vom eben Getanen zu tun, kann sogar – wer hätte das gedacht? – Monotonie ausgleichen, die Eintönigkeit in der Arbeitswelt. Allein schon die immer gleiche Körperhaltung ... höchst ungünstig! Wenn ich gesessen habe, sollte ich danach gehen; wenn ich gegangen bin, sollte ich liegen; wenn ich gelegen habe, wieder mal sitzen; wenn ich gebeugt war, sollte ich mich danach gut strecken.

Der Mensch – ein ewiger Sitzenbleiber

Warum halten Politiker für große Entscheidungen eigentlich immer des Nachts Marathon-Sitzungen ab? Sitzen an sich ist schon passiv. Doch nachts plus nonstop, da bleibt unweigerlich viel Kreativität auf der Strecke. Überhaupt: Kann es in einer Sitzung Verstehen geben? Wir Menschen sind keine Sitzwesen. Man spricht mittlerweile schon vom »toxischen Sitzen« wegen all der Gebrechen, die daraus entstehen. Die Wirbelsäule wird schief, Bandscheibenvorfälle, Nackenprobleme, die

Atmung wird durch die PC-Tätigkeit eingeschränkt, und all das durch ein einziges, unscheinbares Arbeitshilfsmittel: den Stuhl.

Nota bene: Auch als Dauersitzer sind wir Hunderte von Kilometern von unserer artgerechten Haltung entfernt. Deshalb sollten wir öfters am Tag das Gegenteil vom eben Getanen einlegen. Also nach einem Fortissimo sich in der Pause sammeln, Perspektivenwechsel vornehmen und mit Allegro weiter. Kreative Menschen leben es uns vor, manchmal sogar vorbildhafte Chefs. Goethe (1749–1832) dichtete oft am Stehpult. Rossini (1792–1868), der Komponist der Oper »Der Barbier von Sevilla« komponierte hingegen aus Faulheit nicht selten im Bett. Zugegeben, nicht unbedingt ein löbliches Vorbild, aber weitaus besser als Sitzen.

Das Wirkprinzip der Resonanz

Es ist wieder mal Advent. Kinder und Erwachsene möchten die Wartezeit unbedingt unterhaltsam überbrücken – die einen mit Walt Disneys »Fantasia«, andere im Theater. Alle Jahre wieder auf dem Programm der aufregende »Nussknacker und Mausekönig«, Ballettöses beschwingt vertont von Peter Tschaikowski (1840–1893). Im Orchestergraben versteckt sich der allmächtige Dirigent mit seinen Musikern. Und da geht was ab. Der – das klappt nur zu Weihnachten und zu Ostern – zum Leben erwachte Nussknacker betätigt sich als heldenhafter Mäusekiller. Er wird zu Maries Beschützer gegen die gemeingefährlichen Nagetiere. Natürlich fällt kein einziges Wort. Logisch, ist ja Ballett. Doch ihre Körper erzählen ganze Bände.

Zuerst rückt mal dissonant Unstimmiges in den Bühnenvordergrund. Das Heer, von Herrn Nussknacker angeführt, kämpft heroisch, gewinnt durch technischen K. o. und jagt den stinkenden Mäusetrupp in die Flucht. Klar, dass sich Mariechen in den heldenhaften Macho verliebt. Im *Pas de Deux* harmoniert ihre tänzerische Zweisamkeit nonstop in wirkungsverstärkenden Schwingungen. *Grand jeté, Révérance!* Kaum hebt sie graziös ihr rechtes Bein, folgt ohne zu zögern als Antwort voller Eleganz und Noblesse sein linkes. Tschaikowskis Musik unterstreicht anmutig das tänzerische Quizspiel des Liebespaars. Sie gibt vor, ihm in einem Halbkreis linksrum zu entfleuchen, er – wer hätte das erwartet? – verfolgt sie clever taktisch rechtsherum. Gegen sie ist er – anders als bei den Mäusetrupps – völlig machtlos. Sie schwingt sich auf die Flügel der Liebe und löst jede erwünschte Reaktion in ihm aus. Okay, manchmal darf auch er etwas in ihr triggern. Ein einladendes Armeöffnen. Schon ahnt sie: *Aha, er ist bereit, ich kann mich in sie hineinwerfen und* – was hätten Sie denn jetzt gedacht? – *emporheben lassen.* Die beiden befinden sich berauscht vor Glück »auf einer Wellenlänge«.

Auf einer Wellenlänge

Mit dieser romantischen Wellenlänge ist jedoch keinesfalls gemeint, dass Marie und der Nussknacker sich nun schwimmend im Pazifischen Ozean Richtung Honeymoon-Insel Hawaii aufgemacht hätten. Leider nicht, denn Marie erwacht, und puff! Aus der Traum. Bei dem Begriff »auf einer Wellenlänge« geht es einmal mehr um Physik und die Länge von Schwingungen. Es geht darum, die Wirkung von Wellen zu verstärken und Resonanz auszulösen, also darum, dass Marie mit ihrem Traumhelden mitschwingt und er mit ihr. Und es geht um Dissonanzen, um Unstimmigkeiten, die hervorgerufen werden, wenn die »Chemie« mit den Mäusesoldaten nicht stimmt.

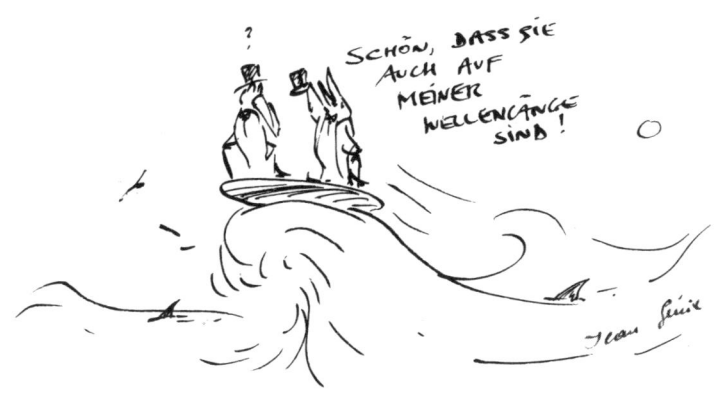

Abbildung 38: Das Wirkprinzip der Resonanz

Wenn man nun weiß, dass jede Körperzelle schwingt, dass alles in unserem Körper in Schwingung ist, lässt sich der Begriff »auf einer Wellenlänge sein« leichter erklären. Was hat es damit auf sich? Um all seine vielfältigen, täglichen Anforderungen zu bewältigen, benötigt unser Körper unbedingt sich regelmäßig wiederholende, harmonisch rhythmische Abläufe seiner Systeme. Rhythmusstörungen? Unerwünscht!

Großes Orchester, Riesenchor

Damit es nicht dazu kommt, sorgt ein großer Dirigent in unserem Gehirn, genauer: in dem Teil mit dem pompösen Namen *Nucleus Suprachiasmaticus*. Dieser Hirn-Karajan, bekannt für seine Disziplin, achtet streng darauf, dass die zweiten Geigen mit den Trompeten und Klarinetten nicht um zwei Uhr nachmittags proben und die anderen um sechs Uhr. Sobald er den Taktstock schwenkt, setzen alle in seinem monumentalen Sinfonieorchester gleichzeitig ein und spielen miteinander.

Unterstützung erhält er durch Konzertmeister Melatonin, ein Hormon, das den Tages- und Nachtrhythmus lenkt. Dieses minutiös organisierte Konzertieren setzt voraus, dass die großen hormonellen, neuronalen und rhythmischen Wellen von Drüsen, Herz, Lunge und anderen Organen sowie die elektrischen Ströme des Nervenleitungssystems miteinander in Harmonie kommen, in Resonanz. Und aufgehorcht: Resonanz brauchen wir in uns wie die Luft zum Atmen.

Dieses einzigartige Orchester spielt nun in dieser riesigen Kathedrale, riesiger als der Petersdom in Rom. Kein Wunder, dass das Orchester aus Hunderten von Instrumenten zusammengesetzt ist: Pauken und Trompeten, ersten und zweiten Geigen, Bratschen, Cellis, Balalaikas, Bässen, Flöten, Oboen, Flügeln, Triangeln, Gitarren, um nur ein paar zu nennen, sowie einer riesigen Orgel und einem immensen gemischten Chor. Da von morgens bis abends Touristen in dieser Kathedrale ein- und ausgehen, spielen die Musiker pausenlos den lieben langen Tag. In der Nacht indes wird es stiller. Da wandern alle Instrumente in ein Seitenschiff, um dort gewartet zu werden – bis auf den Chor und die Orgel, die klassische Besetzung der Kirchenmusik. Orgelspiel und Chor, hervorragend aufeinander abgestimmt, bieten einen mitreißenden Musikgenuss. Das ist die Zeit des Tiefschlafs. Die Entgiftungsprozesse laufen auf Hochtouren. Nur Herz und Lunge schwingen miteinander. Wenn das alles wie geplant und ohne Störungen abläuft, können am Tage alle wieder gemeinsam virtuos konzertieren.

Morgens können wir die gleichmäßigen rhythmischen Schwingungen dieses einmaligen Orchesters oft nachempfinden, z. B. wenn wir aus einem erholsamen Schlaf aufwachen und uns so richtig wohl in unserer Haut fühlen. Ruhig, klar und voller Tatendrang beginnen wir den Tag. Kein Wunder: Die Rhythmen in unserem Körper konnten sich im Schlaf wieder ordnen, alles ausgelöst über das regelmäßige Atmen. Übrigens: Im Schlafzustand macht das jeder automatisch richtig.

Resonanz und Dissonanz

Wenn es um die Resonanz mit ihren Rhythmen geht, geht es auch um die Resonanz mit anderen Menschen, eben darum, ob man »auf gleicher Wellenlänge« ist. Natürlich gibt es Sympathie und Antipathie. Erstaunlicherweise kann man sich aber auf sein Gegenüber einschwingen. Das haben Sie sicherlich schon selbst festgestellt. Gerade in der Musiktherapie spielt »einschwingen« auf den anderen eine enorme Rolle. Am Start steht dabei immer: die Atmung.

Ein eindrucksvolles Beispiel stammt mal wieder aus der Adventszeit: An einer Universitätsklinik singen Musiktherapeuten »Stille Nacht, heilige Nacht« mit einer Patientin. Ein Musik liebender Arzt kommt zufällig dazu und hört das weltbekannte, übrigens sogar ins Chinesische übertragene Weihnachtslied 平安夜 Píng'ānyè. Doch nicht eine ihm unbekannte Sprache ließ ihn aufhorchen. Unbekannt war ihm der Rhythmus, in dem das Lied gesungen wurde: »Das groovt ja richtig. Wie seid ihr zu dem tollen Rhythmus gekommen?«, fragte er die Therapeuten. Die verblüffende Antwort: »Ganz einfach, wir richten uns nach dem Atemrhythmus unserer Patientin. Danach wird gespielt und gesungen.« Der Zuhörer spürte: Alles passt wunderbar harmonisch zusammen. Tatsache ist: Jeder Mensch hat seinen individuellen Stil des Atmens, je nach Situation, ob man aufgeregt, nervös oder entspannt ist oder schläft. Nun kann man sich bestens vorstellen, was es bedeutet, wenn ein Dirigent sein Orchester »vergewaltigt« und keinen Platz für Variabilität, keine Anpassung an Komposition und Musiker zulässt.

Wir sollten zur Kenntnis nehmen, dass wir die Resonanz in uns selbst immer wieder wachrufen können, ja, müssen. Sie ist überlebensnotwendig und für die Gesundheit eigentlich die maßgebliche Voraussetzung.

Natürlich müssen mit anderen Menschen nicht zwingend Resonanzen entstehen. Selbstverständlich gibt es Dissonanzen, etwa gegenüber der Kunst – Gott sei Dank, denn sonst würden wir alle die dieselben Stücke hören, alle Mozart oder Michael Jackson. Wir hätten dieselben Vorlieben, würden das gleiche Essen bestellen, alle denselben Frauen- oder Männertyp lieben, alle Männer würden auf schwarz gelocktes Haar stehen und jede Frau auf rothaarige Männer mit Bart.

Ein Grundprinzip für Resonanzen: die Schwingungen der Natur zuzulassen und mit ihnen in Resonanz zu gehen. Natur berührt uns über all unsere Sinnesorgane. Die Empfindungen sind ganz unterschiedlich. Unzählige Menschen lieben die Berge. Die Besteigung der Zugspitze (2962 m), des Großglockners (3798 m), der Schweizer Dufourspitze

(4 634 m) bedeutet für sie tiefste innere Zufriedenheit. Japan, ein ganzes Land, schwärmt von seinem »ehrwürdigen Fujisan«, dem Sitz von Göttern. Andere hingegen fürchten sich vor Gebirgsmassiven. Es verlangt sie immer nach dem Meer. Sie genießen den gleichmäßigen, beruhigenden Rhythmus der Wellen. Jeder schöpft auf seine Weise aus den unterschiedlichsten Schwingungen Kraft, Ruhe und Zuversicht.

Solche Resonanzspender, solche Kraftquellen, die es für uns sind, sollte man bewusst aufspüren, sie pflegen, richtiggehend auskosten und zelebrieren. Diejenigen, die nach dem Wirkprinzip der Resonanzen forschen, tun dies mit dem Herzen. Eben genau diese herzerwählten Resonanzen haben den gewünschten positiven Einfluss.

Auf der Suche nach solchen resonanten Gefühlen gehen Marie und ihr Nussknacker, unser Traumliebespaar, in ein Konzert. Bei Antonio Vivaldis (1678–1741) »Vier Jahreszeiten« hält er ihre Hand. Anschließend speisen sie vorzüglich im Restaurant »Imperial« – nicht nur Nüsse. Süffiger Wein beschwingt sie zusätzlich. Sie fühlen sich so richtig wohl. Glücklich verlassen sie das Lokal. Plötzlich kommt es auf der Straße zu einer Dissonanz: Eine jugendliche Maus auf einer Harley Davidson pöbelt sie im Vorbeirasen auf despektierlichste Weise an. Doch da sie beide so *happy* sind, kümmert sie der Pöbler überhaupt nicht. Das hätte anders ausgehen können, wenn Herr Nussknacker sich im Lokal an einer Nuss zwei Zähne ausgebissen hätte. Wäre er deshalb erbost, hätte zu allem Übel auch noch Zahnschmerzen und würde obendrein noch blöd angemacht, wäre er geradezu auf dissonante Gefühlsausbrüche aus. Wenig konfliktscheu würde er der Hell's-Angel-Maus am liebsten eine reinhauen.

Vom Wesen der eigenen Gesundheitskompetenz

Versucht man jeden Tag, sich an etwas Schönem zu erfreuen und seinen Körper in harmonische Schwingungen zu versetzen, trägt man erheblich zu seiner Gesundheit bei. Das Wesen der eigenen Gesundheitskompetenz ist die Kunst, etwas zu finden, was uns im Herzen berührt und uns zu einer positiven Resonanz führt. Wenn diese im Vierjahreszeiten-Konzert durch die Virtuosität eines vivaldispezifischen Mädchen-Orchesters und der Genialität des feuerrothaarigen Komponisten sowie der liebevollen Hingabe des Dirigenten verstärkt wird und noch auf ein aufnahmefähiges dankbares Publikum trifft, dann ist das Magie, ein Gesundheitstonikum sondergleichen.

Die Grundschwingung des gesunden Menschen ist eine zuversichtliche. Bewegt in der Mitte zu sein, heißt, Dynamik zu haben, heißt, himmelhoch jauchzend und zu Tode betrübt sein zu können. Zu Recht warnte Mahatma Ghandi (1889–1948), Unabhängigkeitskämpfer und doch Pazifist: »Wer in seinem Leid wühlt, vervielfacht es« – und wird seelisch krank. Also weg vom Leid, lieber hin zum Wühlen in seiner Freude. Dieser Wechsel in der subjektiven Wahrnehmung und in Summe etwas mehr an positiver Stimmung in sich zu spüren, ist sogar evolutionär notwendig. Das gibt Lebenskraft. Ja, auch das Gegenteil ist unerlässlich, damit wir reflektierend die Euphorie wirklich genießen können.

Jede und jeder findet garantiert Berührendes, unbeschreiblich Schönes. Wer möchte nicht zu seiner Gesundheit beitragen und oft solche Gefühle im Alltag erleben! Unaufhörlich reiht sich eine Möglichkeit an die andere. Man muss sie nur sehen und nutzen. Beispielsweise in der Straßenbahn oder im Zug trotz dringender Handy-Telefonate, trotz eiliger SMS, trotz spannender Computerspiele zwischendurch einfach mal wieder kurz hochschauen und sein Gegenüber anlächeln. Sie werden überrascht sein, wie das Zurücklächeln nachwirken wird. Offensichtlich gehörten schon viele Zeitgenossen des 17. Jahrhunderts zur Kopf-runter-Generation. Denn ein unbekannter Autor forderte mit Nachdruck:

Ein Lächeln kostet nichts, aber es gibt viel.
Es macht den reich, der es bekommt, ohne den,
der es gibt, ärmer zu machen.
Es dauert nur einen Augenblick, aber die
Erinnerung bleibt – manchmal für immer.

Niemand ist so reich, dass er ohne es auskommen
kann, und niemand so arm, dass er nicht durch ein
Lächeln reicher gemacht werden könnte.
Ein Lachen bringt Glück ins Haus, fördert den
guten Willen im Geschäft und ist ein Zeichen für
Freundschaft.

Es gibt dem Erschöpften Ruh, dem Mutlosen
Hoffnung, dem Traurigen Sonnenschein, und es ist
der Natur bestes Mittel gegen Ärger.
Man kann es nicht kaufen, nicht erbetteln, leihen
oder stehlen, denn es ist so lange wertlos, bis es
wirklich gegeben wird.

Manche Leute sind zu müde, dir ein Lächeln zu
geben. Schenke ihnen deines, denn niemand
braucht ein Lächeln nötiger als jener, der keines
mehr zu geben hat. *

Wie man sich über sein Lebensfeuer richtig kennenlernt!

Splitternackt ... wie die Künstler sie schufen: Michelangelos (1475–1564) »David« in Florenz, »Die drei Grazien« von Antonio Canova (1757–1822) in London, »Die kleine Meerjungfrau« von Carl Jacobsen (1842–1914) in Kopenhagen. Die Münchner Glyptothek? Bis zur Decke gefüllt mit nackten Statuen. Nackt die Zwillinge am Basteiplatz in Zürich, nackt der knackigste Popo eines fischenden jungen Mannes, die allegorische Darstellung des Traun-Flusses am Brunnenrand in Wien. Der entblößte Körper hat eine gewaltige Ausstrahlung auf die Bildhauer und – wer hätte das gedacht? – auf die Betrachter. Man ergötzt sich daran in vielerlei Hinsicht. Oft strotzt er vor Gesundheit. Ahhhh, der menschliche Körper in seiner Perfektion.

Klar wollen auch wir unseren Körper dauernd auf Perfektion trimmen. Die Bodybuilder gestalten ganz aktiv ihre Muskeln in Richtung Statue. Andere versuchen es mit Breiten- und Leistungssport oder Diäten. Die Schönheitschirurgen bitten ebenfalls zur Kasse: Allein in Amerika werden pro Jahr über 9 Milliarden Dollar für Schönheitsoperationen auf den Tisch geblättert. Zu den Spitzenreitern in Europa gehört die Schweiz mit einer halben Milliarde Franken.** Da werden die Ohren angelegt, die Brust mit Silikon vergrößert, die Nase korrigiert, der Bauch verkleinert, das Fett abgesaugt, die Falten gestrafft. Doch egal, wie viel man bezahlt: An das Ideal einer Grazien- oder David-Skulptur kommt man selten heran. Wer trägt das Verschönerungsrisiko? Na, wer schon? Unser Körper.

Täglich machen wir mit ihm, was wir wollen. Wie sagte doch das

---

* Ginko Stiftung für Prävention (Hg.): Ein Lächeln. Online verfügbar unter http://www.wissensuchtwege.de/Archiv/download/einlaecheln.pdf. (Stand: o. J., Zugriff am 08.08.2015).

** Wildt, Maria: »Schönheit ist was wert – das geben Schweizer für Kosmetik und Wellness aus«. Online verfügbar unter http://beautytipps.ch/schoenheit-ist-was-wert-das-geben-schweizer-fuer-kosmetik-und-wellness-aus/ (Stand: 14.05.2015, Zugriff am 15.09.2015).

Kasperle: »Das ist meine Oma, mit der kann ich machen, was ich will!«
Zuweilen nimmt der Körperkult im 21. Jahrhundert groteske Formen
an. Männer wie Frauen tätowieren und malträtieren ihn an den merk-
würdigsten Stellen.

Gelegentlich wird er arg vernachlässigt. Kein Problem. Man langt kurzerhand in die Taktikkiste. Sobald er, natürlich völlig unbemerkt vom Besitzer, die pummelige Grenze in Richtung Dickerchen überschritten hat,
spricht man flugs nur noch von den »inneren Werten« des Betreffenden.

Innere Werte?

Blanker Hohn. Haben Sie sich schon mal gefragt, welche inneren Werte,
verborgenen Talente und günstigen Eigenschaften David hatte? Vom
kleinen Jungen David wissen wir lediglich, dass er an Gott glaubte, deshalb mutig war und tötete – wie zuvor ein paar Tiere so auch Goliath
mit seiner Steinschleuder. Was tut Michelangelo? Er meißelt einen über-
großen, idealen Menschen aus Marmor. Oder die drei Grazien? Ja, wir
wissen aufgrund ihres Äußeren, dass die Ladys schön, charmant und
überaus freudvoll sind. Folglich gehen wir unbeirrt davon aus, dass sie
ein ebensolches Innenleben haben. Alles graue Theorie.

Erstaunlicherweise sprechen wir sogar davon, dass wir jemanden
»durchschaut« haben. Wirklich? Wenn ja, wann fangen wir endlich an,
uns zu durchschauen? Auch im 21. Jahrhundert kennen die meisten nur
das Äußere des eigenen Körpers dank der Existenz eines Schlafzimmer-
spiegels. Sein Inneres? Einer Blackbox gleich bleibt es im Dunkeln, verschlossen. Aus mangelnder Neugier, um nicht zu sagen: Desinteresse.
»Was soll in der Hülle schon groß drin sein? Versteht doch eh nur ein
Mediziner.« Grundverkehrt!

Innere Ansichten

Heute geht das. Aufgrund medizinisch fundierter Entwicklungen können
wir das Licht in der dunklen Blackbox einschalten und einen aufklären-
den Blick in das Innere unseres Körpers werfen, uns genauer kennenlernen, interessante innere Ansichten gewinnen, unser Eigenbild von uns
vervollständigen oder gar korrigieren. Beim Enträtseln unseres Körpers
unterstützen uns die HRV-Messungen. Sie werden überrascht sein, was
da alles zum Vorschein kommt – regelrecht aufsehenerregend.

Wie in vielen anderen Diagnostiken erkennt man auch in den (hoffentlich) lodernden Flammen eines jeden Lebensfeuer-Spektrogramms zahlreiche Muster. Diese stehen mit bestimmten Merkmalen des Gemessenen in einer Wechselbeziehung. Aufgrund des Wirkprinzips der Resonanz geht die Dominanz bestimmter Frequenzbänder einher mit – und jetzt wird's spannend – der Eignung für bestimmte Sportarten, mit der Verwertung bestimmter Lebensmittel, sogar mit der individuellen Persönlichkeit sowie dem Talent. Schier unglaublich und doch unbestreitbar: Die Fakten sprechen für sich. Die medizinische Erklärung dafür ist – wie für so vieles in der HRV – die Atmung. Dabei kristallisieren sich drei Haupt-Atmungsgruppen heraus.

1. Gruppe: Die intensiven Ausatmer

Jemand, der im *Very-Low-Frequency* (VLF)-Bereich ein besonders intensives Lebensfeuer aufweist, kann weitaus intensiver ausatmen als andere. Menschen. Die so »gebaut« sind, können gar nicht anders. Ihre Wesensart, das, was sie ausmacht, bringen sie klar und unmissverständlich zum Ausdruck. Die intensiven Ausatmer gehören sicher nicht zu den leisesten. Solche Menschen haben Kraft.

Szenenwechsel Wettkampfbühne: Alles, was man mit Kraft »stemmt«, erledigt man beim Ausatmen. Kein schwerathletischer Gewichtheber stemmt seine Langhantel mit gestreckten Armen über den Kopf in die Hochstrecke und hält im Moment des Hochreißens die Luft an. Schlimmer noch, wenn er dabei einatmen würde. Die Folge wäre: Dramatischer Leistungsabfall, gekoppelt mit drastischem Kraftverlust. Die Langhantel würde sofort knallend zu Boden fallen.

Szenenwechsel – Konzerthalle: Vergessen wir mal die Mikrofone. Sänger müssen bekanntlich laut singen. Um das mit hoher Qualität zu erreichen, bilden sie die Vokale, also die Selbstlaute, nur beim Ausatmen. Probieren Sie es aus. Singen Sie im Badezimmer das weltberühmte Lied »O sole mio!« und atmen beim »O« und »I« bewusst EIN! Keine leicht zu lösende Aufgabe, oder? Ganz zu schweigen vom Klang! Andersherum: Mit dem kräftigen Ausatmen gelingen die Töne einwandfrei.

Und wenn man das Ausatmen »von Haus aus ordentlich macht«, ist man halt eher laut. Ein archetypischer Vertreter der VLF-Spezies wäre der Feldwebel am Kasernenhof: stark und nicht zu überhören.

Szenenwechsel – Küche: Verfolgen wir das Muster weiter, zeigt sich gemäß dem Wirkprinzip der Resonanz: Menschen mit hohem VLF-Anteil in ihrer HRV können eiweißreiche Nahrung, also auch Fleisch, besonders gut verwerten. Entsprechend sind für sie auch Sportarten, die einen hohen Anteil an Kraft erfordern, besser geeignet als 100-km-Läufe. Natürlich ist auch das zusätzliche Trainieren von Ausdauer und Geschicklichkeit notwendig, um das gesamte Leistungspotenzial zu vervollkommnen.

Menschen dieser »Bau- und Atmungsart« brauchen während ihres gesamten Lebens unbedingt eines vor Augen: Ziele. Ohne Ziele fehlt ihnen jeglicher Antrieb. Zu ihren herausragenden Eigenschaften zählen insbesondere Durchsetzungsfähigkeit, physische Belastbarkeit und Risikobereitschaft.

2. Gruppe: Die intensiven Einatmer

Auf der anderen Seite der Skala stehen diejenigen, die besonders »gut« im Einatmen sind. Sie haben dementsprechend wenig Muskelmasse, dafür viel mehr von dem, was mancher vielleicht beim Feldwebel vermisst: Feinfühligkeit und Inspiration. Übrigens liegt die Wurzel von Inspiration im Lateinischen »inspirare« mit der Bedeutung *einatmen, einhauchen*.

Typische Vertreter dieser Gattung sind nicht singende Künstler, Maler, Schriftsteller, Bildhauer etc. Ihnen fehlt die Erdung des Feldwebels. In medizinischen Kreisen hält sich hartnäckig eine Vermutung: Das betonte Einatmen und die ausgeprägte Sensitivität der Nase plus ihrer benachbarten, für die Weiterleitung von Geruch und Geschmack zuständigen Sinneskanäle führten zu dem relativ hohen Drogenkonsum in Künstlerkreisen.

Kommt jemand vegan gut über die Runden, gehört sie oder er zur Spezies mit hohem *High-Frequency*-Anteil in der HRV. Diese kann auch »feinstofflichere« Lebensmittel gut verwerten, also Chlorophyll- bzw. Blattgrün-Lieferanten wie Salate, Kräuter, Algen und jede Form von Obst.

Im Sport sind es für sie jene Herausforderungen, die ein Höchstmaß an Geschicklichkeit und Körpergefühl erfordern, beispielsweise Extremsportarten wie Windsuit Flying, Luftsport wie Gleitschirm- und Segelfliegen oder Fallschirmspringen. Und man könnte meinen, für sie sei die Slackline erfunden worden. Im Beruf sind es die einfühlsamen, kreativen Visionäre. Niemand sollte ihren Freiraum und ihr Harmoniebedürfnis missachten.

3. Gruppe: Die Atem-Anhalter

Für die dritte Gruppe bleibt nur mehr, die Luft anzuhalten. Klingt abwegig? Ist es aber nicht. Nicht selten ertappt man sich dabei im Alltag, sobald man sich so richtig in eine Aufgabe »verbeißt«, etwa während der Bearbeitung einer fetten Excel-Tabelle. Und jetzt werden Sie staunen: Die Herzen von Buchhaltern malen statistisch signifikant häufig Lebensfeuer-Bilder mit dominanten »Banden« im 0,1-Hertz-Bereich – typisch für die Gruppe der Beamten. Interessant wäre es zu wissen, ob sich unter den 0,1-Hertz-Beamten viele Marathonläufer tummeln. Wenn ja, passt das perfekt. Wieso? Ganz einfach: Die Kombination aus Zähigkeit, repräsentiert in der 0,1er-Hertz-Bande, und einem relativ geringen VLF-Anteil bedeutet wenig mitzuschleppende Muskelmasse. Damit wären sie für Ausdauersport wie geschaffen, etwa Langstreckenlauf, Extremwandern, Radmarathons. Demzufolge brauchen Menschen dieser »Bau- und Atmungsart« natürlich auch mehr Kohlenhydrate als andere: zum Frühstück eine große Portion Cornflakes, mittags einen Teller randvoll mit Pasta, abends drei Suppenkellen von Omas heiß geliebtem Bohnengemüse.

Im Beruf zeichnen sie sich durch Sorgfalt, Konsequenz und Zuverlässigkeit aus. Anders als bei den VLF-Geprägten mit ihrem »Ziel-um-jeden-Preis-Erreichen« geht es bei den 0,1-Hertzern um den Weg zum Ziel.

Gibt es einen Zusammenhang zwischen den einzelnen Typologien und etwaigen Erfolgsprognosen? Wohl kaum! Jeder Mensch ist, was er ist. Allerdings kann es dienlich sein zu wissen, wer man eigentlich ist, wie man eigentlich angelegt ist, um sich selbst dann auch zu verwirklichen. Nehmen wir ein Beispiel. Jemand hat einen ausgeprägten 0,1-Hertz-Bereich bei gleichzeitig geringem *High-Frequency*-Anteil, also wenig Parasympathikus und daher wenig Erholungspotenzial, und schwacher VLF, also wenig muskuläre Reserven. Für diesen Menschen ist es gut zu wissen: Sie oder er gehört zu einer Spezies, die erst gegen Ende der Berufslaufbahn zur Höchstform gelangt. Andererseits sollte Mitarbeitern, Führungskräften, ja auch Müttern eines ganz klar sein: Die Kombination aus besonders hoher Leistungsbereitschaft, geringem Erholungspotenzial und wenig Reserven bringt ein erhöhtes Burn-out-Risiko mit sich.

Mischtypen

Natürlich gibt es zahlreiche interessante »Mischtypen«, etwa die Kombination aus VLF- und *High-Frequency*-Typen mit ausgeprägter Veränderungsbereitschaft und Begeisterungsfähigkeit, um nur eine zu nennen.

Wer genau wissen will,
- welchem (Misch-)typ sie oder er zugehörig ist,
- welche Nahrung – auch abhängig vom aktuellen Gesundheits- und Leistungszustand – die geeigneteste ist,

- welche Sportarten in welcher Intensität und Dauer am meisten bringen,
- wie es um die eigene Persönlichkeitsstruktur bestellt ist,
- welche inneren Antriebskräfte existieren,

kann dies anhand einer HRV-Messung erfahren und damit zu einem ganzheitlichen Körperbild gelangen.

Während das Innenleben Davids, der wohl weltberühmtesten Skulptur der Kunstgeschichte, auf ewig im Dunkeln bleibt, können Sie sich eindrucksvolle Innenansichten verschaffen und sich endlich … durchschauen. Das wird Ihnen die Augen über Sie öffnen. Damit entdecken Sie, was in Ihnen steckt. Verborgene Talente treten ans Licht. Überraschungen? Vorprogrammiert!

»Wer ein Warum zum Leben hat, erträgt fast jedes Wie«

»Guck mal, der kann winken!«

»Absolutely adorable!«

»3 000 Stück hat der Amerikaner für Weihnachten in die USA bestellt!«

Und sie hat ihn geschaffen, den Knuddelbären mit dem Knopf im Ohr. Die gelähmte Margarete Steiff (1847–1909), immer an einen Stuhl gefesselt, konnte lediglich ihre linke Hand bewegen. Trotzdem wurde sie zu einer der berühmtesten Fabrikantinnen Deutschlands. In ihrem schwäbischen Dorf galt sie als trotziger »Krüppel«. »Das kannst Du nicht« oder »Das geht nicht« akzeptierte sie nicht. Sie schien mit ihrem Schicksal nicht zu hadern, sondern setzte sich eigene Ziele und gegen unzählige Vorurteile durch. Der deutsche Spielfilm »Margarete Steiff« (2005)* stellte den Lebenswillen dieser bewundernswerten Frau in den Vordergrund. Beharrlich arbeitete sie an der Verwirklichung ihrer Wünsche. Angefangen mit Schulunterricht – für einen »Krüppel«, wie sie abschätzig genannt wurde, im 19. Jahrhundert nicht gerade »normal« –, schaffte sie es bis hin zur Fabrikbesitzerin mit mehreren Hundert Angestellten.

Als sie eine Nähmaschine bekam, war sie von der neuen Technik begeistert. Doch fürs Nähen, für jede »normale« Frau kinderleicht, hätte sie ihre rechte Hand gebraucht. Nach einigem Grübeln näht sie schließ-

---

* Regisseur Xaver Schwarzenberger.

lich andersherum. Mit ihren Näherinnen fertigte sie viele unterschiedliche Tiere als Kinderspielzeug – und das im 19. Jahrhundert, in dem Kinder eher wie kleine Soldaten Befehle ihrer Eltern auszuführen hatten. Falls nicht, gab es Prügel. In diese streng autoritäre Atmosphäre platzte Margarete mit ihrem Motto: »Für die Kinder ist nur das Beste gut genug.« Von morgens bis abends beschäftigte sie sich mit ihrer Stofftierfabrikation, mit dem Erhalt der Arbeitsplätze ihrer Angestellten, mit ihren Lebenszielen.

»Wer ein Warum zum Leben hat, erträgt fast jedes Wie«: Dieser geniale Satz des weltberühmten Philosophen Friedrich Nietzsche (1844–1900) umschreibt dieses Margarete-Steiff-Phänomen. Er veranschaulicht, wie wichtig es für jeden Einzelnen ist, etwas Sinnvolles aus seinem Leben zu machen, egal, was das Schicksal vorgesehen hatte. Auch Nietzsches Ausspruch ist in dem Licht zu sehen, dass er an Ruhr erkrankt war und zeit seines Lebens unter furchtbaren Verdauungsproblemen sowie Migräne gelitten hatte. Schwer in Mitleidenschaft gezogen, war er wahrlich kein glücklicher Mensch. Mit dieser seiner Lebensdevise tankte er Energie. Indem er sich immer mehr in seine philosophischen Arbeiten vertiefte, fand er die Kraft, um sich gegen seine Krankheiten zu stemmen. Letztendlich ging es ihm um eine Transzendenz des Gesundseins, um das Streben nach seelischer Erfüllung: Wenn ich einen Grund habe zu leben, dann sind meine Chancen, gesund zu sein viel, viel größer.

Für sich einen solchen Lebenssinn zu finden: Wie funktioniert das konkret? Der Mensch wird zum Menschen durch die Sache, die er zu seiner eigenen macht, und zwar durch Identifikation, Neugierde und totale Hinwendung zu einer bestimmten Sache. Stichwort Revolution! Das Aufbegehren ist etwas, was tief in uns steckt. Denken Sie an Pubertät, dieses Emporheben, dieses Empören. Das ist eine Zeit, in der man sehr leistungsfähig und kreativ ist. Man stellt alles infrage, sucht nach etwas und spürt sich förmlich.

Der Antrieb, der den Menschen gottgleich macht, ist das Schöpferische, etwas gestalten zu können, egal, was es ist. Das kann eine zarte Zierleiste sein, die der Zimmermann an einem Kasten anbringt. Es kann die Endsumme auf einer Excel-Tabelle sein, die die Buchhalterin rot umkreist hat, damit man sie sofort sieht. Es geht nicht darum, etwas qualitativ Hochstehendes zu schaffen, sondern darum, Sinn zu finden in jeder Lebenslage – heutzutage mit dem Überangebot an Konsumgütern kein leichtes Ansinnen. Die quälende Frage steht im Raum: Was ergibt überhaupt noch Sinn? Durch mangelnde Antworten kommt es zuweilen sogar zur sogenannten *MidlifeCrisis*.

Maslow'sche Bedürfnishierarchie

Die Steinzeitmenschen überlebten nur, wenn sie auf Nahrungssuche gingen. Männer jagten Tiere, Frauen bereiteten die Nahrung zu. Im Winter musste man darauf achten, die Vorräte essbar zu halten. Man musste mit tausend Dingen fertigwerden: Wind und Wetter, Hitze und Kälte, Krankheiten, Bedrohungen und Angriffe von außen. Alles das beeinflusste die Menschen massiv. Kein Steinzeitmensch wäre beim Jagen, Schlachten und Fellabziehen wohl jemals auf die Idee gekommen, über den Sinn seines Lebens nachzudenken. Jeder Tag wartete mit zig Herausforderungen auf ihn, denen er sich zu stellen hatte. Der Sinn ihres Lebens bestand im täglichen Kampf ums Überleben.

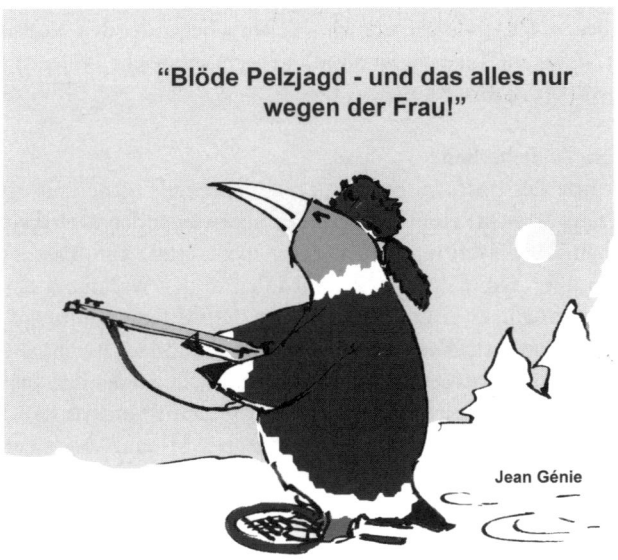

Abbildung 39: Zuerst kommt das Fressen, dann die Moral

Zurück in die Jetztzeit. Da ist nichts mehr mit Jagen und Bäumeklettern, um zu überleben. Abraham Maslow (1908–1970), Begründer der humanistischen Psychologie, teilte die Motivationen für das menschliche Überleben zu seiner Zeit in fünf hierarchisch aufgebaute Abschnitte: Grundbedürfnisse, materielle Sicherheit, soziale Bedürfnisse, soziale Anerkennung und Selbstverwirklichung. Sie verdeutlichen, welche Schritte wir gehen sollten, um letztendlich unseren Lebenssinn zu finden.

1. Grundbedürfnisse

Die erste Stufe und das Fundament der»Maslow'schen Bedürfnishierarchie« sind die wichtigsten Grundbedürfnisse des Menschen: Essen, Trinken. Ohne das funktionieren unsere Körper nicht. Doch dafür muss keiner mehr in den Wald gehen, ein Tier erschießen, es nach Hause zerren und Wasser schleppen, um es über dem Feuer zu kochen. Alles ist bereits in Portionen abgepackt, eingewickelt und zur Schau gestellt. Die Supermärkte bieten Nahrungsmittel im Überfluss und in den unterschiedlichsten Varianten an. Um seine Grundbedürfnisse zu befriedigen, muss man nur eines: einkaufen. Keine außerordentlich sinnhafte Betätigung, oder? Und doch gibt es nicht wenige Menschen, bei denen Einkaufen zu einer Ersatzbefriedigung wird. Sie wissen, sie sind unglücklich. Sie ahnen, dass ihnen irgendetwas fehlt. Aber sie fragen sich nicht, was das sein könnte. Sie suchen nicht, sondern wählen das Naheliegende: den Konsum. Da dieser Kaufzwang für eine Sinnfindung nicht ausreicht, steigern sie sich immer stärker in ihre Kaufsucht hinein.

2. Materielle Sicherheit

Die 2. Stufe der Bedürfnispyramide, die materielle Sicherheit, ist ebenfalls bereits erreicht, zumindest bei der überwiegenden Mehrheit in der westlichen Welt. Man muss auch dafür nichts mehr tun. Fast jeder hat ein Dach über dem Kopf, passende Möbel in der Wohnung, ein flottes Auto, viele sogar zwei und oft noch ein schneidiges Motorrad. Nicht wenige können sich einen Urlaub leisten. Mallorca? Reicht oft nicht. Abenteuerurlaube stehen hoch im Kurs. Man will wieder den Urkitzel in sich spüren. Man spielt Überleben. Die Tourismusindustrie hat das eingehend analysiert und erfolgreich umgesetzt. So ein Abenteuerurlaub basiert absichtlich auf höchst primitiven Bedingungen wie Strudelfahrten auf dem Amazonas oder Lagerfeuer im Grand Canyon und ist, klarer Fall, teuer. Doch alles sind nur Momentaufnahmen im Leben, nichts Dauerhaftes, was zur Sinnfindung beitragen könnte.

In der heutigen Zeit gibt es diese zermürbende Mischung aus »Ich weiß nicht, wo mir der Kopf steht!«, »Ich komm nicht zurecht mit dem, was ich zu tun habe im Job, in der Beziehung, bei den Kindern« etc. Da ist zum einen das schlechte Gewissen, zum anderen das quälende »Wozu, was habe ich jetzt davon?« Vor allem nicht gerade wenige Jugendlichen wissen, dass sie ihre Eltern nicht mehr übertrumpfen können. Die Eltern und Großeltern hatten klare Ziele: zum Wiederaufbau beizutragen, den Wirtschaftsboom zu nutzen und Güter anzuschaffen: Auto, Wohnwagen, Ferienhaus. Ziele *en masse* mit einem hohen Maß an Befriedigungen. Doch viele Jugendliche finden dort keine Identifikation mehr. Sie haben ja schon alles. Ihnen fehlt der Antrieb, die Genugtuung, den Altvorderen etwas zu beweisen.

Ähnlich ist es mit der Problematik bei den Firmennachfolgern. Natürlich werden Nachfolger an ihren Erfolgen gemessen. Allerdings lassen sich auch diese mit Blick auf ihre Eltern nicht mehr toppen. Wofür oder wogegen lohnt es sich überhaupt noch zu kämpfen? Mittlerweile weiß jeder nur zu gut, dass wir alle Marionetten sind, dass wir von einem riesigen Geflecht von Lobbyisten gesteuert werden, dass wir wahrscheinlich Zeitzeugen werden von Finanz- und Klimakatastrophen. Was bleibt, ist eine riesige Leere.

3. Soziale Bedürfnisse

Die soziale Interaktion ist etwas ganz Wesentliches auf dem Wege der Sinnfindung. Zu den soziale Bedürfnissen gehören Liebe und Freundschaften. Gerade Jugendliche beeindrucken durch ein aufrichtiges Miteinander. Selbst ihr Paarungsverhalten ist anders als in den 60er- und 70er-Jahren des letzten Jahrhunderts. Sie wählen nicht mehr »wild« drauflos, sondern sorgfältiger, überlegter, konservativer.

Allerdings höhlt ein Facebook diese Notwendigkeit der Kommunikation und der Freundschaft ungemein aus mit dem Aneinanderreihen unzähliger »friends«, was ja im Deutschen weniger »Freund«, sondern eher »Bekannter« bedeutet. Was bringen mir Sätze wie »Feeling happy an der Nordsee«, »Dining out in Vienna!« oder »Outstanding Concert in Züri!« für mein Seelenleben? Derartige Worthäppchen, ohne spezielle Adressaten ins World Wide Web gesendet, gleichen eher Morsezeichen: »SOS, ich bin hier, wo seid ihr?« Natürlich hoffe ich, jemand liest meinen Satz und bewundert mich, dass ich mich im hohen Norden befinde, in der Praterstadt speise oder weiß, dass Zürich im Schweizer Dialekt Züri heißt. Aber *so what?*

Natürlich ist nicht jedem die Beziehungskunst in die Wiege gelegt worden. Dennoch ist es gar nicht so schwierig: Gemeinsam etwas zu unternehmen, könnte so viel mehr Genugtuung bringen, als zu »facebooken«. Etwa gemeinsam spazieren gehen. Allein schon die Frage: Wer geht mit wem? Ist ja sogar eine Metapher! In welcher Geschwindigkeit geht man gemeinsam? Vor Urzeiten haben wir das Wesentliche gemeinsam gemacht, weil es nur gemeinsam möglich war. Wir sind gemeinsam durch die Wälder gezogen, weil wir unser Essen gesucht haben. Das alles steckt noch in unseren Knochen. Man kann mit simplem Spazierengehen oder Wandern Freundschaften pflegen und festigen. Man tauscht Ideen und

Gedanken aus. Freundschaften und Unterhaltungen wiederum tragen zu einem gesünderen Seelenleben bei.

4. Soziale Anerkennung

Früher erhielt ein Schuster ein Lob, wenn er neue Schuhe angefertigt oder einen Schuh so repariert hatte, dass er wie neu aussah. Diese Anerkennung war ein großartiges Gefühl der Genugtuung und stärkte den Selbstwert. Doch was erzählt die Partnerin oder der Partner heute: »Ich habe diese Woche zig Mails beantwortet und war in x Telefonkonferenzen. Danach hatten wir fünf Meetings, und ich habe sieben Reports geschrieben. Ich habe den ganzen Tag nix Gescheites gemacht!« Darin liegt übrigens auch diese große Angst vor dem Tod mitbegründet: »Ich habe ein schlechtes Gewissen, weil nichts von mir zurückbleibt.« Erschütterndes Fazit: »Ich bin nichts wert.«

Bei der Sinnfindung geht es immer um den Selbstwert. Aber wie bemesse ich den? Die Form der sozialen Anerkennung ist völlig gleichgültig. Sie beginnt mit einem Lächeln, geht über Presseartikel, Dankschreiben von Dr. Wichtig, Glückwünsche vom Bürgermeister zum runden Geburtstag und endet beim großen Bundesverdienstorden. All das heben wir auf und sind stolz drauf, weil uns das ausmacht. »Es war doch nicht umsonst, dass ich auf der Welt war. Die Menschen mögen mich.«

Leider fehlt den meisten diese so notwendige soziale Anerkennung. Gerade in Unternehmen erhalten Mitarbeiter oft keine Wertschätzung. Jeder sehnt sich nach Bestätigung, kaum jemand bekommt sie.

5. Selbstverwirklichung

Das Zauberwort in der Medizin für Selbstverwirklichung heißt »kümmern«, nicht im Sinne von Bedauern, sondern das mitmenschliche, patientenorientierte Versorgen kranker Menschen. Kümmern, *care* und Caritas – alles hat dieselbe Bedeutung: für andere da zu sein. Beispielsweise alte Menschen zu pflegen, könnte für Jugendliche eine Erfüllung werden, weil sie etwas davon haben: Sinnfindung, ihren Selbstwert finden, Selbstverwirklichung.

Natürlich tun sich auch außerhalb der Medizin unzählige Möglichkeiten auf, sich zu kümmern. Beim konservativen Rollenbild kümmern sich Frauen um ein leckeres Essen und bauen sich damit ein gesundes Selbstwertgefühl auf. Männer haben das nicht immer. Dabei ist Kochen eine wahnsinnig schöpferische Tätigkeit. Längst ist die kulinarische Ernährung zu einem zentralen Thema in unserer Gesellschaft geworden. Wenn man das kultiviert, kann man daraus ungeheuer viel Kraft für sich ziehen: zusammen einkaufen, zusammen vorbereiten, zusammen kochen. Beim gemeinsamen Kochen entwickelt sich ein Vertrauen, eine Offenheit. Ich kann in der Küche in einer lockeren Atmosphäre etwas sagen, was ich bei festlich gedecktem Tisch mit Tischkärtchen nie auch nur denken würde: Wie ist das bei dir beim Sex? Früher hat's Spaß gemacht, jetzt tut's nur weh. So etwas formuliert man nicht bedeutungsschwanger, sondern sagt es ganz ungezwungen, eben zum Beispiel *en passant* in der Küche. Das ist artgerecht!

Das Warum kann nur jeder für sich selbst finden

Niemand kann mir Sinn geben. Falsches Leben? Nein, falscher Ansatz. Meinen Lebenssinn muss ich mir schon selbst suchen. Dieses Warum kann nur jede und jeder für sich entdecken. Nicht mal der beste Coach kann es vermitteln. Wer das verspricht, ist, gelinde ausgedrückt, ein Scharlatan. Zielführend ist: Man sollte unbedingt einiges ausprobieren: kreative Hobbies, alles das, was im normalen Alltag zu kurz kommt, etwa Schattenspielfiguren basteln und damit Aufführungen machen, japanische Liebesgedichte analysieren, das Balalaikaspielen erlernen, besondere Fischarten der größten Flüsse der Welt studieren, Spinnenarten fotografieren und ausstellen, Schach oder Bridge spielen. Man kann alles weiterentwickeln. So etwas tut gut. Es wird zu einem Teil von mir.

Das könnte auch der Garten sein, gepaart mit etwas Schöpferischem, Gestalterischem, zum Beispiel mit einer Rosenzucht oder, noch sinnvoller, mit einer Tomatenzucht, die die unterschiedlichen Sorten berücksichtigt. Man kann sich für die heute nicht mehr existierenden Geschmacksrichtungen von Tomaten interessieren und ins Burgenland nach Frauenkirchen zu Erich Stekovics fahren: »Ich habe Theologie studiert und jahrelang in der Diözese als Religionslehrer und Referent für Laientheologen und -theologinnen gearbeitet. Erst mit 35 habe ich meinen Betrieb gegründet und mir meinen Kindheitstraum vom Gärtnern erfüllt.«* Heute hat er die größte Sammlung weltweit mit über 3 000 unterschiedlichen Paradeisern aufgebaut. Sich dort schlau zu machen, etwas von diesem faszinierenden Paradeiserbauer mitzunehmen, ein Thema zu bearbeiten, in dem Bereich zum Experten zu werden und die Früchte der Arbeit im wahrsten Sinne des Wortes zu genießen: Alles das

---

* Stekovics, Erich: »Das Leben von Erich Stekovics«. Online verfügbar unter http://www.stekovics.at/ueber-erich/ (Stand: o. J., Zugriff am 20.08.2015.

schafft Sicherheit, schafft Vertrauen, löst Angst auf. All das bringt Selbstwert. Und dieses Warum ist etwas außerordentlich Heilsames, etwas, was enorm zur eigenen Gesundheit und Gesundung beiträgt.

Sobald wir unsere Grundbedürfnisse im Griff haben, sobald wir uns etwas Höherem zuwenden können, etwas, was nicht das Opium fürs Volk ist, haben wir den Weg zur wirklichen Sinnsuche eingeschlagen. Damit gehen wir in Richtung Vervollkommnung unserer Entwicklungsgeschichte. Haben wir erst unseren Selbstwert gefunden, wissen wir, was das Schöne, das Besondere, das Lebenswerte an unserem Leben ist. Und das kann einem niemand mehr wegnehmen. Eine schicke Villa? Kann jederzeit konfisziert werden. Doch auf die seelische Erfüllung haben weder eine Bank noch ein Diktator Zugriff. Mein eigenes, persönliches, individuelles Warum trägt mich durch mein Leben … ohne Angst bis zum letzten Atemzug.

Schwung, Schwingung, Resonanz, Kohärenz

»Eat, Pray, Love« – »Iss, bete, liebe«: Bestseller-Buch, Blockbuster-Verfilmung. Doch was verbirgt sich inhaltlich hinter dem nicht gerade aufregenden Titel? Das autobiografische Buch von Elizabeth Gilbert (1969) kommt dazu noch mit dem prägnant kurzen deutschen Untertitel daher: *oder* [!] *Eine Frau auf der Suche nach allem quer durch Italien, Indien und Indonesien.* Elizabeth, überzeugend vertreten durch Julia Roberts, scheitert in ihrer Ehe, fühlt sich einsam, sinnentleert und zieht kurz entschlossen in die Welt. Schwung, Dynamik und Lebensfreude erwarten sie auf ihrem ersten Stopp.

In der Ewigen Stadt laufen alle erhofften und heiß geliebten Klischees vor den Augen des Kinobesuchers ab: Dolcefarniente, fröhliches Nichtstun, Spaghetti- und Pizza-Essen und naturalmente: grande Amore. Bella Italia umarmt Elizabeth mit gut gelaunten, lebenslustigen, Rotwein trinkenden, italienischen *Amici.* Doch bald reicht das Elizabeth nicht mehr. Nachdem sie ihre Grundbedürfnisse Essen, Trinken, Schlafen, Sex befriedigt hat, will sie mehr, strebt nach Höherem.

Mit etwas zu knapp gewordenen Jeans fliegt sie weiter in Richtung des geheimnisumwobenen indischen Subkontinents. In einem Meditationszentrum, auf Indisch »Ashram«, sucht und findet sie in der Gruppendynamik ihr Gleichgewicht wieder, wobei sich das Zusammenspiel der international zusammengewürfelten Sinnsuchenden gewaltig von der zuvor erlebten italienischen Gruppendynamik unterscheidet. Im Ashram besteht diese aus ruuuuuhigem, gemeinsamem, meditativem Gebet und rhythmischem Miteinander-Klatschen.

Bisher hatten wir über die in unseren Körpern vorherrschenden Phänomene von Schwung, Schwingung und Resonanz gesprochen. In Schwung sein, dynamisch leben, *Actio, Reactio*, alles harmoniert bestens. Der Beschwingte lebt aktiv, ist quirlig, arbeitet mit Spaß und schläft supergut wie ein Bär im Winterschlaf. Hingegen derjenige, der sich nicht zum Schlafen, sondern zum Sterben hinlegt, der oszilliert, schwingt nur mehr kaum. Man merkt nicht, ob er noch wach ist oder nicht. Schwingende Menschen lieben das Leben und strahlen es aus. Dadurch kann Resonanz entstehen. Man spürt sie, wenn man mit jemandem auf der gleichen Wellenlänge kommuniziert wie das sympathische Paar in Tschaikowskis »Nussknacker«-Ballett.

Kohärenz

Zur Abrundung einen Blick auf Kohärenz – ein hochinteressantes, bisweilen sogar weltbewegendes Phänomen. Wir erleben es oft an uns selbst oder sehen es bei anderen. Darüber wird sogar täglich in den Nachrichten berichtet. Natürlich redet der Nachrichtensprecher nicht über »Kohärenz«. Er nutzt das Wort, das das Ergebnis einer Kohärenz festhält, etwa: »Die deutschlandweit bekannte Berliner Gullydeckel-Bande führte minutiös organisierte zweiminütige Blitzeinbrüche durch.« Was genau ist nun diese »Kohärenz«?

Der einfach zu erklärende Kohärenz-Begriff bedeutet schlicht das Zusammenhängen. Nehmen wir ein Beispiel aus der Physik. Stellen Sie sich vor, Sie fahren mit einem weißen Motorboot auf dem Gardasee. Neben Ihnen fährt Ihr Freund oder Ihre Freundin in einem anderen, eleganten Motorboot. Beide Boote sind gleich lang und rasen parallel mit exakt derselben Geschwindigkeit über das Gewässer, sagen wir: die an diesem See erlaubte Höchstgeschwindigkeit von 20 Knoten. Sie winken sich lächelnd zu und schauen dann kurz mal nach unten aufs Wasser. Die Wellen, die zwischen Ihren beiden, parallel fahrenden Booten entstehen, finden, wie magisch angezogen, zusammen. Da sie kohärent, also gleichmäßig aufeinanderstoßen, bilden sie eine tolle, riesig große Welle.

Und was haben solche Wellenbildungen mit uns Menschen zu tun? Einiges. Wenn Resonanz nicht nur in einem selbst entsteht, sondern wenn das bei mehreren zur gleichen Zeit passiert, spricht man von Kohärenz. Wenn man etwas gemeinsam macht, entsteht ein sinnvoller

Zusammenhang. Mehrere treffen sich und identifizieren sich mit einer Aufgabe, schwingen im Gleichklang und sind auf ein gemeinsames Ziel ausgerichtet.

Beispielsweise ist dies der Fall, wenn man sich einer Gemeinde anschließt und im Gottesdienst gemeinsam betet, miteinander Gospels singt. Das Gleiche passiert in anderen Kulturen, etwa wenn Elizabeth beim Mantra-Zitieren, beim Klang des Om gemeinsames Vibrieren, ja sogar Energien spürt. Hier geht es um Kohärenz. Da spürt man einen Gleichklang, ein gewisses Grundvertrauen, eine wohltuende Organisiertheit. Wir Menschen schwingen miteinander.

Kohärenz steuert Ressourcen

Im Bedarfsfall steuert diese Kohärenz sogar enorme Ressourcen. Übertragen wir Kohärenz einmal in die Politik: Es gibt eine Übereinstimmung in der politischen Auffassung. Man hat ein ähnliches Weltbild und findet es in einer bestimmten Partei wieder. Junge, vitale, dynamische Charismatiker, etwa wie Che Guevara (1928–1967), mit einer entsprechenden Strahlkraft vereinen Gleichdenkende für ein gemeinsames Ziel. Keine Bange, muss kein Mann sein. Was ging doch von dem einfachen Bauernmädchen Jeanne d'Arc (1412–1431) für eine Ausstrahlung und Kraft aus! Diese Jungfrau von Orléans schaffte es aufgrund ihrer überzeugend dargestellten religiösen Visionen, ganze Truppen hinter sich zu scharen und für Frankreich zum Sieg zu führen.

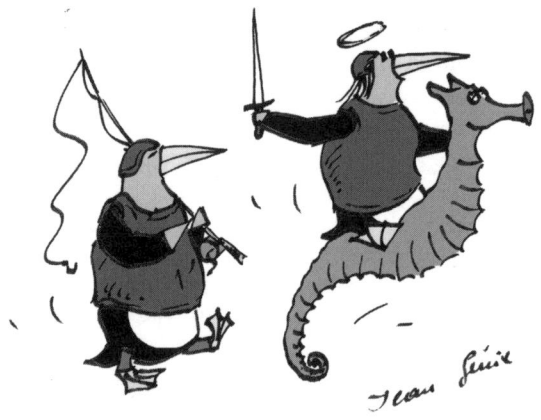

Abbildung 40: Junge, vitale, dynamische Charismatiker schreiben Geschichte

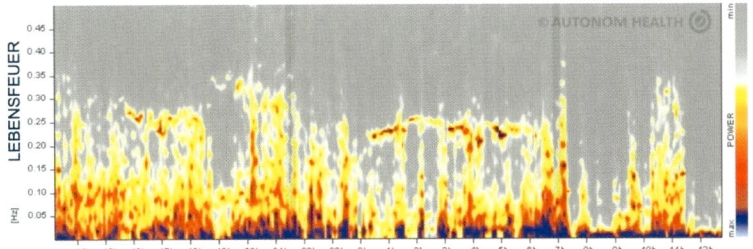

Abbildung 2: Ein makelloses Lebensfeuerbild

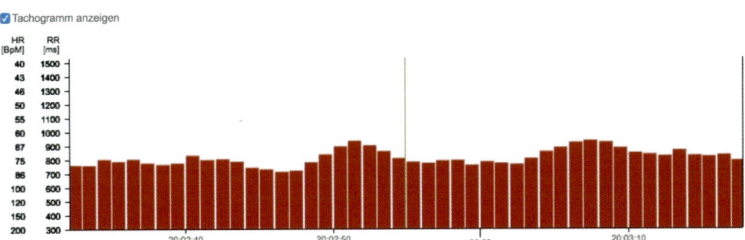

Abbildung 9: Tachogramm

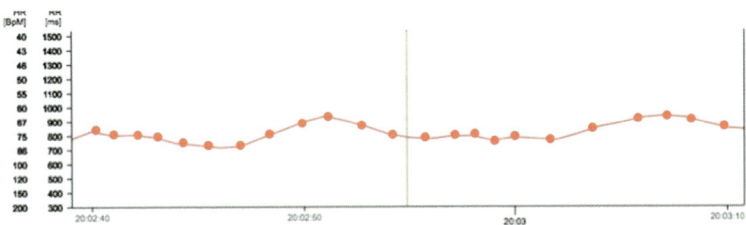

Abbildung 10: Herzrate- bzw. Pulsverlauf über den Zeitraum von 30 Sekunden

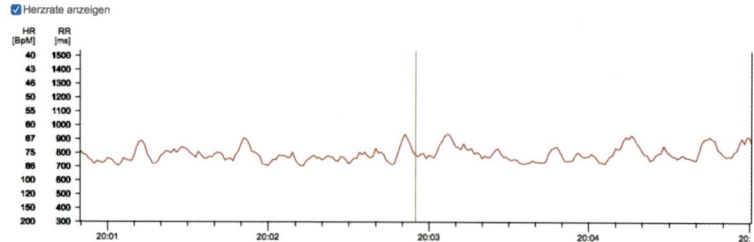

Abbildung 11: Verbundene Messpunkte des Herzratenverlaufs über den Zeitraum von 5 Minuten

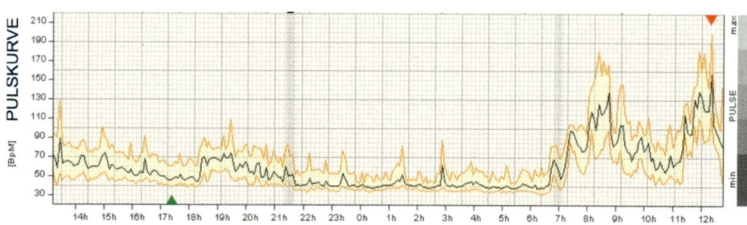

Abbildung 12: Pulskurve während einer 24-Stunden-Messung

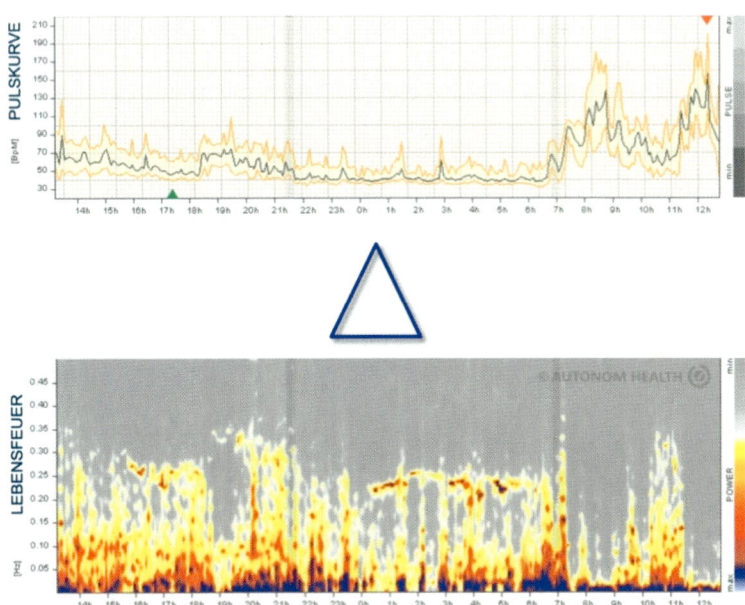

Abbildung 13: Die unterschiedlichen rhythmischen Abläufe der Variabilität der Herz-schlagfolge können in ein Spektrogramm transformiert werden, ähnlich wie das Tages-licht, wenn man es durch ein Prisma scheinen lässt, in seinen Spektralfarben erscheint.

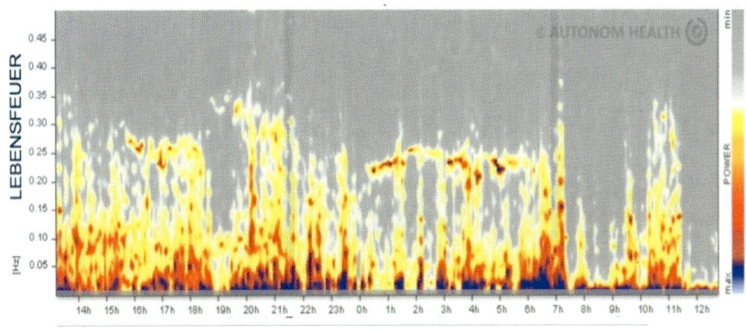

Abbildung 14: Erster Bereich eines HRV-Spektrogramms, Ultra Low Frequency

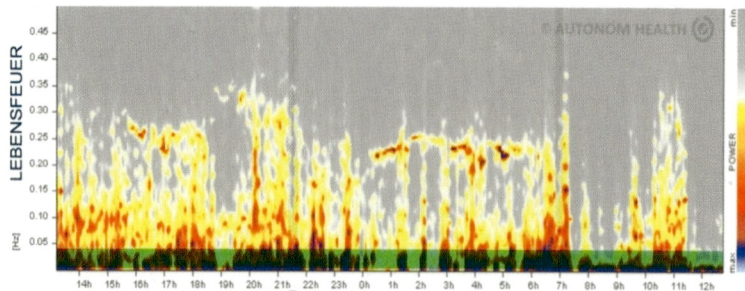

Abbildung 15: Zweiter Bereich eines HRV-Spektrogramms, Very Low Frequency

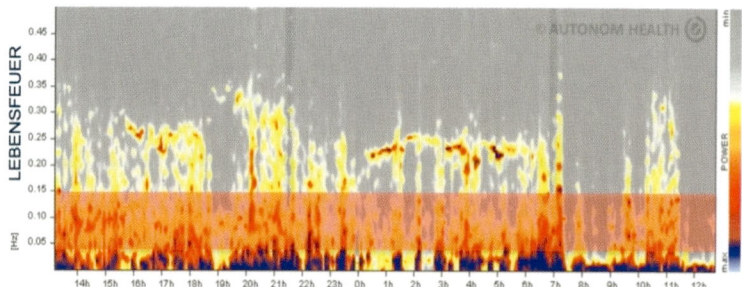

Abbildung 16: Dritter Bereich eines HRV-Spektrogramms, Low Frequency

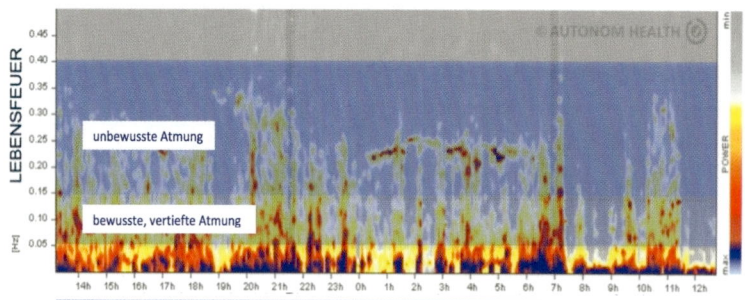

Abbildung 17: Vierter Bereich eines HRV-Spektrogramms, High Frequency

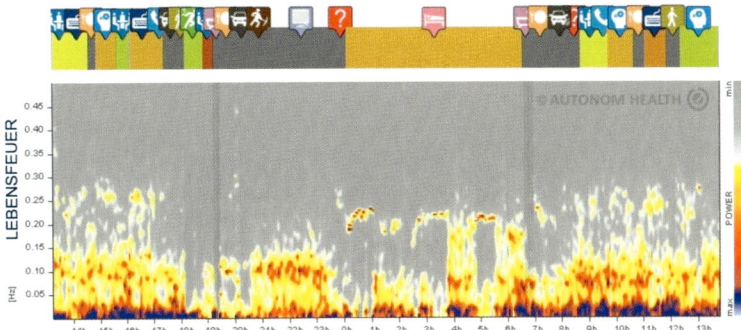

Abbildung 18: Übermüdung, deutliche Respiratorische Sinusarrhythmie nicht nur im Schlaf, sondern auch am Tag

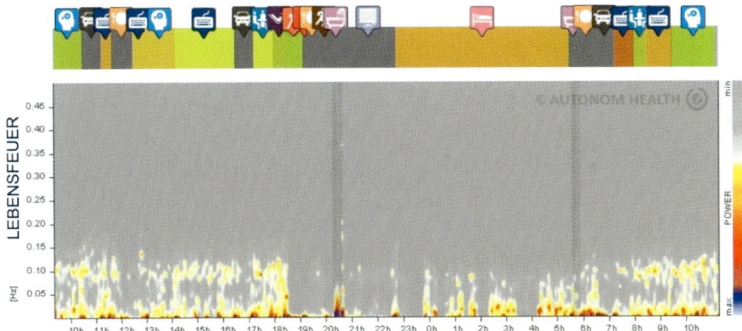

Abbildung 19: Erschöpfung. »Wegbrechen« aller Frequenzbereiche ab 19 h (Essen, TV und Erschöpfungsschlaf)

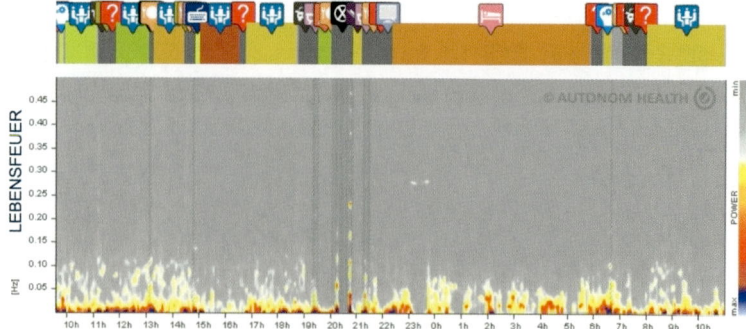

Abbildung 20: Chronischer Stress, High- und Low-Frequency stark reduziert, Durchschnittspuls über 24 Stunden mehr als 80 Schläge pro Minute

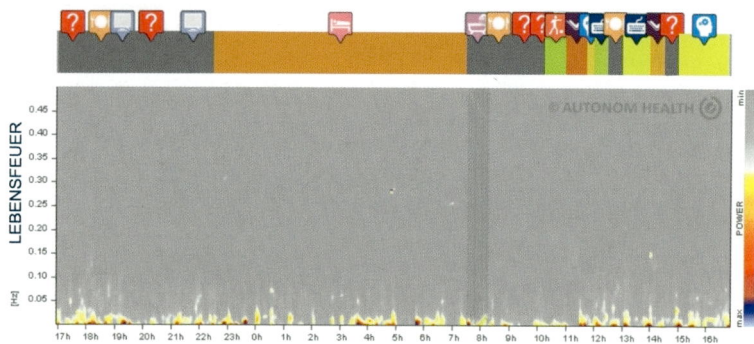

Abbildung 21: Burnout. Es ist nur mehr der Ultra-Low-Frequency Bereich vorhanden. Der Tag-Nacht-Rhythmus ist nicht mehr erkennbar, das Herz schlägt mit durchschnittlich 98 Schlägen pro Minute.

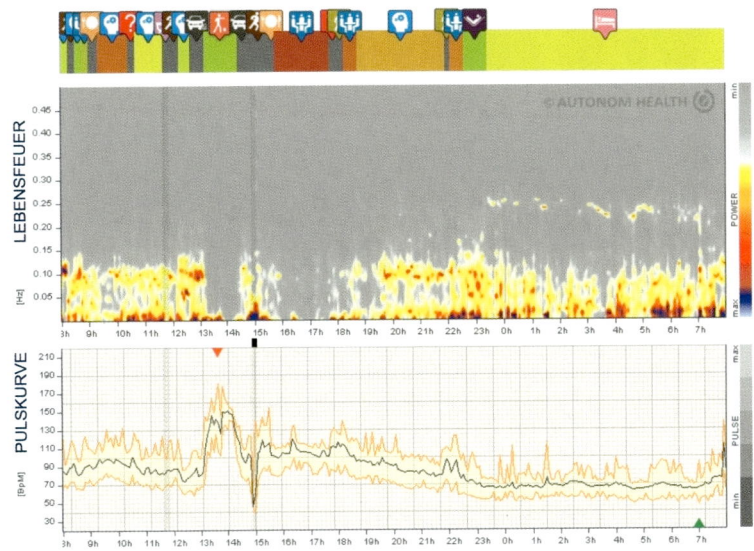

Abbildung 23: Pulskurve und Lebensfeuer eines 28-Jährigen nach 24-Stunden-Messung

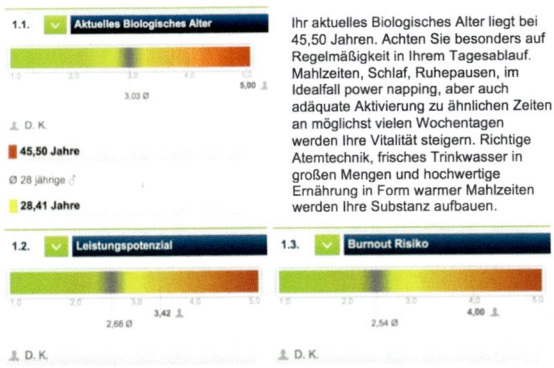

Abbildung 24: Leistungspotenzial und Burn-out-Risiko eines 28-Jährigen bei extensiv betriebenem ungünstigen Sport

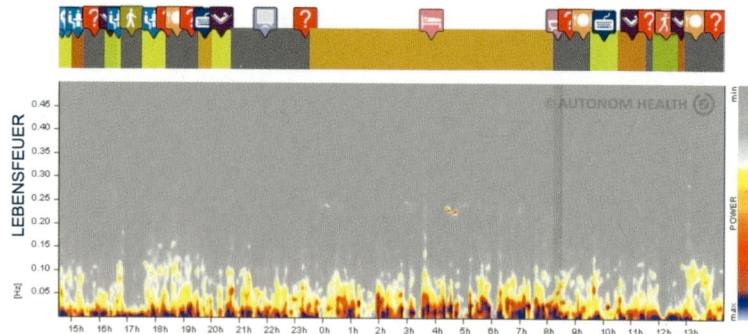

Abbildung 25: Deutliche Dominanz der HRV im Very Low Frequency Bereich

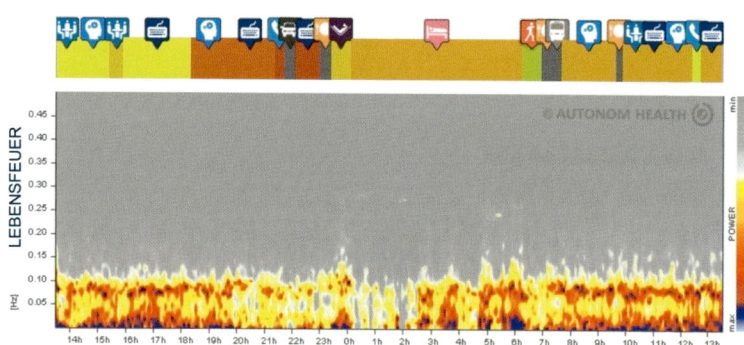

Abbildung 26: Ausgeprägte Detektionen im Low Frequency Bereich

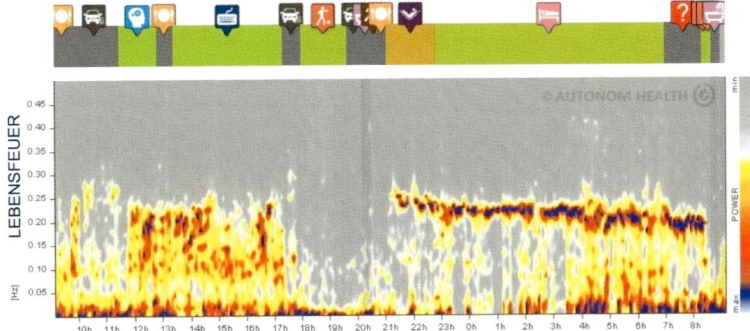

Abbildung 27: Relativ stärkster Bereich der HRV im High Frequency Bereich

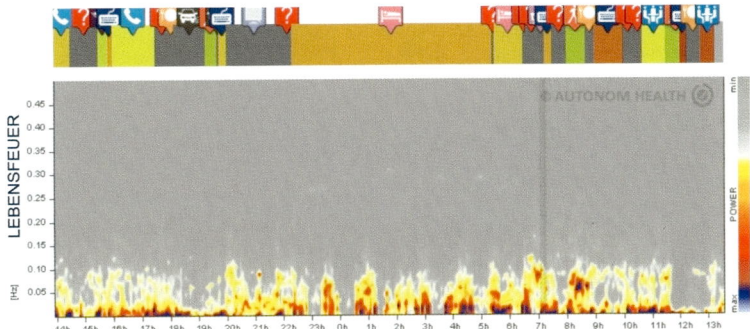

Abbildung 28: »Weggebrochener Parasympathikus« mit abendlichem Erschöpfungszustand und nicht erholsamem Schlaf

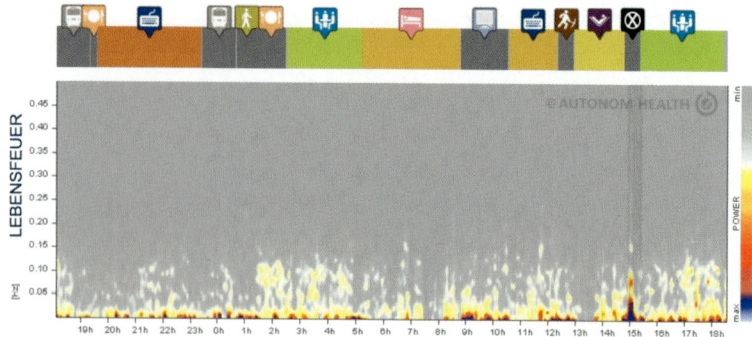

Abbildung 29: 30-jähriger Mann mit übermäßigem Alkohol- und Nikotinkonsum

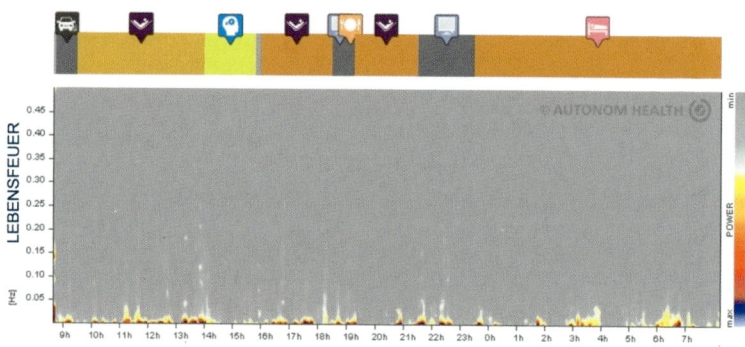

Abbildung 30: Spektrogramm einer 41-jährigen Frau mit schwerer Depression

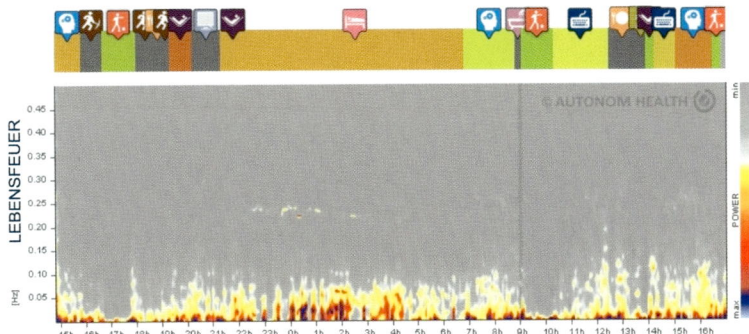

Abbildung 34: Das »Lebensfeuer« des 86-jährigen Künstlers und Regisseurs Daniel Spoerrie mit einem aktuellen biologischen Alter von 56 Jahren

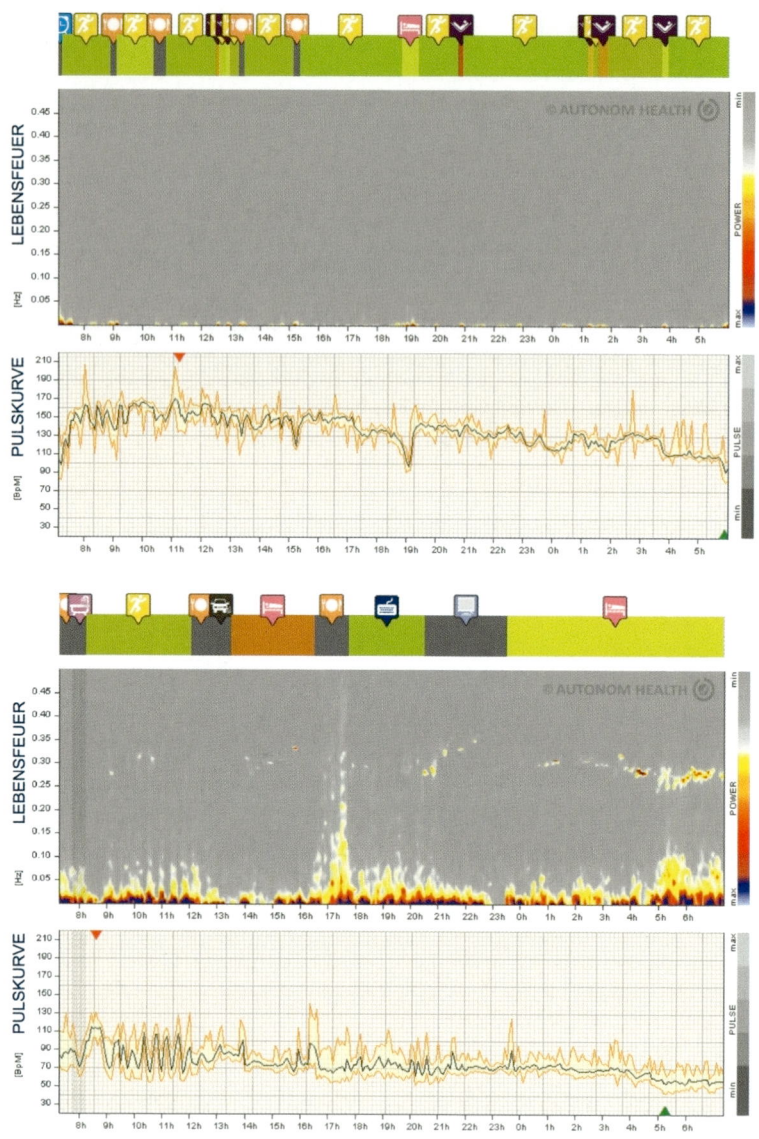

Abbildung 42: Die beiden Messungen im Abstand von zwei Wochen. Bei der zweiten Messung, bei der schon wieder im regenerativen Bereich trainiert wurde, entsprach das biologische Alter mit 49 Jahren bereits wieder dem kalendarischen von 47.

Menschen fühlen sich von solchen Strahlefrauen oder -männern fast hypnotisch angezogen, können mit ihnen mitschwingen und sich ebenbürtig auf sie und ihre Ziele einlassen – im Positiven wie im Negativen.

Kohärenz ist auch der ausschlaggebende Faktor im Gangstermilieu. Die mittlerweile zu fragwürdigem Ruhm gelangte Berliner Gullydeckel-Bande schlug mit Gullydeckeln – deshalb der Name – Schaufenster ein und raubte blitzschnell Läden in gerade mal 120 Sekunden aus. Alles genauestens getimt. Was sagten sie bei ihrer Festnahme? Sie seien Freunde. Jeder könne sich fest auf den anderen verlassen. Und sie hätten immer viel Geld rausgeholt, was keiner alleine geschafft hätte.

Blicken wir wieder auf die erfreulichere Seite der Kohärenz in die Musikszene. Wie wär's mit einer Jazzcombo? Jazzmusiker verbindet, sich von einem ungewöhnlichen Rhythmus angezogen zu fühlen. Scheinbar ungezügelt bearbeitet jeder sein Instrument. Plötzlich improvisiert einer ab einer gewissen Stelle. Das Erstaunliche: Jeder weiß, wann er dran ist und wieder aufhören muss. Warum? Blindes Vertrauen, wortloses Verstehen. Eines der besten Kohärenz-Beispiele aus der Jazz-Szene ist die Kultfigur Louis Armstrong und seine Band. Schauen Sie sich doch einfach mal auf YouTube eines seiner Konzerte in Italien an. Dort erklärte er nämlich musikalisch, wie Jazzmusik in einer Band entsteht: »Now you Have Jazz!«* Mal solo, mal zusammen, alles improvisiert und doch ständig in *Swinging Harmony*. Auch unter den Zuhörern entsteht Kohärenz. Alles wippt im Takt mit und blickt aus der Kneipe hinaus in den sonnigen Herbsthimmel.

Schwarmintelligenz

Dort formieren sich gerade die Zugvögel. Zeit, um sich in wärmere Gefilde aufzumachen. Haben Sie sich nicht auch schon mal gewundert, wie diese in einer ästhetisch anmutenden Formation zielsicher in Richtung Süden fliegen? Noch immer weiß man nicht genau, wie Vogelschwärme funktionieren. Bestimmt nicht mit einem Leitvogel, der aus der zweiten Reihe von einem GPS-Leser Bescheid kriegt: »Hey, Sepp, 10 km geradeaus und dann an der kleinen Oase nach links schwenken.« Da läuft eine instantane Kommunikation ab. Diese kann nur deshalb entstehen, weil die Tiere Systeme in sich haben, die gemeinsam schwingen.

---

* YouTube.de: »Now you have Jazz«. Online verfügbar unter https://www.youtube.com/watch?v=tPP4jrarsYU (Stand: o. J., Zugriff am 10.07.16).

Wenn der Starenschwarm nun über Weinberge fliegt und sich dort zum Fressen niederlässt, beabsichtigt er garantiert nicht zu zerstören. Er ist keine Gullybande, die ihr Handeln zerstörerisch gegen andere richtet. Gibt es so was überhaupt in der Natur? Wohl kaum! Im Falle der Stare ist es einfach nur ihr Körper, der vom langen Flug hungrig geworden ist. Gemeinsam nach Süden fliegen, gemeinsam ausruhen, zusammen fressen: Das ist Ausdruck einer positiven Schwarmintelligenz.

Diese findet sich auch bei uns Menschen wieder. Eingebettet in ein physikalisches, spirituelles oder gesellschaftspolitisches Konzept hat sie eine hohe Gewichtigkeit und funktioniert einwandfrei.

Kohärenz kann in der Tat enorme Ressourcen steuern. Tatsache ist auch: Ohne Kohärenz würde auf unserem Planeten nicht viel los sein. Gemeinsam erreichen wir wesentlich mehr, als wenn wir alleine vor uns hin wurschteln. Immer und immer wieder hat sich bewiesen: Drei Leute können keine Rialto-Brücke in Venedig errichten, keine St. Paul's Cathedral in London erbauen und schon gar kein sensationelles Fußballweltmeisterschaftsspiel abliefern.

Unser Körper ist ein wahres Wunderwerk der Natur. Er schafft im Verborgenen nobelpreisverdächtige Leistungen. Wir müssen ihm nur die Möglichkeit einräumen, gesund, nach seinen Bedürfnissen in Schwung, Schwingung, Resonanz und Kohärenz zu funktionieren. Eben artgerecht!

Von der Leistungs- zur Regenerationsgesellschaft

1535 brutal hingerichtet und genau 400 Jahre später liebevoll als Märtyrer heiliggesprochen: Thomas Morus (1478–1535), Diplomat des Königs Heinrich VIII. (1491–1547). Letzterer war berühmt-berüchtigt, weil er sechs Frauen geehelicht hatte. Dagegen war Hollywoodschauspieler Richard Burton mit seinen nur vier Angetrauten ein Waisenknabe. Der Scheidungswunsch Seiner Majestät wiederum missfiel dem Vatikan. Flugs setzte sich Heinrich als Kirchenoberhaupt seiner anglikanischen Kirche ein und erlaubte sich selbst die Scheidung. Da Sir Thomas Morus ihn dabei nicht unterstützen wollte, ließ der spontane Heinrich ihn kurzerhand als Hochverräter köpfen.

Thomas Morus war zwar gegen Scheidung, aber dennoch ein außerordentlich liberaler Gelehrter seiner Zeit. In seinem 1516 erschienenen

Buch *Utopia* hat er eine ideale Arbeits- und Freizeitwelt entworfen. Da sich seine auserkorenen Zielgruppen in den höheren Gesellschaftsschichten tummelten, schrieb er allerdings auf Latein. Damit man ihm nicht wegen seiner neumodischen Ideen auf die literarischen Finger klopfte, schob er alles auf einen Raphael Hythlodeus, der von seinen Weltreisen berichtete.

Dieser landete auf der fiktiven Insel Utopia, ein Eiland mit über 50 Städten. Dort erkundete er das Leben. Was er mitbekam, war unglaublich. Die Utopisten hatten zum Beispiel eine jede Gewerkschaft in Ekstase versetzende, vorbildhaft geringe Arbeitszeit: ganze sechs Stunden Arbeit pro Tag, davon drei vormittags. Dann nahm man ein gemeinsames Mittagessen ein, gefolgt von – man höre und staune – zwei Stunden Mittagsschläfchen.

Frisch und munter ging's noch mal drei Stunden ans Werk. Zum Abschluss gab es ein gemeinsames Abendessen. Und obwohl oder vielleicht eher gerade weil die Leute nur sechs Stunden arbeiteten, wiesen sie eine hohe Produktivität auf. Die Arbeitsergebnisse genügten für alle. Sie erwirtschafteten sogar einen Überfluss für die utopischen Faulenzer: die reichen Frauen, die nichtsnutzigen Männer arbeitender Frauen, die Großgrundbesitzer, die Priester, ja sogar die Bettler. Es blieb genügend Zeit fürs Vergnügen, fürs Lesen und natürlich fürs Beten oder, wie Raphael es nannte, für die »freie Pflege geistiger Bedürfnisse«.

Dauer-Arbeit, Dauer-Training

Wohlgemerkt, wir reden vom 16. Jahrhundert. Schon damals hat sich ein kluger Mann darüber Gedanken gemacht, wie man sich gescheit regeneriert, um in der Folge enorm viel leisten zu können, sogar Überproduktion. Und was machen wir im 21. Jahrhundert? Malochen, malochen, ja, ja, und ab und zu mal Urlaub. Diese Daueranstrengung, dieser Dauerdruck strahlt in fast jeden Lebensbereich hinein.

Selbst im Sport spricht man heutzutage von »arbeiten«. Man mag es kaum glauben: Seine ursprüngliche Idee war fröhliche Freizeitbeschäftigung. Sogar die Wortwurzel, natürlich lateinisch *deportare*, im Englischen *disport*, enthält noch den eigentlichen Sinn: sich vergnügen. Davon sind wir freilich zuweilen meilenweit entfernt. Arbeit und Sport bilden mitunter schon eine Einheit. Schauspielerinnen propagieren harte Trainingsarbeit, um einen Bikini-Körper zu bekommen. *Action*-Helden erzählen das Gleiche im Interview in Bezug auf ihren gestählten Six-Pack-

Body. Die *Yellow*-Press, Frauen- und Männermagazine werden nicht müde, ihren Leserinnen und Lesern über jeden Schweißtropfen zu berichten – natürlich um den Nachahmungstrieb zu wecken. Beim Leistungssport hat sich diese »Symbiose« längst zu einem stehenden Ausdruck hochstilisiert: »Es ist harte Arbeit im Training, dass es im Spiel später so leicht aussieht.«*

Die Leistungssportler

Wie läuft denn so ein Tag im Leben eines Leistungssportlers ab? Trainieren, trainieren, nichts als trainieren. Das schaukelt sich mehr und mehr hoch. Trainingseinheiten diktieren den Tagesablauf von morgens bis abends. Man könnte auch Tretmühle dazu sagen. Die Folge: Viele beenden ihre Karriere, bevor sie begonnen hat, als Sportinvaliden wegen Trainingsverletzungen. Andere müssen Meisterschaften nach plötzlich auftretenden Verletzungen abbrechen. Eine der Hauptursachen: Erschöpfung, Übermüdung, Kraftlosigkeit wegen zu harten, andauernden Trainings. Ja, natürlich möchte jeder gerne das Siegertreppchen erklimmen. Doch die Kehrseite der Medaille: Für den Körper gibt es kein Pardon. Gnadenlos pusht man den Sympathikus auf »schwindelnde Höhen«. Kein Wunder, dass da die körperlichen Belange aus dem Ruder laufen.

Regenerationssteuerung

Aber es geht auch anders. Wir betreuen Spitzensportler und wissen aus Erfahrung: Mit Mitteln der Leistungsdiagnostik, mit Laktattests usw. kann man so gut wie nichts mehr aus den Sportlerinnen und Sportlern, aus der Mannschaft herausquetschen. Mit der Leistungssteuerung und der Optimierung sind sie schon ziemlich gut. Selbst dem Extrem-Triathleten, der sechs Stunden oder irgendwann mal ganz exzessiv bis acht Stunden am Tag trainiert, bleiben immer noch drei Viertel oder zwei Drittel vom Resttag. In diesem Zeitraum trainiert er nicht. Er leckt seine Wunden und arbeitet daran, diese Trainingsreize bestmöglich zu verkraften. Sein klares Ziel: Superkompensation, also beim nächsten Training

---

* Susanne Fetter, »Alles beginnt im Training. Dragons-Profi Hill. Derby-Sieg war harte Arbeit.« In: Neue Osnabrücker Zeitung v. 3.3.2014. Online verfügbar unter http://www. noz.de/deutschland-welt/artland-dragons/artikel/455768/dragons-profi-hill-derbysieg-war-harte-arbeit (Zugriff am 27.8.2015).

noch mehr Leistung abzurufen. Wenn man sich nun die wörtliche Bedeutung der Superkompensation vergegenwärtigt, nämlich »überschießende Wiederherstellung«, wird klar, dass die Voraussetzung für ihr Erreichen nicht in der Zeit der Belastung, sondern in jener der Regeneration, der Reizverarbeitung, geschaffen wird.

Deshalb steuern wir nicht nur das Training, sondern auch die Regeneration. Unsere Überlegungen richten sich besonders darauf, die Regeneration zu verbessern bzw. zu optimieren. Wir haben Berechnungen aufgestellt, Formeln und Algorithmen entwickelt, mit deren Hilfe man seine Regeneration nutzbringend steuern kann. Unsere HRV-Messergebnisse geben uns recht: Die richtige Regenerationssteuerung verbessert die Leistungsfähigkeit ungemein.

Das ist natürlich nicht nur im Sport ein Thema, sondern generell in unserer Gesellschaft. Im Zuge des sogenannten 24/7-»Bereitschaftsdiensts« – also der 24 Stunden am Tag, 7 Tage die Woche dauernden – Um-die-Uhr-Erreichbarkeit darf der Vagus, der beste Freund des Parasympathikus, nicht mehr agieren. Er bricht förmlich weg. Der Grund: Das System hat sich entsprechend auf Dauerleistung programmiert. Da gibt es keine Zeit für Wiederherstellung, das System bleibt anhaltend auf Fluchtmodus geschaltet. Der dabei geforderte Leistungsnerv Sympathikus ist zwar stark, aber seine Kraft ist nicht unerschöpflich. Auch er wird ganz allmählich, aber sicher ausgelaugt. Er wird schwächer und schwächer.

Aus den Kulissen treten die Alliierten des Antagonisten auf die Bühne, die Schlaflosigkeit, die Nervosität, Depressionen. Am Ende erscheint er selbst, der gefürchtete Widersacher, der Antagonist Burn-out. Darum müssen viele heute wieder das Schlafen trainieren, Kurse belegen, um wieder zu lernen, wie man sich entspannen könnte, oder zur Massage gehen oder die Entspannungsmethode Shiatsu anwenden oder sich akkupunktieren lassen oder … Andere wiederum fahren in Wellnessurlaub. Dort tun sie dann so unsinnige Dinge wie Leistungssport. Sie spielen zwei Stunden Squash, bis ihre Zunge am Boden hängt. Sie möchten sich endlich mal wieder spüren, mal wieder herunterkommen. Mal so zwischendurch. Aber was sagt der Körper dazu? Nach Wochen Dauerstress geht's jetzt offensichtlich ums nackte Überleben. Die letzten Kräfte werden mobilisiert, und am Ende steht die totale Erschöpfung. Das kontrollierte, genussvolle »Runterfahren« des Systems gelingt dann nämlich nicht mehr, weil unser System kampfbereit bleibt bis zum bitteren Ende. Denn in der Entspannung kann man weder kämpfen noch flüchten.

Doch genau dieses Herunterkommen kann man mit kleinen Einheiten trainieren. Dabei lässt man das endlich zu, was eine Regeneration eigentlich ausmacht: das Entspannen nach Anspannung, das Aktivieren vom Vagus über die Atmung. Gesundes Anspannen und gesundes Entspannen gehören zu den Bauplan-Vorgaben unseres Körpers. Und es funktioniert – garantiert. Nein, das ist keine Behauptung, sondern kann jederzeit mit einer einfachen HRV-Messung bewiesen und dokumentiert werden. Durch diese HRV-Messungen lassen sich sogar noch die drängenden Fragen beantworten wie: »Kann ich überhaupt noch? Wie viel kann ich noch? In welchen Abständen kann ich noch? Zu welcher Zeit, wie lange und, vor allem, in welcher Qualität kann ich noch?« Nach allen Antworten darauf kann man gemeinsam überlegen, was zu tun ist, dass man effektiver regeneriert.

Wer richtig regeneriert, wer seine Regeneration verbessert oder optimiert, leistet qualitativ durchgehend gleich viel oder sogar weit mehr. Sie werden sehen, dieser artgerechte Lösungsansatz wirkt Wunder.

Alles schön und gut, aber wie baue ich sie in meinen Tagesablauf ein und vor allem in meinen Arbeitstag?

Höchstleister und Mittagsschläfchen

Dazu eine kleine Anekdote: Ein einsam gelegenes Kloster, umgeben von grünen Wiesen mit bunten Blumen, summenden Bienen und sangesfreudigen Vögeln, bietet Geschäftsleuten mit Burn-out gegen gutes Geld zwölf Wochen Regeneration. Das Abschiedsgespräch zwischen dem Abt und dem braun gebrannten, wieder vor Kraft strotzenden Bankdirektor steht an. Der Abt erkundigt sich interessiert: »Wie ich sehe, sind Sie wieder voll auf dem Damm. Welcher war denn für Sie der effektivste unserer vielseitigen Stress-Abbaukurse?«

Der Bankdirektor überlegt nicht lang: »Lieber Herr Prälat, weniger ein Kurs als vielmehr das Mittagsschläfchen.«

Also empfiehlt der weise Abt: »Das werden Sie jetzt weiterführen!«

Entsetzt ruft der Bankdirektor aus: »Wie stellen Sie sich das vor?«

Der Abt: »Haben Sie eine Sekretärin?«

»Ja, sogar drei.«

»Wann war der Mittagsschlaf bei uns?«

»Um 13.00 Uhr.«

»Dann«, so der Abt, »sagen Sie Ihrer Lieblingssekretärin, Sie möchten von 13.00 bis 13.20 Uhr nicht gestört werden, es sei denn, die Börse drohe sofort abzustürzen.«

»Ja, aber ...«, stottert der Bankdirektor, »wie soll ich ihr denn das erklären?«

»Ganz einfach«, erwidert der Abt. »Sie wollen nicht gestört werden, weil Sie in der Zeit die Bank retten!«

Wochen später kommt es zufällig zu einem Telefonkontakt zwischen der Sekretärin und dem Abt. Clever nutzt sie die Gelegenheit: »Ich hätte eine Frage. Seit der Herr Direktor wieder aus Ihrem Kloster zurück ist, sperrt er sich jeden Tag 20 Minuten ein. Ich würde schrecklich gerne wissen, was er da tut!«

Der Abt fragt zurück: »Was sagt er denn?«

»Er sagt, er rette die Bank.«

Darauf erwidert der Abt: »Genau das tut er.«

High Performer sollten tatsächlich jeden Tag ein kurzes Mittagsschläfchen halten. Die Allererfolgreichsten machen das. Sie investieren in ihre Regeneration. Und das funktioniert ausgezeichnet. Sie spüren nämlich, dass sie damit viel leistungsfähiger sind.

Welche verheerenden Konsequenzen zu wenig Schlaf bzw. mangelnde Regeneration haben können, zeigen kurze Schlaglichter auf Katastrophen: der »Störfall« im Atomreaktor *Three Mile Island* in den USA, der Unfall im Atomreaktor Tschernobyl, der *Challenger*-Absturz, um nur einige wenige von leider vielen zu nennen. Sie alle wurden erwiesenermaßen durch Fehlentscheidungen wegen völliger Übermüdung der Projektarbeiter verursacht. Nach diesen Erkenntnissen hat zum Beispiel die NASA einen verpflichtenden Mittagsschlaf eingeführt. Das überraschende Ergebnis: Die Leistungsfähigkeit war am Nachmittag um 30 Prozent höher, die Entscheidungsqualität um 50 Prozent.

Deshalb sollte sich jede Höchstleisterin, jeder Höchstleister eine kurze Mittagsruhe gönnen, und zwar auf keinen Fall heimlich! Sind Sie zudem noch Führungskraft, sollten Sie Ihre Vorbildfunktion nutzen und laut verkünden: »Ich will kein Wrack werden, kein Tablettenabhängiger oder Alkoholschlucker. Deshalb investiere ich in meine Regeneration. Ich möchte Spaß haben an meinen Leistungen und bei meinem Rentenantritt aufrecht aus dem Unternehmen gehen. Für mich soll es ein Leben nach dem Arbeitsleben geben.«

Wir haben immer die Freiheit zu etwas. Wenn für mich Regeneration zum Thema geworden ist, werde ich Wege finden, um sie irgendwo einzubauen, dass sie für mich stimmt, und wenn es nur kurz zwischendurch ist.

Zigarettenlose Raucherpausen

Die verpönten Raucher haben sich etwas genommen, was eigentlich selbstverständlich sein müsste: Sie legen während der Arbeit öfters Pausen im Hinterhof der Firma ein. Nein, dies ist beileibe kein Plädoyer fürs Rauchen. Ein Plädoyer aber wäre, mehrmals am Arbeitstag fünf Minuten eine »zigarettenlose Raucherpause« einzulegen. Nicht umsonst spricht man allgemein von der Notwendigkeit einer »Atempause«. Dabei wäre man auch nicht allein, könnte miteinander reden und tiefer atmen als am Schreibtisch. Denn da atmet jeder je nach Situation und Aufregung recht flach. Und zur Regenerierung gehört einfach das andere, tiefere Einatmen. Damit erhält die »Atempause« einen ganz anderen, weitaus gesundheitsfördernderen Stellenwert.

Es muss auch keine Zehn-Minuten-Pause im Lustgarten des Unternehmens sein. Regeneration lässt sich mit einem tiiiiiiefen Atemzug am Fenster erreichen. Sobald wir endlich als Advokaten unseres autonomen Nervensystems unterwegs sind, geht es darum, die richtigen Impulse auszulösen: Sich einmal richtig durchzustrecken und dabei bewusst tief einzuatmen, wäre so einer. Er verkündet dem autonomen Nervensystem: Kein Säbelzahntiger hetzt hinter uns her. Alles passt und tut gut.

Leider versagen wir uns solche Impulse immer mehr. Dadurch werden wir immer unproduktiver, brauchen immer mehr Energie, um produktiv zu sein. Wohl dem, der einfach zwischendurch von Zeit zu Zeit auf *Fast Recharge* geht, sich an die Steckdose koppelt, kurz nichts tut, die Leistung runterfährt, kurz Ordnung schafft und damit seine Energie wieder auflädt! Dann geht's viel besser wieder weiter.

Wenn das 16. Jahrhundert die Regenerationsgesellschaft noch als Utopie einstufte, sollten wir ein halbes Jahrtausend später, im 21. Jahrhundert, endlich den Mut aufbringen, sie zu verwirklichen, und von der Leistungs- zur Regenerationsgesellschaft übergehen. Unser Körper wird es uns danken.

DIE SIEBEN SÄULEN
DER GESUNDHEIT

Prolog

Löwin Hilda in freier Wildbahn fängt zum Mittagessen mal eben eine frische Antilope. Dazu muss sie zwar eine Weile hinter diesem geschmeidigen Hornträger bei 60 Stundenkilometern herlaufen. Aber – schwupps – es klappt. Voller Stolz schleppt sie sie zu ihrer Großfamilie und teilt das Frischfleisch mit ihr. Danach genehmigt sie sich am Wasserloch einige tiefe Schlucke, plaudert mit dem Rudel, schmust ein wenig mit ihrem Mann und spielt und scherzt mit ihren Löwenbabys. Anschließend streckt sie sich zum Schlafen auf dem Boden aus.

Eines Tages hört sie einen Lastwagen, denkt sich nicht viel dabei und landet in einem geräumigen deutschen Tierpark. Die sogenannte »Frei«-Anlage ist rund 230 m² groß. Klingt wie eine geräumig Luxuswohnung auf Mallorca? Für eine ausgewachsene Löwin eher wie eine Zweizimmer-Mietwohnung in der 13. Etage. Dafür muss sie sich aber nicht mehr täglich ums Essen für die Familie kümmern. Die hat sie ja zu Hause gelassen. Sie kriegt zur Fütterungszeit täglich ihre 8 kg Fleisch. Frisch geschlachtete Antilopen mit den für sie dort im Magen befindlichen notwendigen Mineralien und Vitaminen stehen eher selten auf dem Speiseplan. Und Bewegung? Na ja, wie man sich halt so als ausgewachsene Raubkatze auf einer 230 m² großen Fläche bewegen kann. Wahr ist: »Joggen« mit 60 km/h ist da nicht drin. Hilda fängt an, sich schrecklich zu langweilen, kaut an den Krallen und träumt von ihrem freien Leben in Afrika. So viel zur artgerechten Tierhaltung in Gefangenschaft.

Bewusste Entscheidung für nicht artgerechte Haltung

Der Clou: Wir Menschen haben uns entweder bewusst für diese nicht artgerechte Zoohaltung entschieden oder sind mehr oder minder da hineingeschlittert: Wohnung, Kinder mit Auto in den Kindergarten oder die Schule bringen, Büro, Schreibtischarbeit, keine Zeit zum Nachdenken, Stress mit dem Chef, kaum Bewegung, höchstens auf der Rolltreppe, Fernsehcouch, Schlafen, im Winter womöglich noch in beheizten Räumen. Kranker Körper, zuweilen auch kranke Seele vorprogrammiert.

Artgerechteres, gesünderes, selbstbestimmtes Leben haben wir leider lange nicht mehr gelebt. Wie muss man sich das eigentlich vorstellen? Können wir das heute überhaupt noch? »*Yes, we can*«, um einen berühmten US-Amerikaner zu zitieren. Ein konzentrierter Blick auf den Bauplan unseres Körpers bringt Soforthilfe. Stellen Sie sich vor, er beruhe auf einer festen Grundstruktur aus sieben Säulen.

Warum Säulen? Warum sieben?

Eine Säule ist und symbolisiert bekanntlich etwas Tragendes, Stützendes. Vielleicht waren Sie schon mal in Urlaub im ägyptischen Luxor? Im Säulengang des Luxor-Tempels ragen auf jeder Seite sieben (!) Säulen fest und unerschütterlich in den Himmel, die ältesten der Welt mehr als ein Jahrtausend noch vor Christus. Sie tragen also schon »ein paar Jährchen« auf ihrer Säulenplatte, dem Abakus. Wind und Wetter, tagsüber 40, nachts zehn Grad, Regen, Wüstensand. Alles das konnte ihnen nichts anhaben – verständlich, denn von einem Götterlogis erwarten die Herrscher des Olymps schon, dass solche Tempel eine Ewigkeit lang halten.

Die vier Was- und die drei Wie-Säulen

Wäre es nicht wünschenswert, dass unsere Gesundheit auch eine Ewigkeit halten würde oder wenigstens unser Leben lang? Kaum jemand scheint sich darüber im Klaren zu sein, dass man das Grundsätzliche selbst dazu beitragen muss. Die »Zutaten« für Gesundheits- und Lebensverlängerung sind auf jeder der sieben symbolischen Säulen vermerkt, also nicht auf den Luxorsäulen. Die vier WAS-Säulen signalisieren, was ich unbedingt tun sollte, um ein artgerechtere, gesündere Lebensweise zu führen, betreffen also also Bewegung, Atmen, Essen und Trinken sowie Schlafen. Auf den anderen drei prangt, WIE ich das am besten bewerkstelligen kann: durch Regelmäßigkeit, Kontakte und Humor.

Bisher gibt es niemanden, der diesen Gesamtsäulenkomplex infrage gestellt hätte, also weder eine weitere Säule hochziehen noch eine abbauen würde. Das Geniale an diesem Sieben-Säulen-Gang: Wenn ich ihn aufmerksam durchlaufe, sind die Erfolgschancen für ein artgerechteres, gesünderes Leben hoch. Andererseits wenn ich mich dauernd austrickse und schlicht einige Säulen im Slalom umgehe, slalomiere ich mich in Richtung Krankheit. Ich selbst habe alles in der Hand, artgerechter zu leben. Klingt lösbar, oder? Apropos: Es ist ungemein leicht, diese sieben Säulen in den Alltag zu integrieren.

Die vier WAS sind allesamt Tätigkeiten, die ich ohnehin unbewusst mein ganzes Leben lang ausübe, schlicht und einfach, weil ich ohne sie gar nicht leben könnte.

Schlafen: Jede und jeder von uns schläft jeden Tags eines Lebens. Selbst in größten Ausnahmesituationen, auf der Flucht oder in schlimmen Nachtdiensten gibt es kaum einen einzigen Tag, an dem wir nicht in 24 Stunden zumindest für Minuten geschlafen hätten.

Wasser trinken und Energie zuführen, also essen: Auch das müssen wir mehr oder weniger permanent. Beobachten Sie mal in Städten, wie viele Möglichkeiten es zur Nahrungsaufnahme gibt und wie viele Menschen unterwegs oder in Lokalen gerade essen!

Bewegen: Dass man ohne jede Bewegung innerhalb weniger Wochen seine gesamte Muskulatur abbaut und dadurch in einen lebensbedrohlichen Zustand gerät, ist vielen nicht bewusst.

Atmen: Selbst als Apnoe- oder Perlentaucher kann man »nur« für wenige Minuten überleben, ohne zu atmen.

Der Clou bei den vier Tätigkeiten: Wir haben jeden Augenblick die Wahl, ob wir eine von ihnen oder zwei zusammen, z. B. Bewegen und Atmen, irgendwie, unbewusst, achtlos ausführen oder so, dass wir echt etwas davon haben. Der Aufwand ist letztlich der gleiche. Das Ergebnis pendelt je nach Qualität zwischen chronischer Krankheit oder völliger Gesundheit.

Im Übrigen stehen die Säulen für Angstfreiheit. Bekanntlich ist Angst sehr hinderlich für Gesundheit. Sie demotiviert und schwächt. Die Rezeptur dieser sieben Säulen artgerecht umgesetzt, fördert hingegen das

Selbstvertrauen, das Selbstbewusstsein, das Selbstwertgefühl und damit die Gesundheit sowie das seelische Wohlbefinden.

Die Kernbotschaft

Das Fundament unserer Gesundheit sind diese sieben Säulen. Das Gesamtpaket macht es aus. Bei der Umsetzung sollte man immer im Kopf behalten: Unser Körper ist ein hochkomplexes System. Also nichts übertreiben! Wer glaubt, er halte sich fit, wenn er wie Bud Spencer in seinen Italo-Western besonders viele Bohnen isst, bewegt sich auf dem Holzweg. Bohnenmassen mögen für den Körper des bärenstarken Bud der Hit sein, dies muss aber nicht auf jeden zutreffen.

Bei der Verwirklichung der Sieben-Säulen-Inhalte geht es auch darum, Pluspunkte zu sammeln! Woher ich weiß, was mir guttut? Ganz einfach: über die Auswertungen der HRV-Messungen. Sie erinnern sich: Da wird der Regisseur nach seiner schonungslosen Meinung gefragt. Dort kann ich mir immer anschauen, ob mir eine Bohnen-Diät schadet und ob für mich eine Stunde Qigong-Bewegungen im Park das Richtige sind.

Die erste Säule: Bewegung bei Tageslicht: Der Weitsprung in die eigene Gesundheit

Ein Bediensteter schleppt das schwer gehbehinderte Kind den Berg hinauf. Oben setzt er es wieder in seinen Rollstuhl. Klaras neues Zuhause nach der eleganten Frankfurter Luxuswohnung ist ab jetzt … die Hütte des Alp-Öhi, ihr karges Nachtlager der Heuboden mit duftendem Heu. Ihre Freundin Heidi kümmert sich rührend um sie, so rührend, dass ihr Freund, der Geißenpeter, vor Eifersucht platzt. Bekanntlich rächt man sich immer am Schwächsten. Also schubst er heimlich Klaras Rollstuhl den Berg hinunter. Aus, Ende, kaputt. Die pingelige Hausdame Fräulein Rottenmaier wäre bei diesem Anblick gewiss in Ohnmacht gesunken. Zum Glück ist sie nicht dabei.

Endlich raus aus ihrem eintönigen Frankfurter Stadtleben, schafft es Klara, in würziger Bergluft mit dem natürlich frischen Essen und durch Heidis ansteckende Lebenslust allmählich im wahrsten Sinne des Wortes wieder auf die Beine zu kommen. Beim Besuch ihres Vaters geht sie ihm langsam entgegen. Überraschung gelungen. Selbst der erfahrene Herr Doktor ist sprachlos. Mit ihrem Jugendroman »Heidi« hat sich die Schweizerin Johanna Spyri (1827–1901) in die Herzen von Kindern auf allen Kontinenten geschrieben und … von Erwachsenen ebenso. Damit wird buchstäblich jedem vor Augen geführt, was Motivation zur Bewegung alles leisten kann. Nämlich Wunder!

Bewegung, ein Medikament ohne Nebenwirkungen

Bewegung ist das, was uns Menschen ausmacht. Sie ist die Säule, die am meisten trägt. Sie schenkt und steigert sofortiges Wohlbefinden. Die dadurch bewirkten Veränderungen sind rasch spür- und sichtbar. Kaum zu glauben, aber Bewegung ist erwiesenermaßen das absolut beste, weil hochwirksamste Medikament. Richtig angewendet, hat es keinerlei Nebenwirkungen. Es lässt sich exakt dosieren, ist, wie die übrigen sechs Säulen, ständig »griffbereit«, und man tut sich damit immer Gutes.

Etwas Entscheidendes: Bewegung heißt nicht nur drei Stunden Muckibude oder eine Stunde nonstop laufen. Es ist mehr als das, nämlich alles, was unseren Bewegungsapparat stimuliert. Erinnern wir uns an das Thema mit den Impulsen: Nicht die Quantität ist ausschlaggebend, sondern den richtigen Impuls zu geben.

Aktiver und passiver Bewegungsapparat

Dazu sollte man wissen: Unser Bewegungsapparat besteht aus einem aktiven und einem passiven Teil. Beide treten laufend miteinander in eine Wechselwirkung. Stellen Sie sich eine Marionette vor. Ihre Glieder werden über Fäden bewegt. Die aktiven, hauptsächlich Muskulatur und Sehnen, führen wie Marionettenfäden die gewünschten Bewegungen aus. Sie bewegen den passiven Teil: Knochen, Gelenke, Bänder.

Übrigens: Kräftige Knochen habe ich nur, wenn ich die Muskulatur stärke. Wodurch? Ganz einfach: indem ich mich bewege.

Wo aber um alles in der Welt fängt Bewegung eigentlich an? Verblüffenderweise dort, wo man es landläufig nicht vermutet: bereits bei der Haltung. Denn auch dafür muss ich Energie aufwenden. Um zu stehen oder richtig zu sitzen, brauche ich einen gewissen Spannungszustand. Der kann, und da sind wir wieder bei den Reizen, zu stark, zu schwach oder genau richtig sein. Logisch, dass dieser Spannungszustand nicht ständig aufrechterhalten werden kann, sondern auch hier bedarf es eines Wechsels. Deswegen ist es ratsam, ständig unterschiedlich zu sitzen und unterschiedliche Haltungen einzunehmen. Sie merken schon: Es klingt nach *Action*.

Die Zwischendurchbewegungen

Nun kann ich diesen Bewegungsapparat auch dafür nutzen, wofür er ursprünglich vorgesehen war, also nicht nur, um mit ihm rumzusitzen, sondern auch, um mich richtig zu bewegen. Sie glauben gar nicht, wie viele Möglichkeiten es den ganzen Tag dafür gibt! Und damit bleibt man ganz schön auf Trab. Auf dem Weg in die Firma steige ich eine Station früher aus der Straßenbahn aus und gehe zu Fuß zu meinem morgendlichen Ziel. Die Empfehlung kommt Ihnen bekannt vor? Die jetzt folgenden vielleicht eher weniger. Im Büro kann ich meinen Sitzmarathon kurz unterbrechen und meinen Nacken gegen die Lehne drücken. Ich kann die Beine ausstrecken, hochheben und mit den Füßen kreisen. Der Freiraum vor dem Schreibtisch erlaubt mir, meine Beine zu beugen und zu strecken – mehrmals hintereinander und mehrmals pro Tag. Das Telefon läutet? Ein hervorragendes Signal, um zwischendurch aufzustehen und beim Telefonieren im Büro auf- und abzugehen. Der Chef lässt zu sich bitten? Warum nicht über das Treppenhaus zu ihm eilen? Es steht gerade niemand auf der Besucherliste? Grandios, ich kann mich zwischendurch gegen die Wand lehnen und drei Wandliegestütze machen. Damit bewege ich die Muskulatur der Arme, der Schultern und der Brust.

Mit anderen Worten: Auch am Arbeitsplatz kann ich ständig Reize ausüben, die mich frisch und lebendig halten, die meine Durchblutung fördern. Diese Reize wirken sich massiv auf die anderen Körperfunktionen aus, auf die Energieproduktion in meinem Organismus. Die Nahrung wird besser verarbeitet, und ich atme ganz anders.

Das schlechte Gewissen nervt

Wichtiger Punkt: Wenn ich mich nicht bewege, wird – wer weiß das nicht? – eine fette Lawine losgetreten: Ein Bewegungsdefizit häuft sich an. Uns hat man eingebläut, sobald das einsetze, müssten wir ein schlechtes Gewissen haben. Schon kriechen sie wie kleine Schlangen aus ihren

Löchern, die Schuldgefühle. Sie fangen an, uns mächtig zuzusetzen. Ein Gedanke jagt den anderen. Sie sind immer gleich: »Ach, du meine Güte, schrecklich! Jetzt habe ich mich den ganzen Tag schon wieder nicht bewegt! Bewegung ist doch so wichtig für meine Figur und noch wegen unzähliger anderer Gründe.« Doch plötzlich durchzuckt uns eine Idee, der Lichtblick, die Rettung. Und schon habe ich wieder Oberwasser. Denn gekonnt, weil oft geübt, schiebe ich die altbekannten, lästigen Selbstvorwürfe beiseite und sage mir erleichtert: »Am Abend, ja, klar, da hole ich alles nach.« Von wegen. Denn erstens kommt es anders und zweitens, als man sich vorgaukelt.

Am Feierabend steckt man meistens gerade noch kraftlos den Schlüssel in die Haustür. Völlig fertig vom Tag, schleppt man sich in die heimischen, eigenen vier Wände. An der Flurwand steht von Geisterhand notiert: »Die Belohnung? Wo ist die Belohnung?« Aber natürlich! Jetzt hat man nur noch eines: Hunger auf Süßes oder auf irgendwas anderes Essbares. Schon lockt der Kühlschrank und lädt zur köstlichen Schokolade oder einer leckeren Wurstsemmel ein. Ebenfalls in Lockstellung: die Glotze im Wohnzimmer. Sie verspricht ein entspannendes Unterhaltungsprogramm. Mit sich völlig einverstanden, sagt man sich auf die Couch plumpsend. »Jetzt schaffe ich nix mehr, außer mich hingebungsvoll dem so hochinteressanten Pantoffelkino zu widmen. Mañana ist auch noch ein Tag!«

Bloß keine Vorsätze

Durchbrechen Sie mal diesen Gewissensbisse-Teufelskreis! Die Erfahrung lehrt: Wer sich tagsüber Impulsen ausgesetzt und sich gespürt hat, bei dem entsteht ein völlig anderes Energieniveau. Er tritt in eine positive Spirale. Das wiederum kann zur Folge haben, dass ich abends nach Hause komme und fest entschlossen verkünde: »Jetzt mach ich noch was Gescheites: Ich schnapp mir meine Laufschuhe und geh vor die Tür.« Ohne Vorsätze, ohne Zielvorgaben, ohne Trainingsplan für einen Halbmarathon. Seien wir doch ehrlich: Es ist immer dieses ewige Spiel zwischen Erwartungshaltung und tatsächlich Erreichtem. Die Enttäuschung ist vorprogrammiert.

Perspektivenwechsel: Wenn ich jeden Augenblick nutze, mich zu bewegen, egal mit welchen Mini-Schritten, komme ich irgendwann einmal in ein anderes Bewegungsschema hinein, meist ohne es zu bemerken. Vielleicht kann ich dann auch Leistung abrufen. Vielleicht kann ich dann auch für den Halbmarathon trainieren. Der Unterschied ist: Ich habe ein völlig anderes Ausgangsniveau. Der Berg, den ich überwinden muss, um ans Ziel zu kommen, ist unmerklich zu einem Hügel geworden.

Schlechtes Wetter?

Der innere Kläffer lässt sich auf viele Arten zum Schweigen bringen. Die, die einen »äußeren« Hund Gassi führen müssen, sind eh gut dran. Denn der Hund ist der bester Personal Trainer. Klaro, nicht jeder ist ein Hundefan. Ein anderer Trick: den Müll rausbringen. Anorak und Gummistiefel anziehen und nach der Müllentsorgung noch mal kurz ums Karree ziehen. Das Nachhausekommen ist ein herrliches Gefühl. Man fühlt sich frisch und pudelwohl.

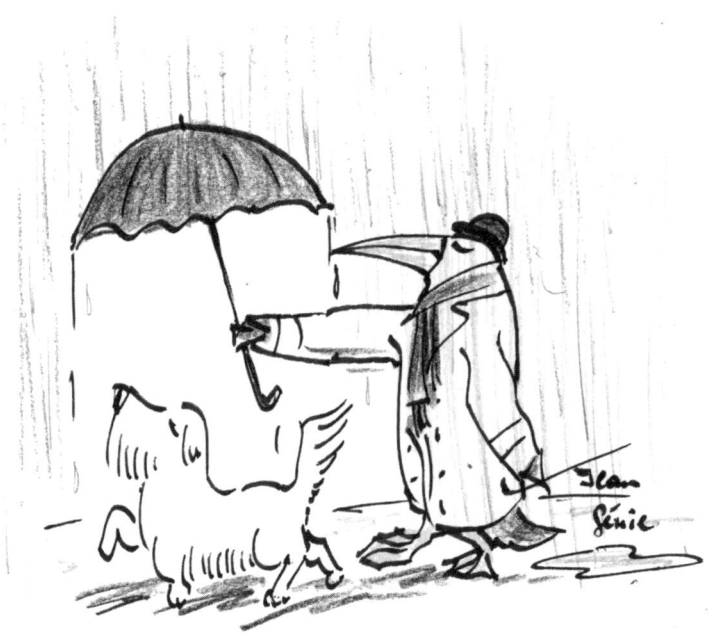

Abbildung 41: Gassi gehen bei jedem Sauwetter

Bleibt nur noch die Frage: Wann ist der beste Zeitpunkt fürs Bewegen: morgens, mittags oder abends?

Bewegung bei Tageslicht

Natürlich abends ins Fitnesscenter! Warum nicht? Das Fitnesscenter ist großartig, wenn man … hin und zurück nach Hause läuft. Spaß beiseite. Natürlich ist gezieltes Training und Krafttraining besser, als nichts zu tun. Aber man muss der Typ dafür sein, um abends noch Sport zu treiben. Der Grund: Man braucht immer Zeit, um sich auch vom Sport zu entspannen. Wenn es zu spät ist, wenn ich bis 21.30 Uhr Sport mache und eine Stunde später schlafen will, ist das für viele Menschen nicht leicht umsetzbar. Ihr Körper ist noch viel zu aufgeputscht. Er will langsam runtergefahren werden. Natürlich kann man sich alles angewöhnen. Doch es klappt nicht bei jedem.

Weitaus gesünder ist, sich im Tageslicht zu bewegen. Wieso? Schlicht wegen der besseren Luftverhältnisse, wegen des UV-Lichts, wegen der Vitamin-D-Bildung. Letzteres sorgt nicht nur für starke Knochen, sondern auch für gute Stimmung und Konzentration. Im Sommer ein trägerloses Oberteil, ein ärmelloses Hemd und kurze Hose bringen da schon einiges, egal, ob die Sonne scheint oder nicht. Es funktioniert immer, selbst bei bewölktem Himmel und im Winter, vorausgesetzt, ich habe meinen Kopf nicht bedeckt.

Weitsprung in die Gesundheit

Über das Tageslicht wird zudem der für Gesundheit unabdingbare Tag-und-Nacht-Rhythmus geregelt. Nur wenn wir tagsüber Licht tanken, produzieren wir in der Nacht genügend Melatonin. Je älter wir werden, desto weniger Melatonin produziert unser Körper. Das könnte wiederum ein Grund für Schlafstörungen und den Alterungsprozess sein. Wir sollten uns also bewusst auch um diesen Teil unserer Hormonproduktion kümmern. Während des Tages wird die Melatoninproduktion in der Zirbeldrüse des Gehirns durch das über die Augen aufgenommene Tageslicht gehemmt. Übrigens – und jetzt werden Sie staunen – auch bei den Blinden läuft das genauso.

Die Natur sorgt schon für unseren Körper. Wir müssen halt nur auf ihn hören und artgerecht mit ihm umgehen, also vor allem auch im Winter für zumindest 30 Minuten raus ins Freie. Selbst bei starker Bewölkung wirkt das fantastisch gegen Müdigkeit und depressive Verstimmung.

Da jeder Mensch verständlicherweise gut schlafen will, sollte er in der freien Natur das Sonnen- beziehungsweise Tageslicht für seine sportlichen Aktivitäten bevorzugen. Das garantiert einen Weitsprung in die eigene Gesundheit.

Die wichtigste Botschaft

Jeder Schritt zählt. Und da ist sie wieder, die Story mit den zwei Konten, dem Haben- und dem Soll-Konto. Ich kann ständig etwas einzahlen. Wenn ich ein Leben lang kontinuierlich einzahle, lohnt es sich am Ende. Wenn ich rauche, weil ich glaube, ich muss das machen, aber trotzdem Sport treibe und mich bewusst ernähre, kann ich ausgleichen. Vom Soll-Konto nehme ich etwas runter, wenn ich etwas Ungesundes mache, etwa Zigaretten rauche, Alkohol trinke usw. Wenn ich Sport treibe, an die frische Luft gehe, tief einatme, rechtzeitig ins Bett gehe, zahle ich immer auf mein Haben-Konto ein. Wie die ganz persönliche Bilanz tatsächlich aussieht, erkenne ich am Verlauf meiner HRV-Messungen. An ihnen kann ich auch ablesen, wie viel mir zum Beispiel das Rauchen »runterräumt« und wie gut regelmäßige acht Stunden Schlaf »verzinst« sind.

Das Großartige ist nämlich, dass das Haben-Konto besser verzinst ist als das Soll-Konto. Richtig! Ganz anders als bei den Banken. Deswegen ist es unheimlich schlau, wann immer möglich, in das Haben-Konto zu investieren – auf beliebige Art und Weise. Wenn ich drei Liegestütze mache, habe ich schon etwas eingezahlt. Wenn ich Treppen steige, habe ich etwas eingezahlt. Ich kann sogar auf einen Ferrari einzahlen und mich drauf freuen. So etwas bleibt nicht folgenlos. Damit laufe ich nicht vor dem Herzinfarkt davon, sondern weitaus erfreulicher auf die Gesundheit zu. Genial!

Und noch etwas: Je früher ich etwas eingezahlt habe, desto mehr kommt später heraus. Wir sehen an den HRV-Messungen genau, ob jemand Sport gemacht hat, und vor allem, ob als Kind und Jugendlicher. Unglaublich, aber im Gegensatz zu unserem Bank-Sparbuch geht nichts verloren. Es ist ein kontinuierlicher Prozess, der mit dem ersten Schritt beginnt. Und den kann ich jeden Augenblick anfangen, egal, wie alt ich bin. Bewegen und Atmen. Ich kann mich jede Sekunde entscheiden, wie ich es gestalte. Wenn ich es richtig angehe, tut es richtig gut und hilft mir. Mache ich es achtlos und nur irgendwie, so bringt es rein gar nichts.

Noch ein Tipp: Bei jeder Bewegung locker bleiben, den Mut zum Kindlichsein aufbringen wie ein Kind, sich lustvoll spüren und sich das angewöhnen und einbauen. Die Folge ist, dass man automatisch immer mehr schafft. Steckt man sich jedoch ein festes Ziel und baut seinen Tagesplan darauf auf, befindet man sich schon auf vermintem Gelände. Es bedarf zu großer Überwindung, wieder in Schwung zu kommen, wieder wohin zu gehen, wieder etwas zu tun. Warum denn auch? Wir brauchen doch keine Energie aufzuwenden, nur damit wir unser schlechtes Gewissen beruhigen. Das funktioniert nicht.

Wir sind dazu erschaffen worden, lange gesund und genussvoll, ja sogar lustvoll zu leben. Eine der lustvollsten Dinge an sich ist die Bewegung, denn es ist unsere ureigenste Natur. Denken Sie an Hilda, die eingesperrte Löwin: Sie hat nur eines im Sinn, sich aus dem Käfig zu befreien und lustvoll in der Savanne zu laufen – aber nicht, um an einer Wasserstelle zu landen und dort 100 Kniebeugen auszuführen. Wenn ich mit übermäßigem Sport übertreibe, wird es nichts. Man lässt es genauso schnell wieder sein, weil es einfach nur wehtut und ungesund ist. Sich für das Wohl seines Körpers zu bewegen, ist ein Prozess, an den ich mich heranführen muss. Wenn man als Kind und Jugendlicher Sport getrieben und beim Berufseintritt aufgehört hat, sich sukzessive zu bewegen, darf es ruhig eine Zeit dauern, um wieder in Schwung zu kommen. Es soll Spaß machen.

Bewegung tracken?

Inzwischen geht nichts mehr ohne Zahlen, nicht mal mehr beim Sport. Natürlich will jeder ehrgeizige Mensch wissen, wie viel er sich bewegt hat. Natürlich ist es nicht schlecht, wenn man das dokumentiert. Alle diese Tracker – und derer gibt es unzählige – können einen dabei unterstützen. Aber eines zeigen sie einem nicht, nämlich WIE es einem dabei geht. Das genau dokumentiert nur eine HRV-Messung mit Auswertung.

Es ist ein gewaltiger Unterschied, ob ich fünf Wochen hindurch 10 000 Schritte – also 25-mal – um ein Sportstadion gegangen bin, oder ob ich die 10 km in fünf Wochen geschafft habe und danach sehe, dass mein Körper damit einverstanden ist. Mehr noch: dass ich dabei sogar jünger geworden bin. Ich kann außerdem noch herauslesen, ob vielleicht 20 000 Schritte noch viel mehr bringen oder nicht. Ich will mich ja trainieren und damit nie aufhören.

Bewegung und HRV-Messungen

Bei der HRV-Messung lautet die entscheidende Frage stets: Was bringt mir das? Wir können das eigene Herz, unseren Regisseur, befragen, ob alles gepasst hat, wie man war und sogar bis zu einem gewissen Grade, welches Training der Regisseur bevorzugt. Alle diese sieben Säulen kann ich perfekt »absolvieren« oder furchtbar schlecht. Das Schlechteste ist, sich gar nicht zu bewegen oder zu viel. Beides nagt ordentlich an der Gesundheit.

Dazu haben wir aussagekräftige Mess-Beispiele, etwa die von einer Berlinerin, eine absolute Rekordmessung nach einem 24-Stunden-Lauf irgendwo in den Bergen mit 5 000 Höhenmeter Unterschied – nicht gerade ein Spaziergang. Da wird die Luft knapp, die Zunge trocken, Kopfschmerzen nicht ausgeschlossen, die Hände könnten zittrig werden, die Füße anschwellen und wahnsinnig schmerzen. Die Anstrengungen fordern einen hohen Tribut. Sie war Mitte 40. Nach dem Extremhöhenlauf war sie eine Seniorin mit einem biologischen Alter von 70 mit 130 Puls über 20 Stunden. Ihr Lebensfeuer? Alles erschreckend grau in grau. Doch, oh Wunder: Zwei Wochen später hatten sich ihre Messwerte wieder im »bunten« Bereich eingependelt, waren völlig normal, und zwar aus gutem Grund: Sie hatte solche (Tor-)Touren trainiert. Ihr Körper nahm's gelassen. Er war daran gewöhnt.

siehe Abbildung 42 im Bildteil: Die beiden Messungen im Abstand von zwei Wochen. Bei der zweiten Messung, bei der schon wieder im regenerativen Bereich trainiert wurde, entsprach das biologische Alter mit 49 Jahren bereits wieder dem kalendarischen von 47.

Andere kommen bei solchen anspruchsvollen Strecken erst gar nicht sehr weit oder bringen sich im schlimmsten Fall dabei sogar um. In Sachen Sport sollte man sorgsam auf sich aufpassen. Übertraining ist in der Symptomatik und der Schwierigkeit, dort wieder herauszukommen, genauso wie eine nicht erkannte Infektionskrankheit. Etwa ist dies der Fall bei dem chronischen Ermüdungssyndrom, dem *Chronic-Fatigue*-Syndrom. Das kann aufgrund einer nicht erkannten Mononukleose, des sogenannten Pfeiffer'schen Drüsenfiebers oder anderer Infektionen auftreten. So etwas wird man, wenn überhaupt, nur mühsam wieder los. Es gelingt letztlich nur, wenn man den Wirt stärkt, also den Menschen entsprechend aufbaut, sodass er wieder aus dem körperlichen Drama herauskommt. Beim Übertraining verhält es sich ähnlich.

Die einfache Botschaft lautet: Bewegen ja, so oft wie möglich und vor allem bei Tageslicht, aber nie, niemals übertreiben!

Zweite Säule Atmen: Lieb es, ändere es, lass es oder atme einfach!

Seltsam ist eigentlich nur, dass wir so wenig darüber wissen, obwohl wir es den lieben Tag und die ganze Nacht hindurch tun, ja sogar tun müssen, oft völlig unbewusst: das Atmen. Wozu es gut ist? »Und Gott der Herr machte den Menschen aus einem Erdenkloß, und er blies ihm ein den lebendigen Odem in seine Nase. Und also ward der Mensch eine lebendige Seele.« *(1. Mose 2, 7). So erklärt uns die christliche Mythologie, warum wir den Atem benötigen: um zu leben.*

Viele vorchristliche Mythologien haben eine ähnliche Vorstellung, wie und warum uns Menschen nach unserer Erschaffung Leben eingehaucht wurde. Bei den Griechen, so berichtet uns good old Platon (428/427 v. Chr.–348/347 v. Chr.) war es Prometheus, der göttliche Menschenfreund. Das war der, dem später wegen seiner vielen Tricksereien ein fresslustiger Adler an der Leber herumknabberte. Prometheus wusste, dass sich göttlicher Samen in der Erde befand, und schuf daraus, kreativ, wie er war, Ebenbilder der Götter. Weil die Göttin Pallas Athene seine Schöpfung so umwerfend gelungen fand, hauchte sie diesen Figuren kurzerhand ihren göttlichen Atem ein. Schon liefen die Menschen herum, arbeiteten, liebten und stritten sich. Atmen! Dabei geht es immer nur um eines: um das Lebenkönnen per se.

Mythologien hin oder her – Tatsache ist: Unser Leben fängt mit dem ersten Einatmen an und hört mit dem letzten Ausatmen auf. Dazwischen liegt unaufhörliches Ein- und Ausatmen. Eigentlich atmet es überall: in der Natur, bei den Tieren, in der Musik zum Singen. In der bildenden Kunst braucht man »einen langen Atem«, *will man Erfolg haben. Insbesondere und gerade die Literatur lebt durch das Atmen! Es schmückt sogar Buchtitel. Bei Thrillern kurbelt er die angsterregende Spannung an:* »Das Atmen der Bestie« *(Graham Masterton, 1946), bei Liebesromanen die erotische:* »Heißer Atem!« *(Nora Roberts, 1950). Die aufregendsten Passagen in Büchern gewinnen durch die Art, wie die Protagonisten in gewissen Situationen die Luft einziehen und ausstoßen. Aus Leidenschaft stockt schon mal der Atem, traurige Momente rauben ihn sogar. Selbst Gedichte beschäftigen sich mit dem Atmen.*

Heinrich Heines (1787–1865) beginnt damit: »Wie die Nelken duftig atmen!« Shakespeares 18. Sonett »Vergleich ich dich mit einem Sommertag« endet mit: »Solange Menschen atmen und Augen seh'n können«.

Ungeahnte Folgen

Der Atem spielt die eigentliche Hauptrolle in unserem Leben. Wir holen uns Sauerstoff zum Über-Leben aus der Luft. Hapert es daran, so hapert es an allen Ecken und Enden. Deshalb kümmern sich unsere Kommunen darum, dass das, was wir einatmen, einigermaßen sauber bleibt. Anders in Beijing: Dort geht man individuell vor. Die Menschen tragen nicht selten einen Mundschutz, um den Dreck aus der Luft ein wenig für ihre Lungen zu filtern. Doch nicht nur schlechte Luft macht uns krank. Schon das falsche Atmen kann in uns unterschiedlichste Schwierigkeiten auslösen. Zu flaches Ein- und Ausatmen bei Aufregungen führt bisweilen zu Kopfweh.

Das Wissen um das gesundheitsfördernde, tiefe Atmen in den Bauch hinein kennt man seit Jahrtausenden. Die asiatischen Medizintraditionen legen deshalb auch heute noch viel Wert darauf. In den chinesischen, indischen, tibetischen Traditionen, im Zen-Buddhismus: Immer geht es um das Atmen. Es lenkt die Bewegung und die Gedanken und umgekehrt. Die Kombination aus Bewegung und Atmen ist das Beste, was es für uns gibt, weil es eben die Rhythmen synchronisiert. Nur durch das Atmen, eigentlich beim Ausatmen, wird der Parasympathikus tonisiert und damit sein größter Verbündeter, der Vagus, angetriggert. Kann ich gut ausatmen, und dazu gehört auch das Einatmen, komme ich in die Vagotonie, also in Richtung Ruhe. Erst dieser Zustand schafft Ökonomie und Erholung in mir und lässt die notwendigen »Reparaturen« zu.

Atemhindernisse beseitigen

Wichtig zu verinnerlichen: Wenn einen etwas am Atmen hindert, sollte man das Hindernis beseitigen. Wie? Die Schildkröte hat es uns vorgemacht. Klar, ihr Körper musste was tun, wenn er schon einen so unbeweglichen Panzer mit sich herumschleppen wollte. Den hätte man schwerlich ein Schildkrötenleben lang nonstop zum besseren Durchatmen hoch- und herunterheben können. Folglich entschied sich dieses bemerkenswerte Kriechtier kurz entschlossen, durch seinen Anus Luft zu holen. Hindernis beseitigt. Ein genialer Schachzug der Natur.

Natürlich lässt sich das bei uns nicht mehr einrichten. Trotzdem gibt es Wege. Was man auf keinen Fall tun sollte, ist, wegen eines Hindernisses, zum Beispiel wegen eines Schmerzes, aufhören zu atmen. Damit schadet man sich. Außerdem treten dabei immer Wechselwirkungen auf. Halte ich den Atem an, wird der Schmerz intensiver. Versuche ich jedoch, ihn bewusst wegzuatmen, löst sich der Schmerz im Idealfall auf. Das ist erprobt. Man kann vieles wegatmen. Um die Wehenschmerzen zu verringern, werden Atemübungen mit den Schwangeren gemacht. Und wer sich an die Anweisungen der Hebamme hält, wird erfahren: Es funktioniert. Für alle Nichtschwangeren gilt: Grundsätzlich sollte man immer bewusst in die Schmerzen hineinatmen.

... und sie bewegt sich doch

Und da gibt es noch die immerwährende Frage: Warum wird der eine krank und die andere nicht? Ja, auch die Antwort darauf hat mit dem Atmen zu tun. Hierbei geht es um die noch relativ wenig erforschte Thematik der *Silent Inflammation*, der stillen Entzündung. Kevin J. Tracey (1957), ein amerikanischer Forscher auf dem Gebiet der Immunologie, hat dieses Phänomen der stillen Entzündung erforscht. Sie lungert und lauert im Darmfett, ein idealer Nährboden für Krankheiten. Sie wartet auf den richtigen Zeitpunkt, zu dem sie losschlagen kann. Sie kann jahrzehntelang ruhiggestellt sein. Man spürt nichts, keine Schmerzen, keine Unregelmäßigkeiten, nicht mal Unpässlichkeiten. Jählings, irgendwann, wird sie sich aus ihrem Passivzustand befreien, sich schütteln und frontal angreifen. Und plötzlich, scheinbar aus heiterem Himmel, erleiden Menschen chronische Krankheiten.

Das war die schlechte Nachricht. Die gute ist: Man kann diese stille Entzündung erfolgreich im Zaum halten – ein Leben lang. Der wichtigste Schritt dabei ist die Verringerung des Darmfetts, allerdings nicht durch eine einseitige Kurzdiät. Der Knackpunkt, dieses Fett zu reduzieren, liegt im Zusammenspiel verschiedener Faktoren: richtig essen, viel bewegen, bewussteres Atmen. Ja, genau, auch das richtige tiefe Bauch-Atmen trägt wesentlich dazu bei. Damit verbessere ich nicht nur die Verdauung, sondern reduziere auch den Ausstoß entzündungsfördernder Botenstoffe. Folglich bricht die stille Entzündung nicht aus. Es gibt also Wege, den

Ausbruch der *Silent Inflammation* zu verhindern. Das wiederum vermittelt ein Gefühl der Sicherheit, dass ich gesund und leistungsfähig bleibe, mich wohlfühle.

Nebenbei bemerkt: Alle hier besprochenen sieben Säulen unterstützen einander: Wenn ich mich bewege, habe ich eine bessere Haltung und atme besser. Wenn ich mich bewege, schlafe ich besser und kann mich besser reparieren. Wenn ich mich bewege, baue ich Kalorien ab und werde nicht dick. Wenn ich mich richtig ernähre, bin ich energievoll und bleibe schlank. Wenn ich gut und genügend schlafe, produziert mein Körper weniger Ghrelin, also weniger Hungerhormone, und mehr Leptin, also mehr Sättigungshormone. Folglich werde ich nicht dick und habe auch weniger Bauchfett. Kombiniere ich das noch mit richtig tiefem Bauchatmen, verändert sich das für die *Silent Inflammation* existenznotwendige Milieu zu meinen gesundheitlichen Gunsten.

Säugling als Vorbild

Wieso eigentlich dieses Insistieren auf tiefes Bauchatmen? Weil wir Erwachsenen in einem artfremden Zustand leben. Werfen wir mal einen Blick in den sonnendurchfluteten Garten mit dem großen Kinderwagen. Darin liegt ein sechs Monate alter Säugling auf dem Rücken. Da es warm ist, ist er nicht zugedeckt. Er schläft tief und fest. Beobachten wir ihn mal heimlich beim Atmen: Er atmet tief ein. Es ist fast schon unheimlich, wie enorm sich sein Bauch wölbt. Unwillkürlich denkt man: Gleich platzt er. Beim Ausatmen scheint es fast, als wollte sich das Bäuchlein unter die Matratze verstecken. Bei dieser natürlichen tiefen Atmung ist der Begriff »Atemexkursionen« sehr zutreffend.

Was passiert im Laufe des Lebens mit unserer Atmung? Unmerklich, aber sukzessive verändern wir sie. Schauen wir mal genauer hin: Mit drei Jahren kommen Kinder für gewöhnlich in den Kindergarten. Erste traumatische Erlebnisse stürmen auf sie ein, viele Kinder, viel Lärm, Kampf ums Spielzeug. Schon bald schenken ihnen die fürsorglichen Eltern ihre ersten Videospiele, und ganz allmählich fangen die Kids an, sich weniger zu bewegen. Nun treten sie ein in ihr neues, kaum noch artgerechtes Leben. Ihr Atem wird flacher, weil ihr Körper fälschlicherweise signalisiert, sie bräuchten weniger Luft. In der Schule sind sie Schulstress ausgesetzt, in der Arbeitswelt werden sie gemobbt, haben teilweise furchtbare Vorgesetzte, leiden unter Beziehungsstress ... ein Teufelskreis. Das Ergebnis: Viele Erwachsene atmen nur noch flach, den ganzen Tag, die ganze Nacht. Achtung! Unaufhörlich blinken alle Alarmlampen. Der *Silent Inflammation* stehen nun Tür und Tor offen.

Tief atmen, was das Zeug hält

Aber keine Angst, es ist wie bei der Bewegung. Man kann immer wieder damit anfangen, mit 20, mit 70, mit 90. Jeden Augenblick kann man damit beginnen, in den Bauch zu atmen. Bloß nicht genieren, wenn er aufgebläht wirkt. Das darf ruhig sein. Wer sich unsicher fühlt, wie richtiges Atmen geht, hat heutzutage tausend Möglichkeiten, es wiederzuerlernen. Nur am Rande: Dabei eignet man sich auch wieder eine andere, artgerechtere Körperhaltung an. Alle Sänger und Sprecher haben eine bestimmte Haltung. Denn nur in einer entsprechenden Haltung kann ich richtig singen oder sprechen.

Atmen zu lernen, steht hoch im Kurs. Man kann sich Bücher übers Atmen kaufen, zum Atemtrainer gehen, Atemübungen mit Qigong, Tai-Chi oder Yoga betreiben. Man muss nur das für sich aussuchen, was zu einem passt oder Spaß macht. Ja, auch in den Chor gehen und singen oder Einzelgesangsunterricht nehmen: Alles das funktioniert. Unsere Messungen beweisen es.

Gesunde Kettenreaktionen durchs Atmen

Wir haben viele Messungen an Menschen durchgeführt, die vom Atmen leben, etwa an Sängern, Schauspielern, Sprechern. Und wie man dank der Boulevardzeitungen und Regenbogenpresse weiß, pflegen Künstler wahrlich keinen gesundheitsförderlichen Lebensstil: Nachtarbeit, gut essen und trinken, immer unterwegs. Daraus entsteht Beziehungsstress. Klarer Fall, da erwartet man unwillkürlich schlechte Messergebnisse. Doch falsch gedacht: Unsere Messungen liefern unerwartete Erkenntnisse. Künstler haben überraschend gute Messresultate – vermutlich weil sie so gut atmen. Es ist einfach ein Königsweg. Auf jeden von uns übertragen: Selbst wenn jemand sehr gesund ist und schon über 60 Jahre alt, wird er, wenn er dann noch ein Schäufelchen bei seiner Atmung nachlegt, z. B. bei seinem regelmäßigen Sport noch bewusster bauchatmet, wird er noch gesünder. Kaum zu glauben: nur durch dieses Atmen, das nichts kostet, das wir sowieso tun müssen, vor allem beim Sport. Sobald wir es noch intensiver machen, beeinflusst es das gesamte übrige Leben. Es löst eine ganze Kettenreaktion aus: Die Nahrung wird besser verwertet, man schläft besser, ist viel ökonomischer, hat eine andere Ausstrahlung und eine andere Haltung und kommt mit seiner Umwelt ganz anders zurecht. Man kann also im höchsten Ausmaß davon profitieren.

Niemals den Atmen stoppen

Achtung: Wenn einem aus irgendeinem Grund der Atem stockt, etwa bei Stress, Schmerzen, Angst, Schock, Melancholie, kann man von der anderen Seite gegen die Ursachen einwirken, indem man trotzdem atmet. Bei Stress einmal tief durchzuatmen, tut wahnsinnig gut: *Never forget to breathe!* Niemals das Atmen vergessen. Ich habe die Möglichkeit, es ganz bewusst einzusetzen, so, wie ich ganz bewusst meine Beine ausstrecke. Nur eines darf man nie: Niemals dabei aufhören zu atmen.

Man kann es immer mit etwas verbinden. Zum Beispiel, wenn ich nicht rede, kann ich mich auf meine Atmung konzentrieren. Sogar beim Sprechen kann ich mein Ausatmen ganz bewusst lenken und dadurch besser verstehbar werden und mich viel besser auf das Gesprochene konzentrieren. Auch das bringt bewusstes Atmen. Noch mal: Zwischen Singen und Sprechen besteht atemtechnisch eigentlich gar kein so großer Unterschied.

All das trainiert mein Zwerchfell und verbessert damit auf direkte Weise meine Verdauungsarbeit und die Arbeit dieser wichtigen Organe der Bauchhöhle. Mit meiner Atmung beeinflusse ich meine Lunge und tue ihr etwas Gutes. Die Lunge befindet sich in unmittelbarer Umgebung meines Herzens. Sie schließt es richtiggehend ein. Wie gut das Atmen dem Herzen und dem ganzen autonomen Nervensystem tut, alles das sieht man eben auch an der HRV »unter dem Mikroskop« nach einer Messung, wenn man die Auswirkung der Atmung auf die Variabilität des Herzrhythmus Schlag für Schlag betrachten kann.

Das Ausatmen

Atmen ist nicht gleich atmen, sondern das Atmen besteht aus Einatmen – Pause – Ausatmen. Übrigens: Alles, was wir von uns geben, alles was wir leisten, passiert im Ausatmen. Sprechen können wir nur im Ausatmen. Beim Einatmen funktioniert es nicht. Wenn ich jemanden berühre, auch therapeutisch, die Spritze gebe, selbst der Chirurg macht alle Schnitte …

im Ausatmen. Beim Einatmen schneidet kein Mensch, nicht einmal Brot. Beobachten Sie sich mal in der Küche. Niemals bereiten Sie für Ihre Gäste kulinarische Erlebnisse beim Einatmen zu. Einzige Ausnahme: die graziöse Primaballerina. Ihre anmutigsten Bewegungen vollführt sie nicht im Ausatmen, sondern im Einatmen. Da ist sie voll und ganz auf sich konzentriert.

Spannend wird es bei der Interaktion. Sie hören ganz gebannt einem Sänger zu? Achten Sie mal darauf, wie Sie selbst dabei atmen. Interessanterweise gehen wir nämlich in Resonanz. Wir ahmen nach, indem wir unwillkürlich mit dem Sänger mitatmen. So viel zu den kleinen Geheimnissen beim Nachahmen.

Atmen: der Königsweg für die Gesundheit

Die Kernbotschaft: Das Atmen ist die einfachste der gesundheitsförderlichen sieben Säulen. Warum? Weil es am leichtesten geht, weil wir es ohnehin tun müssen, weil wir es uns aussuchen können, ob wir jetzt gut atmen für unser Wohlbefinden, für unsere Emotionen. Es ist ganz einfach der Königsweg für unsere Gesundheit. Gerade auch dabei können wir uns selbstverantwortlich verhalten. Wir können unsere Atemtechnik beobachten und für »in Ordnung« befinden. Sollten wir feststellen, dass wir ungenügend atmen, können wir Änderungen vornehmen. Und wir können, wenn uns unsere Gesundheit völlig »wurscht« ist – auch das ist unsere freie Entscheidung –, unsere Atmung, egal, wie flach und gesundheitsschädigend sie ist, einfach so belassen. Abgehakt und Schwamm drüber!

Ach so, das noch: Natürlich hatte das Universalgenie Goethe (1749–1832) auch zum Atmen so seine Meinung und dazu ein paar aufschlussreiche, überlegenswerte Gedanken hinterlassen:

»Im Atemholen sind zweierlei Gnaden:
Die Luft einziehen, sich ihrer entladen;
Jenes bedrängt, dieses erfrischt;
So wunderbar ist das Leben gemischt.
Du danke Gott, wenn er dich presst,
Und dank ihm, wenn er dich wieder entlässt.«[*]

---

[*] Johann Wolfgang von Goethe, »Talismane«, in: Gedichte, West-oestlicher Divan, 1814–1819, Buch des Sängers. Herausgegeben von Joseph Kiermeier-Debre, dtv, 2006, S. 10.

Dritte Säule: Schlafen – der rechtschaffene Schlaf des Gerechten

Radiosender Seattle: »Falls Sie gerade erst eingeschaltet haben, wir sprechen gerade mit Schlaflos in Seattle!«* Jonah, der kleine Sohn Sam Baldwins, eines verwitweten Architekten, will seinem Vater über die schwere Trauerzeit hinweghelfen. Diese Radiostation in Seattle erfüllt Weihnachtswünsche. Jonahs sehnlichster Wunsch: Dad soll wieder glücklich sein. In der berührenden Einstiegsszene des Films »Schlaflos in Seattle« (1993) mit Tom Hanks und Meg Ryan werden die nächtlichen Radiohörer Zeugen eines telefonischen Dreiergesprächs. Die Radiomoderatorin Dr. Marcia nennt Sam wegen seiner Schlaflosigkeit »Schlaflos in Seattle«. Mit einfühlsamen Fragen möchte sie ihn aus seinem erstarrten Dasein wieder an die wesentlichen Dinge im Leben heranzuführen: »Leiden Sie unter Schlafstörungen?«

Jonah antwortet für ihn: »Er schläft überhaupt nicht!«

Sam: »Woher weißt du denn das?«

»Ich wohne hier, Dad!«**«

Sam quält sich. Der schmerzliche Verlust seiner Frau lässt ihn Tag und Nacht nicht ruhen. Eigentlich weiß jeder: Wer nicht oder nicht gut schläft, steht am nächsten Morgen neben sich und seiner Umwelt. Der Tag wird zu einer Tortur. Die Brücke zurück ins richtige Leben ist ein gesunder Schlaf. Deshalb gilt Marcias erste Frage Sams Schlafgewohnheit. Und da schaut es schlecht aus. Wäre seine HRV gemessen worden, hätte er sicherlich ein ähnliches Feuerbild gehabt wie einer unserer wirklichen Fälle.

Dieser, ein 39-jähriger selbstständiger Mann, wie Sam ebenfalls Architekt, arbeitete 16 Stunden am Tag. Er schuftete bis tief in die Nacht, schrieb seine geschäftlichen Mails um zwei Uhr morgens. Zu wenig Schlaf, sein Körper kam nie zur Ruhe. Seine Messwerte signalisierten höchst unbequeme, ungeschminkte, aber keine überraschenden Gesundheitsfakten: Das biologische Lebensalter lag bei 51 Jahren, dazu reduzierte geistige Leistungsfähigkeit – für einen Architekten, der kreativ sein muss, ein Desaster. Die Möglichkeiten von Körper und Geist, sich mit Schlaf zu regenerieren, standen auf der Kippe. Im Klartext: Er schaute

---

* »Schlaflos in Seattle« (Originaltitel: Sleepless in Seattle), Regisseurin Nora Ephron, USA, 1993, TC 00:17:48–00:17:51.

** Ebda, TC 00:16:58–00:17:03.

direkt auf sein Burn-out-Risiko. Damit hatte er nicht gerechnet. Noch aber konnte er gegensteuern. Glück gehabt!

Bei Sam war es Jonah, der ihn aus seiner Gefahrenquelle herausholte. Schließlich kam es zum *Happy End* mit der wunderbaren Annie. Bei unserem Fallbeispiel war es der betreuende Arzt, der seinen Patienten aufgrund seines Messergebnisses wieder an einen gesünderen Lebensstil heranführte. Dazu gehörten als Einstieg erst mal sieben Stunden Schlaf. Nach sechs Wochen lag das biologische Alter bereits wieder bei 41 Jahren, das Burn-out-Risiko im grünen Bereich, und auch die Qualität des Schlafs war um Klassen besser. So sank der Durchschnittspuls von 73 auf 59 Schläge pro Minute.

Schlaf = schlapp

»Schlapp oder schlaff werden«, lautet die ursprüngliche Bedeutung unseres Wortes »Schlaf«. Da ist etwas dran. Man schlafft merklich ab, bevor man ins Reich der Träume eintritt.

In der griechischen Sagenwelt werden Hypnos, der Schlaf, und Thanatos, der sanfte Tod – im Gegensatz zu Ker, dem gewaltsamen Tod – als Zwillingsbrüder und Söhne der Nachtgöttin Nyx betrachtet. Schlaf und Tod in engster Verwandtschaft, »der Schlaf als kleiner Bruder des Todes«. In der Bildhauerkunst gibt es zwei freundliche Jungen mit Fackeln, die aus Marmor gehauene, weltweit bekannte, sogenannte Ildefonso-Gruppe. Der bedeutendste deutschsprachige Dramatiker der Aufklärung Gotthold Ephraim Lessing (1729–1781) war fest davon überzeugt, sie stellten den personifizierten Schlaf und den Tod dar. Ein Jüngling für den Tod, weitaus gefälliger als der mittelalterliche Sensenmann. Doch auch wir nutzen heutzutage lieber ein schonendes Wort, einen Euphemismus, für das Tabuwort »sterben« und ziehen »entschlafen« vor. Klingt weniger endgültig.

Schlafen

Sobald wir abends aus dem Hamsterrad der Arbeit herausgesprungen sind und der verlockenden Freizeit und dem Abendessen Genüge getan haben, steht das Schlafen an. Eigentlich eine Selbstverständlichkeit. Groß nachdenken darüber? Wozu! Er gehört zu unserem Leben wie das Kopfkissen zum bequemen Bett. Doch leider hat nicht jeder das Privileg, richtig gut ein- und durchzuschlafen. Einige der auf Schlaf Hoffenden werden von Gedanken, Gewissensbissen, Zeugnisnoten, einem Chefanschiss torpediert. Freund Hypnos ist zickig und lässt lange auf sich warten. Mittlerweile leiden über 30 Prozent der Bevölkerung in den westlichen Industrieländern an Schlafstörungen. Aus Verzweiflung nutzen nicht wenige zuweilen die Schlafmittelkeule. Dabei sollte man sich im Klaren darüber sein, dass Beruhigungsmittel und Alkohol nur in eingeschränktem Maße die erhoffte Ruhe bringen. Das weiß auch die Schulmedizin. Eine probate Methode hingegen wäre das rechtzeitige »Runterfahren« des oft vom Tagesstress überaktivierten Systems, z. B. durch Musik.

Wozu eigentlich schlafen?

Der deutsche Philosoph Arthur Schopenhauer hätte geantwortet: »Schlaf ist für den Menschen, was das Aufziehen für die Uhr ist.« Blöderweise weiß heute kein Mensch mehr, wie man Uhren aufzieht – außer denen, die vielleicht noch eine mechanische Schwarzwälder Kuckucksuhr haben. Heute würde man eher formulieren: »Schlaf ist für den Menschen, was das abendliche Akkuaufladen fürs Handy ist.« Schlafen ist lebenswichtig für die Herz- und Hirngesundheit, für die Ausbildung von Nervenzellverbindungen, das Wachstum der Röhrenknochen und vieles mehr. Deshalb schlafen Babys bis zu 16 Stunden pro Tag.

Während wir schlafen, laufen Reparaturvorgänge in unserem Körper ab. Sie erinnern sich an die Analogie: Nur die klassische Besetzung der Kirchenmusik, der Chor und die Orgel, konzertieren noch miteinander. Das Herz schlägt, die Lunge begleitet es – oder umgekehrt. Es entwickeln sich Träume. Die Verarbeitungsprozesse in Sachen Erlebnisse, Gedanken, Emotionen setzen ein. Gleichzeitig starten die Verdauungs- und Entgiftungsprozesse. Aus dem herrlichen Steak, den Frühlingskartoffeln mit saurer Sahne und dem frischen Blattsalat vom Abendessen im Seeblick-Lokal wird Energie gewonnen.

Apropos zu Essen und Schlafen nur eine kleine Randbemerkung: Entspannendes Durchschlafen trägt auch zur *Body Composition*, zum Schlankwerden, bei. Die Kehrseite der Medaille und traurige Wahrheit: Schlafe ich zu wenig oder schlecht und habe zu allem Überfluss auch noch Gewichtsprobleme, werden sie sich mit mehr Training und gesünderem Essen nicht in Wohlgefallen auflösen. So gesehen, kein Wunder, geht es doch immer um die Wechselwirkung zwischen allen Säulen.

Erfolgsgeheimnisse fürs Schlafen

Doch kehren wir wieder zur Schlaf-Säule zurück. Ungemein wichtig: Beim Schlafen werden die Maschinen wieder gereinigt, geölt und geschmiert, etwas, woran viele *Workaholics* nicht im Entferntesten denken. Leber und Niere arbeiten auf Hochtouren. Alles das passiert in möglichst hoher Resonanz zwischen allen Rhythmen in uns. Die wiederum leitet der Atem. Er ist eines der Erfolgsgeheimnisse für guten Schlaf. Ein anderes ist die Bewegung. Wenn ich tagsüber körperlich aktiv war, genügend Pausen hatte, gleite ich reaktiv in die Entspannung. Wenn ich nun auch noch gesundheitsbewusst gegessen und mich nicht mit *Junk Food* belastet habe, brauche ich weniger Energie für die so notwendige Entgiftung. Das bleibt nicht folgenlos: Denn nun kann ich viel von dem wertvollen Material verarbeiten und in Energie umwandeln. Und wenn die »Fütterung« nicht unmittelbar vor dem Schlafengehen stattfand, sondern eine gewisse Zeit davor, schlafe ich auch gut. Eigentlich unverschämt einfach, nicht wahr?

Die Wirkung des Atmens

Widmen wir uns noch mal kurz dem Erfolgsgeheimnis Atmen. Atmen wir bewusst ein und aus und messen dabei den Puls: Zwei Schläge einatmen, zwei Schläge ausatmen. Daraus entsteht eine bestimmte Atemfrequenz von im Verhältnis vier Herzschlägen zu einem Atemzug. Dabei entwickelt sich die respiratorische Sinus**arr**hythmie (RSA). Dieses Wortungetüm schreit geradezu nach Erklärung. »Respiratorisch« kommt von »respirare«, »atmen«. Sinus, also der Schrittmacherknoten, ist der elektrische Impulsgeber für den Herzschlag. Und Arrhythmie meint schnelleres Einatmen und langsameres Ausatmen. Arrhythmie ist eigentlich ein völlig irreführender Name. Er suggeriert Unregelmäßiges und klingt nach Krankheit. In diesem Falle ist das aber nicht so, weil diese Art des Atmens ein Zeichen von Gesundheit ist. Eigentlich müsste es respiratorische Sinus**eu**rythmie heißen. Die RSA signalisiert Gesundheit. Wir brauchen die RSA. Genauso atmen wir nachts im Tiefschlaf, wenn wir wieder gesunden und heilen.

Atmen wir am Tage bewusst, so unterstützt uns dieser Trainingseffekt darin, dass wir im Schlaf eine bessere RSA haben. Wir sind außerordentlich klug gebaut und selbst in der Lage, für Ordnung im System zu sorgen. Sobald wir regelmäßig – also rhythmisch – atmen, können wir alles besser: laufen, Tennis spielen, denken, schreiben, meditieren und ... nachts besser schlafen. Die kleinen Rhythmen in unserem Körper modulieren die großen.

Kleine Narkose gefällig?

So, und jetzt Tür auf zum erstklassig ausgerüsteten Chemielabor in unserem Körper. Da geht so richtig was ab: Normalerweise atmen wir im Schlaf mit einer Frequenz zwischen 10 und 20 Atemzügen/Minute, also relativ schnell und daher auch relativ oberflächlich. Das hat eine äußerst kluge Nebenwirkung. Wenn man oberflächlicher atmet, nimmt man weniger Sauerstoff auf. Nein, überhaupt kein Problem, sondern beabsichtigt. Denn Tatsache ist: Man braucht in der Nacht viel weniger Sauerstoff als am Tag, schließlich werden auch nur mehr circa dreißig Prozent des Tages-Grundumsatzes an Energie benötigt. Wir bewegen uns ja nicht, nur die Entgiftungsprozesse laufen. Wenn wir also weniger atmen, geht weniger Kohlendioxid (CO_2) ab. Hingegen im Blut bilden wir etwas mehr Kohlenmonoxid (CO) mit einer sensationellen Wirkung: Kohlenmonoxid ist ein starkes Narkosegas, das zur Bewusstlosigkeit und sogar zum Tod führt. In geringer Dosierung aber wirkt es einschläfernd. Anders ausgedrückt: In unserem körpereigenen Chemielabor stellen wir uns höchstpersönlich unsere individuelle, leichte Narkose her. Guter Schlaf gesichert.

Prophylaxe gegen Demenz

Schlafmangel oder Schlafstörungen sollte man bewusst angehen. Ein gesunder Schlaf ist durch nichts zu ersetzen. Die Angebotspalette gesundheitsfördernder Wirkungen eines erquickenden Schlafs ist beeindruckend. Die vielen nächtlichen Verarbeitungsprozesse sorgen nicht nur für körperliche, sondern maßgeblich auch für mentale Gesundheit. Der weltbekannte britische Biologe Thomas Huxley (1825–1895) hatte vollkommen recht: »Dass wir nicht noch kränker und sehr viel verrückter als ohnehin schon sind, verdanken wir ausschließlich der größten Segnung der Natur – dem Schlaf.«[*]

---

[*] Zitat von Thomas Henry Huxley. Zu finden unter Schefter, Thomas: Aphorismen.de, online verfügbar unter http://www.aphorismen.de/suche?f_autor=5102_Thomas+Henry+Huxley&f_thema=M%C3%BCdigkeit%2C+Schlaf (Stand: o. J., Zugriff am 15.10.15).

Das bringt die immer drängendere Frage von heute auf den Plan: Demenz – kann man sich davor schützen? Theorien für das immer häufigere Auftreten von Demenzerkrankungen gehen davon aus, dass die ständige Informationsüberflutung, die Informationsbombardierung, der wir Tag für Tag ausgesetzt sind, irgendwann mal zum *Tilt*, zum Kippen in unserem System, führt. Der Verarbeitungsprozess gerät ins Stocken und stoppt schließlich ganz. Das könnte das ausschlaggebende Moment sein, wenn Menschen dement werden. Wie Forscher herausgefunden haben, ist regelmäßiger gesunder Schlaf nicht nur generell für die körperliche und mentale Leistungsfähigkeit zuständig. Ihr erstaunliches Ergebnis: Schlaf ist gleichzeitig eine wunderbare Prophylaxe gegen Demenz.

Wie funktioniert Schlaf eigentlich?

Heben wir mal die Bettdecke: Am Anfang steht die Müdigkeit. Gibt man ihr nach, geht's Schlag auf Schlag. Langsam gleitet man vom Wachstadium in den Leichtschlaf, sodann ziemlich *piratissimo* ins Tiefschlaf-Stadium 1, 2, 3 und 4. Übrigens keine Panik: Alles, was bis zu 15 Minuten dauert, um wirklich einzuschlafen, ist völlig normal. Die Speed-Reihung »hinlegen, umdrehen, einschlafen« ist nicht zwingend vorgesehen.

Noch sind wir im Stadium 4, so zwanzig bis dreißig Minuten nach dem Einschlafen. Tiefes, festes Schlafen dauert im ersten Schlafzyklus am längsten. Dann geht's wieder hoch. Tiefschlafstadium 3, 2, 1, Traumschlaf. Der dauert »im ersten Durchgang« oft keine fünf Minuten, gefolgt von Leichtschlaf und Wachsein. Schon geht's wieder zurück, Leichtschlaf, Traumschlaf usw.

Okay, jetzt sind wir erst mal wieder wach geworden. Weitere Tiefschlafstadien folgen trotzdem, jetzt nurmehr bis Stadium 3 und auch von kürzerer Dauer. Das wird immer weniger, bis man sich im fünften Schlafzyklus befindet. Dieser sogenannte *Basic-Rest*-Activity-Zyklus, der Grundzyklus von Schlafen und Wachsein, dauert wie früher eine Spielfilmlänge circa 90 bis 120 Minuten. Denken Sie an die spritzige Karl-May-Parodie »Der Schuh des Manitu« (2001) mit Michael Herbig und Christian Tramitz oder an die witzige Kult-Westernparodie »Maverick – Den Colt am Gürtel, ein As im Ärmel« (1994) mit dem jungen Mel Gibson und Jodie Foster. Zuletzt verweilt man nur mehr für wenige Minuten im Tiefschlaf und das meist nur mehr bis Stadium 2, dafür jedoch viel länger im Traumschlaf.

Die Entdeckung der verschiedenen Tiefschlafstadien

Vielleicht fragen Sie sich jetzt: Wie kam man eigentlich darauf, dass der Mensch Tiefschlafstadien hat? Dazu unternehmen wir einen großen Sprung zurück in eine mittelalterliche Burg. Vor ein paar Hundert Jahren schlief der Mensch noch nicht die ganze Nacht durch. Er schnarchte noch nicht allein oder zu zweit in einem abgeschlossenen finsteren, gut gelüfteten Raum. Nein, in diesen zugigen Festungen nächtigten die Bediensteten oft zu mehreren, selbst mit dem Vieh in einem Raum. Allein schon aus Sicherheitsgründen war es angebracht, mit anderen zu schlafen. Bedrohungen von außen gab es immer. Man schlief eigentlich nie durch. Zwar ging man im Winter, sobald es dunkel wurde, mit der gackernden Hühnerschar zu Bett, wachte aber gegen Mitternacht wieder auf. Für gut zwei Stunden unterhielt man sich, erzählte sich Geschichten und legte sich anschließend zum Weiterschlafen wieder hin. Das heißt, so richtige fünf Schlafzyklen am Stück kannte man damals noch nicht.

Ganz anders heute. Während es nach wie vor mit der Erforschung, wann und was man träumt, noch etwas hapert, verdankt die Forschung die Entdeckung der verschiedenen Tiefschlafstadien wieder mal dem Forscherkollegen Zufall. Das Szenario: Einer schlief tief und fest, als ein anderer ein schweres Buch die Wendeltreppe hochtrug. Dummerweise rutschte es ihm aus der Hand und schepperte krachend die Treppe hinunter. Davon schreckte der Schlafende hoch. Jetzt regte sich der Forschergeist beim Buchträger: »Aha, höchst interessant!«

Als der so unsanft Aufgeweckte nach einiger Zeit wieder schlief, ließ der andere listig das Buch aus verschiedenen Höhen herunterfallen. Gewagt und gewonnen! Zu seiner Verblüffung stellte er fest: Mal schlief sein zur Testperson gekürter Kollege ungestört weiter, als sei nichts vor- bzw. hinuntergefallen, mal wurde er unsanft aus dem Schlaf gerissen. Daraus folgerte der Forscher haarscharf, und seither weiß man: Unterschiedliche Erweckbarkeit bedeutet unterschiedlich tiefes und festes Schlafen.

Man kann sich sogar darauf konditionieren. Am Fenster donnert die Straßenbahn quietschend vorbei. Die junge schlafende Mutter hört nichts. Die Ruhe kehrt wieder ein. Plötzlich piepst kaum wahrnehmbar das Baby im Bettchen. Sofort ist die Mutter hellwach und schaut nach ihrem Kind. Dieses beeindruckende Naturwunder nennen wir heute das Ammenschlaf-Phänomen.

Wieso Traumschlaf?

Wozu Träume wirklich dienen, ist leider noch relativ unerforscht. Umso mehr sprießen die Hypothesen. Grundsätzlich ist man jedoch davon überzeugt, dass wir unsere Tageserlebnisse träumend abarbeiten. Die Literatur beschäftigt sich sogar mit den traumhaften Fragen: »Das Leben ein Traum« (Pedro Calderón de la Barca, 1600–1681) oder »Der Traum ein Leben« (Franz Grillparzer, 1791–1872).

Aber wie um alles in der Welt kam es zum Traumschlaf, jenem mit den schnellen Augenbewegungen, den *Rapid Eye Movements*, die dem REM-Schlaf seinen Namen gaben? Gehen wir wieder auf Zeitreise. Das muss noch zu unseren Urzeiten als Lebewesen begonnen haben; damals, als wir wechselwarme Tiere wurden, also Kreaturen, die keine konstanten Körpertemperaturen haben wie etwa Hamster, sondern z. B. Frösche. Da war es energetisch nicht mehr möglich, die Wärmeproduktion aufrechtzuerhalten.

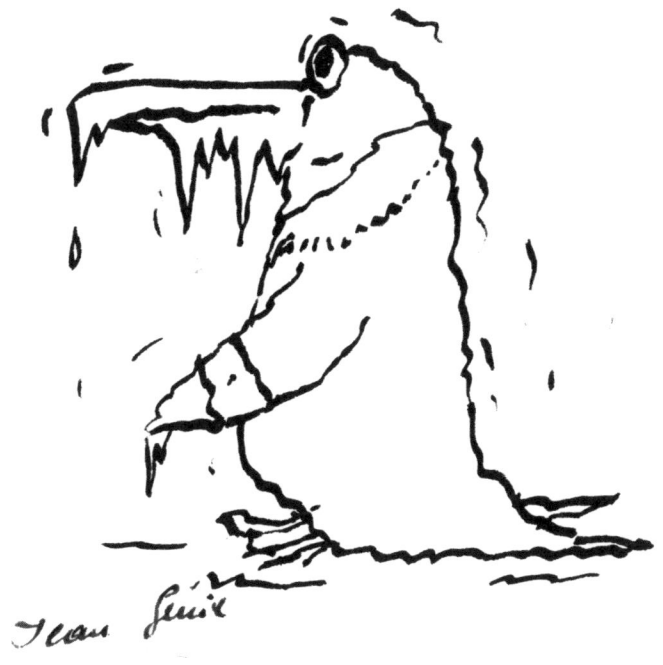

Abbildung 43: Darum Traumschlaf

Wenn die Frösche nicht in der Sonne herumsaßen oder herumhüpften, um Insekten fürs Abendbrot zu fangen, legten sie sich in die Hängematten zum Schlafen. Doch dabei wurde es ihnen ohne Decke reichlich kühl. Schluss mit Wärme und Gemütlichkeit. Also demonstrierten sie quakend gegen die Natur. Flugs musste diese sich etwas einfallen lassen. Nach einigem Grübeln kam ihr die geniale Idee, dem Tiefschlaf noch den Traumschlaf hinzuzufügen. Damit war der »energetische Spalt« geschlossen. Der Unmöglichkeit, tagsüber so viel Brennstoff, also Nahrung, zuzuführen, um genügend Kalorien für 20 Stunden Tagesaktivität aufzubringen, wurde einfach mit einer Verlängerung der Schlafenszeit begegnet. Energieverbrauch nicht nur für drei, sondern für acht Stunden auf 70 Prozent gesenkt – passt. So weit die traumgesteuerte Hypothese.

Praktisch schaut es so aus: Während der Traumschlafphasen des Nachts liegen wir wechselwarmen Schläfer ziemlich bewegungslos auf der Matratze. Dabei aber passt sich die Körpertemperatur – falls nötig – an den Soll-Wert der Körperkerntemperatur an, im Schlaf etwa 36,5 Grad. Die hat sich nämlich im Tiefschlaf an die jeweilige Umgebungstemperatur angeglichen wie schon vor Millionen von Jahren im Tiefschlaf. Tatsächlich, wenn es besonders heiß oder kalt ist, steigt oder fällt unsere Körpertemperatur im Tiefschlaf und passt sich im Traumschlaf wieder an den Sollwert an. Wir erkennen diese sogenannten Thermoregulationsprozesse in unseren Spektrogrammen übrigens an besonders intensiver Herzratenvariabilität im *Very-Low-Frequency*-Bereich im Traumschlaf.

Tiefschlaf- und Traumschlafphasen

Unstrittig ist: Wir träumen auch in den Tiefschlafphasen, also am Beginn des Nachtschlafs. In dieser Zeit beschäftigen sich vielleicht mathematisch Veranlagte mit den Prinzipien der Arithmetik und sprachlich Interessierte möglicherweise mit den Prinzipien der chinesischen Schriftzeichen. Egal: In dieser Zeit entwickeln und trainieren wir unser deklaratives Gedächtnis. Interessanterweise – und jetzt sind wir wieder beim Rhythmus – passiert das alles zwölf Stunden, bevor wir geistig am leistungsfähigsten sind, nämlich am Vormittag.

Hingegen in den frühen Morgenstunden entwickeln wir unser prozedurales Gedächtnis. Da träumen wir vom Golf- oder Tennisspielen mit dem dazu passenden Sommerhimmel oder vom Tiefschneefahren im verschneiten Gebirge. Und das wieder zwölf Stunden, bevor wir körperlich am leistungsfähigsten sind, nämlich in der Abenddämmerung. Wussten Sie, dass das die Zeit ist, in der Sportlern das Erklimmen des Siegestreppchens am leichtesten fällt?

Noch ein Tipp in Sachen Frühtraining für Jugendliche: In der Pubertät sollten sie nicht schon um sechs Uhr früh ins Schwimmbecken springen. Gerade sie sollten wegen ihrer vielen körperlichen Umbrüche nicht so früh starten, sondern noch schlafen und ihrem prozeduralen Gedächtnis die Chance geben, sich zu entfalten. Sie sind, chronobiologisch gesehen, Eulen, also nachtaktiv und können nicht bereits um 22.00 Uhr in Tiefschlaf fallen. Um sechs Uhr morgens befinden sie sich noch im Schlafmodus. Da geht einfach noch gar nix. Sie brauchen den Morgenschlaf. Also ist es eigentlich wenig verwunderlich, dass sie abends nicht leichtfüßig ins Bett gehen. Deshalb wäre es sinnvoller, das Schulsystem zu ändern und den Unterricht erst um neun Uhr zu starten. Der Beginn um acht Uhr ist vielleicht für alte Pauker passend. Für 16-Jährige ist es unproduktive Trance-Arbeit. Schule ab neun Uhr würde sich für alle Beteiligten als außerordentlich gewinnbringend erweisen.

Powernapping

Da heute alles – von Powerkeks über Powerdrink bis hin zur Powerfrau – mit »Power« sein muss, darf natürlich das Powernapping hier nicht fehlen. Das viel beschworene Mittagsschläfchen besitzt eine eigene Note. Es dauert maximal 20 Minuten. Döst und schlummert man länger, bleibt man für den Rest des Tages müde und matt. Schlafforscher haben herausgefunden: Dieses Powernapping ersetzt eine Tiefschlafphase und verbessert die gesamte Leistungsfähigkeit. So ein Nickerchen kann jeder kurz mal zwischendurch einrichten. Außer den Sechs- bis Zehnjährigen, den Grundschulkindern, ist jeder Mensch dafür gebaut, zwischendurch mal runterzufahren.

Das unbewusste Verrinnen der Schlafzeit

Hätte der zufällig vorbeigerittene Prinz nach seinem forschen Aufweck-Kuss Dornröschen gefragt: »Schatzie, was glaubst du, wie lange du geschlafen hast?«, wäre die Prinzessin nie auf hundert Jahre gekommen. Sie hätte mit Sicherheit angenommen, sie sei am Vorabend in ihr royales Himmelbett gestiegen.

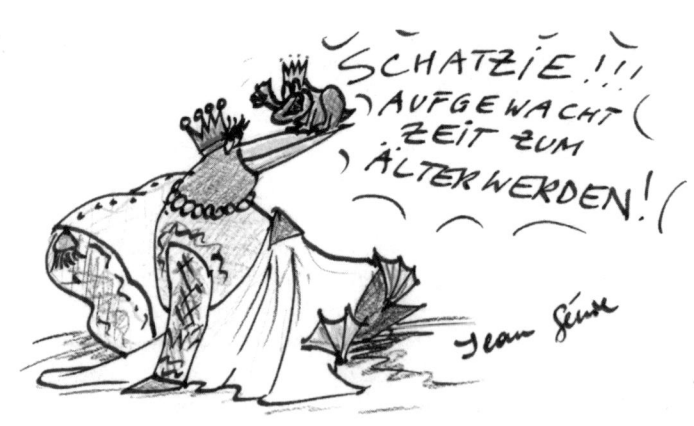

Abbildung 44: Es kann schlimm sein aus den schönsten Träumen gerissen zu werden

Schlafen ist unbewusst. Man kriegt nicht mit, wie und wie lange man schläft. Jeder kennt das: Man bucht sich eine Frühmaschine und sagt sich: »Verschlafen wäre doof«, wacht in der Nacht auf, schaut auf den Wecker und denkt: »Super! Ich kann noch drei Stunden schlafen!«, dreht sich um, und … plötzlich läutet er. Die drei Stunden hat man überhaupt nicht mitbekommen: »Das gibt's doch gar nicht! Ich habe doch eben noch auf den Wecker geschaut.« Das drückt eine ganz entscheidende Erkenntnis aus. Denn: Nicht wenige Menschen glauben, sie würden schlecht schlafen. Zu ihrer Überraschung erhalten sie bei unseren Messungen gänzlich unerwartete Erkenntnisse: Sie schlafen einwandfrei.

Die irreführende Meinung zur Schlafqualität

Die Qualität des Schlafs »misst« man nicht an der eigenen Meinung über seinen Schlaf, schon gar nicht über einen unpersönlichen Fragebogen. Vom Schlaf selbst kriegt man ja nichts mit. Auch hier gilt: Sein und Schein. Natürlich gibt es am nächsten Tag Indikatoren, wie man geschlafen hat. Ist man tagsüber hundemüde und sehnt sich nach einer Schlafcouch, dann – klarer Fall – hat man ein Schlafdefizit. Doch Vorsicht: Es kann durchaus sein, dass man sich zerschlagen fühlt, aber gute Schlaf-Messungen hat. Wie kann das sein? Man fühlt sich aus anderen Gründen schlapp und niedergeschlagen; nicht weil man müde wäre, sondern weil man vielleicht generell mit etwas unzufrieden ist, etwa wegen seiner Beziehung oder weil etwas im Job überhaupt nicht passt. Und das belastet die Psyche auf vielfältige Weise. Und es kann auch so etwas wie ein »banaler« Eisenmangel Ursache der Schlappheit sein.

Schlaf ist für unseren Körper lebenswichtig. Deshalb sollte man ihn auf keinen Fall vernachlässigen und seinem Körper jede Nacht die Chance geben, sich im Schlaf zu regenerieren. Und sollte man sich unsicher sein, wie man schläft, kein Problem: Schlafqualität lässt sich kinderleicht an der HRV messen, und zwar dort, wo man am besten schläft: zu Hause im eigenen Bett.

»Schlafe! Was willst du mehr? Schlafe! Senke Deine Wimpern ineinander, lasse Dich umweben so leise wie mit Sommerfäden auf der Wiese. Umweben lasse Dich mit Zauberfäden, die Dich ins Traumland bannen, schlafe!« [*]

Essen und Trinken: »Der Mensch ist, wie er isst«

»Bitte zu Tisch!« Wer kann schon einer solchen Einladung widerstehen? Niemand! Dies ist sogar unabhängig von Mentalität und Kultur, egal ob in Wien, New York, Sidney, Johannesburg oder Tokio. Apropos Kultur: Haben Sie sich nicht auch schon zuweilen gewundert, warum in den Museen aller fünf Kontinente so viele Gemälde mit Darstellungen von Essen und Trinken hängen? Ist Ihnen beim Gang durch die Kunsthallen nicht auch schon mal das Wasser im Mund zusammengelaufen? Wie heißt es so passend? »Das Auge isst mit.« Ob klassische oder zeitgenössische Bilder: Essen und Trinken sind definitiv ein herausstechendes Motiv; Augenschmaus auf der Leinwand.

Elegant gedeckte Festtafeln, üppige Mahlzeiten, das dazugehörige Getränk. Damit auch ja kein Zweifel aufkommt, steht zur Erklärung noch mit drunter: »Kleines Festessen« (Lucas van Valckenborch, 1535–1597), »Gastmahl im Hause des Bürgermeisters Rockox (Frans Francken d. J., um 1581–1642) oder »Das Fest des Bohnenkönigs« (Jacob Jordaens, 1593–1678). Dargestellt wird eher der König der Trinker gleich »in der ersten Reihe«. Allerdings fordert zu viel des Guten seinen Tribut. Kein Problem: Wenig diskret speit ein Gast mal kurz hinter sich. Man will ja keinen Gang, keinen weiteren Rebensaft verpassen.

---

[*] Bettina von Arnim, Goethes Briefwechsel mit einem Kinde, hrsg. von Waldemar Oehlke, Frankfurt: Insel Verlag, 1984, S. 416.

Auch ärmere Schichten und weniger abwechslungsreiches Essen findet Eingang in die Malerei. Bei der »Bauernhochzeit« (Pieter Bruegel d. Ä., um 1558) werden hauptsächlich Brot, Getreidebrei und Bier unter den Gästen verteilt, doch mit genau dem gleichen, glücklichen Augenausdruck entgegengenommen wie in bürgerlichen oder gar adligen Häusern. Beim »Tischgebet« (Jan Steen, ca. 1663) werden sogar noch das Baby und der Hund bei dieser lebenserhaltenden Tätigkeit festgehalten: die Familie mit ihrer Suppe, das Kind direkt vor der Mutterbrust und der Hund mit ein paar Resten am Boden.

Das Buffet ist eröffnet! Das opulente Mahlzeitstillleben stellt ab dem Ende des 16. Jahrhunderts Ess- und Trinkbares in den Mittelpunkt. Oft sind es einheimische und exotische Früchte, riesige Fische, rot leuchtende Hummer, frische Brotlaibe, Käsespezialitäten in Wagenradform. Etwa bei Jan Davidsz de Heem (1606–1683/84) rücken ein großer angeschnittener Schinken, ein fetter Hummer, Wein, Austern und viel Obst in den Mittelpunkt des Interesses. Denn gerade in jener Zeit gelangen bisher ungekannte Waren aus anderen Erdteilen nach Europa.

Karger, enthaltsamer verlaufen biblische Ess- und Trinkszenen vor dem Auge des Betrachters ab. Bei Leonardo da Vincis (1452–1519) Werk »Das Letzte Abendmahl« gibt es nur Brot. Bei Tintorettos (1518–1594) »Die Hochzeit zu Kana« hat jeder auf seinem Teller lediglich ein Huhn, dazu Brot. Natürlich spielt der aus Wasser entstandene Wein eine entscheidende Rolle. Doch der führt anscheinend nicht zu großer Ausgelassenheit.

Fröhlicher Claude Monets (1840–1926) »Frühstück« an der frischen Luft: umgeben von Blumen ein Tisch mit französischen Croissants, ein paar Früchten und trotz vormittäglicher Stunde bereits einem Glas Rotwein. Im Hintergrund eine elegant zum Ausgehen gekleidete Dame. Im Gegensatz dazu war die wohlgenährte Dame bei Edouard Manets (1832–1883) »Frühstück im Grünen« wohl der Einladung ihrer beiden Verehrer Hals über Kopf gefolgt. Natürlich und ohne jegliche Scham trägt sie ... ihr Evakostüm. Die Empörung der Kunstverantwortlichen jener Zeit kann man sich vorstellen. Folglich landete dieser Gemäldeschock im Pariser *Salon des Refusés*, im Salon der Abgelehnten. Man meint Picassos Lachen zu hören, als er in den 1960er-Jahren dieses Manet-Motiv in seinem ganz eigenen Kunstverständnis fast satirisch gleich zigmal auf die Leinwand bannt.

Aufgetischtes! Das Motto seiner EAT ART knüpft eigentlich wieder an die Mahlzeitstillleben an. Daniel Spoerri (geb. 1930) inspiriert sich kurzerhand an allem, was auf dem Tisch steht, selbst an abgegessenen Tellern ... und befördert dieses mit allen Essensresten an die Wand.

Noch keine »Art«, aber sicherlich auf dem Weg dorthin sind die unzähligen Essen-und-Trinken-Fotos auf Facebook, um zu demonstrieren: »Feeling goodJ!«, wie es einem so außerordentlich originell auf Facebookisch entgegentönt. Bald werden diese Fotos sicherlich von Kunstbeflissenen eingehend analysiert und nahtlos in die moderne Eat-Drink-Art-Szene eingereiht.

Dreh- und Angelpunkt des Lebens

Völlig gleichgültig, um wen es sich handelt: Unser gesamtes Leben kreist gnadenlos ums Essen. Erst danach kommt alles andere wie Liebe, Sicherheit, Geld, Frieden, ja sogar Moral. Gehen wir doch mal bewusst durch – eigentlich egal welche – Stadt. Sehen wir nicht ständig Menschen mit Essbarem in der Hand, mit Döner oder Eiscreme, Schokolade oder Wurstsemmel? Das ist das zentrale Grundbedürfnis in unserer Wahrnehmung. Und das Atmen? Ist uns – gelinde gesagt – wurscht. Das müssen wir ja ohnehin. Geschlafen wird irgendwie. Bewegung hingegen macht man gezielt und bewusst, um von A nach B zu kommen. Ihr Stellenwert? Absolut nicht lustvoll besetzt. Essen hingegen hat mit Lust, Genuss und Befriedung via Gaumen zu tun.

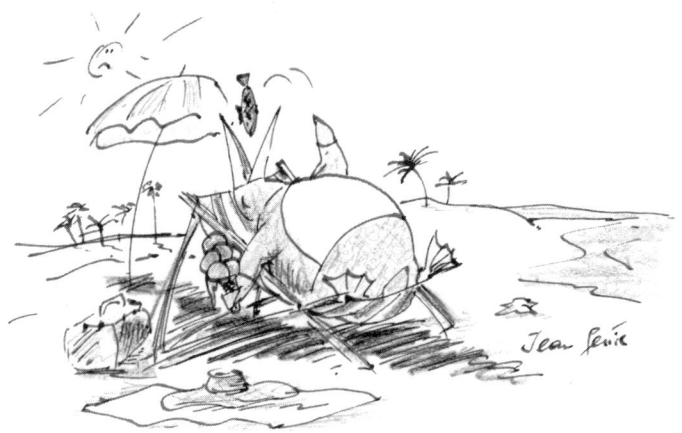

Abbildung 45: Essen hat mit Lust, Genuss und Befriedung via Gaumen zu tun

Im übertragenen Sinne sind wir so etwas wie hydropneumatische Verbrennungsmotoren. Um zu leben, brauchen wir Essen, Wasser und Luft. Wir benötigen Energie, die wir verbrennen müssen. Diese wiederum nehmen wir übers Essen auf. Essen, essen, essen: der Dreh- und Angelpunkt unseres Lebens. An dieser Hauptbeschäftigung unseres Daseins wird sich auch niemals etwas ändern. Denken wir an das Planen von Essen, an Festessen, an das knifflige Problem »Was koche ich?«, an das Frühstück, an die Frage, welcher Tee dazu passt, vielleicht ein Saft, Kaffee?

Hat nicht jeder auch gewisse Ess-Attitüden, die schon mit solchen ständig im Kopf herumgeisternden Fragen losgehen: »Soll ich jetzt gesund essen oder nicht?«, »Soll ich mich vegetarisch oder vegan verkösti-gen?« Ist man endlich mit sich im Reinen, welches Speiselokal man wählt, ist der Planungsterror noch nicht vorbei. Denn auch das Lesen einer zehnseitigen Speisekarte erfordert planvolles Auswählen. Würde man eine Zeitstatistik aufstellen, wie lange ein Kellner täglich unproduktiv neben einem Gast zwecks seiner Entscheidung ausharren muss, würde wahrscheinlich jeder Restaurantbesitzer blass werden. Schließlich entscheidet man sich doch wieder mit einem glücklichen Gesichtsausdruck für Gulasch, Salzkartoffeln und Salat oder Pizza Quattro Stagioni oder Gyros mit Tzatziki. Ein erfahrener Koch weiß deshalb treffsicher, was er am Vormittag portionsmäßig mehr und was er weniger vorbereiten muss.

Alles rund ums eigene Essverhalten wird gesteuert – nein, diesmal nicht von »Big Brother«, sondern von unserem eigenen vegetativen Nervensystem. Dieses automatische körpereigene Steuerungssystem ist vor allem dann gefragt, wenn es um die Energiezufuhr durch Essen und Trinken geht. Folglich ist es kein Zufall, dass dies generell für uns ein Riesenthema darstellt. Nicht umsonst haben wir zig Kochsendungen, Kochbücher, Internet-Rezepte, freuen wir uns auf Grillfeste im Sommer, folgen bei unserer Urlaubsplanung dem Hotel-Lockruf »Essen *all inclusive*!«. Außerdem möchte man in seinen wohlverdienten Ferientagen möglichst rund um die Uhr essen können. Schließlich weiß man ja nicht, wann man nach durchfeierter Nacht aus den Federn steigt. Doch genau zu dem Zeitpunkt – wohliges Seufzen – soll, wie in Versailles am Hofe des Sonnenkönigs Ludwig XIV., sofort ein reichhaltiges Frühstück serviert werden, am liebsten noch – gesteigertes Wohlfühlen – im Hotelbett!

Die Verfügbarkeit von Essen, seine Bestellmöglichkeiten, die Bandenwerbung auf Fußballplätzen für Essen-bestell-Hotlines, das ganze Thema der *Convenience*, also der Vielfalt und Bequemlichkeit, die wir damit haben, nimmt eine – wenn nicht die zentrale – Rolle in unserem Dasein ein. Warum eigentlich? Ganz einfach! Weil Hunger etwas ganz, ganz Fürchterliches ist. Das Gegenteil dessen, der Genuss, ist etwas ganz, ganz Wunderbares.

Von der Wiege bis zur Bahre ... mangiare, mangiare

Vom ersten Moment an, in man an die Mutterbrust gelegt wird, wird dieses Grundbedürfnis sofort befriedigt – genau genommen schon mit der Versorgung über die Nabelschnur. Nach der Geburt wird das Baby alle zwei bis drei Stunden gestillt. Dummerweise reduziert sich die Speisezufuhr ziemlich schnell – im Normalfall – auf Frühstück, Mittag- und Abendessen. Als Zusatzinformation kriegt man als Erwachsener den lieben, langen Tag eingebläut, man möge sich disziplinieren. Die Trotzreaktion folgt auf dem Fuß: Geschlemmt wird bei jeder sich bietenden Gelegenheit: beim Tauf-, Kommunions-, Konfirmations-, Bar-Mizwa-Essen, beim Hochzeitsmahl, sogar beim Leichenschmaus. Alles dies sind Gelegenheiten zu purem Essvergnügen.

In jeder Lebenssituation wird getafelt. Selbst beim Sterben erhält man auf Wunsch noch seinen geliebten Château-Wein oder irgendetwas Breiiges. Das sollte natürlich auch schmecken. Schließlich ist es das letzte Ma(h)l. Befremdlicherweise wird selbst der zum Tode Verurteilte direkt vor der Exekution noch beköstigt. Übrigens nur so am Rande: Die Henkersmahlzeit ist keine Erfindung der Europäer oder Amerikaner. Nein, bewahre! Dieser Brauch zieht sich, wie der Kriminologe Hans von Hentig erforscht hat, durch alle Kulturen und Jahrhunderte hindurch.* Der Grund sei wohl Beschwichtigung. Als Richter und Henker verspürte man offensichtlich wenig Lust darauf, dass einem die Seele des Getöteten als gruseliger Racheengel erschien.

So, jetzt ist aber endgültig Schluss mit dem lebenslangen »großen Fressen«! Nicht unbedingt. Die alten Ägypter versorgten sogar ihre Verstorbenen im Grab mit reichlich Proviant. Na und? Kann doch nicht schaden. Man weiß ja nie, wie lebendig die Seele bleibt.

---

* Vgl. Hans von Hentig, Vom Ursprung der Henkersmahlzeit, Verlag J.C.B. Mohr (Paul Siebeck), Tübingen, 1958.

Das rituelle Essen und Trinken

Von Hunger kann bei rituellem Essen nicht zwingend gesprochen werden. Zoomen wir uns mal in ein Massenfest. Der Mensch liebt den Rausch, sich abzuheben von der Wirklichkeit. Während einer lustvoll empfundenen Rauschzeit kann er jede gesellschaftliche Regel aushebeln, ohne danach Schwierigkeiten befürchten zu müssen. Denn er befindet sich ja in einer gleichgeschalteten Masse. Jede und jeder tut's. Um das Ganze zu erleichtern, braucht jeder gesellschaftliche, gemeinschaftliche Rausch Rituale. Kein Zufall also, dass jedes Land dieser Erde mit Wonne Gemeinschaftsfeste feiert. Bei dem weltberühmten und mittlerweile auf allen Kontinenten nachgeahmten Oktoberfest geht es – seien wir mal ehrlich – weniger um die Musik, weniger um das Achterbahnfahren und schon gar nicht ums Trachtenanziehen. Im Grunde geht es einzig und allein darum, mal so richtig die Sau in sich raus- und reinzulassen. Die arme Sau »spendet« folgerichtig ihre Schweinshaxe.

Alle Weltreligionen fördern rituelles Essen und Trinken. Es hat seinen Ursprung im Opfer, das einer Gottheit oder einem Gott dargebracht wird, meist Tiere, zuweilen auch Menschen. Spuren des Menschenopfers spiegelt noch das christliche Abendmahl wider. »Denn ich habe es von dem Herrn empfangen, was ich euch gegeben habe: Der Herr Jesus in der Nacht, da er verraten ward, nahm er das Brot, dankte und brach's und sprach: Nehmet, esset, das ist mein Leib, der für euch gegeben wird; solches tut zu meinem Gedächtnis. Desselbigengleichen auch den Kelch nach dem Mahl und sprach: Dieser Kelch ist das neue Testament in meinem Blut; solches tut, sooft ihr's trinket, zu meinem Gedächtnis.«[*] Im evangelischen Christentum reicht der Pfarrer beim Abendmahl auch heute noch zu Oblate oder Weißbrot Wein oder für Alkoholiker und Kinder Apfelsaft.

Eigentlich nicht verwunderlich, dass rituelles Essen und rituelles Schlachten eng zusammenhängen. Bei islamischer Schlachtung und jüdischer Schächtung müssen die für den Verzehr genehmigten Tiere völlig ausbluten. Das Blut gilt in diesen Religionen als unsauber. Folglich achten manche Religionsanhänger sogar darauf, wie das Tier getötet wurde.

---

[*] 1. Korinther 11, 23–25.

Verbotenes Essen

Wenn es diesem Ritus nicht entspricht, ist sein Verzehr strikt verboten. Wenn wundert's: Das Riesenthema des verbotenen Essens hat natürlich ebenfalls religiöse Hintergründe. Ob Christentum, Judentum, Islam, Hinduismus, Buddhismus – alle Weltreligionen haben programmatisch festgelegt, was man verzehren darf und was nicht. Die einen dürfen kein Schweinefleisch, die anderen kein Rindfleisch essen. Doch das Verbot, was man nicht zu sich nehmen darf, enthält – je nach Glaubensgemeinschaft – weitere Paragrafen. Es umfasst zuweilen auch Bestimmungen dazu, wann man sich an den gedeckten Esstisch setzen darf und wann nicht.

Während der sogenannten Fastenzeit darf man kein Fleisch, eventuell nur Fisch verspeisen oder noch strikter gleich gar nichts. Am wichtigsten Festtag im religiösen Leben der Juden, dem Versöhnungstag Jom Kippur, darf den ganzen Tag weder getrunken noch gegessen werden. Das gilt genauso für nicht kranke und nicht schwangere Muslime während des Ramadan von Sonnenaufgang bis -untergang. Zum Ausgleich erfreut man sich im Anschluss an das Fastenbrechen mit seiner Familie und Verwandten an einem höchst opulenten rituellen Festessen.

Hingegen laden katholische Gemeinden mitunter in ihrer Fastenzeit auch schon mal zu speziellen Fastensuppen ein. Bei Buddhisten wiederum stehen keine einheitlichen Fastentage auf dem Kalender. Um nicht beim Meditieren abgelenkt zu werden, verspeisen die einen nur so viel, wie sie benötigen, um dem Magenknurren zuvorzukommen. Andere essen in der Zeit gar nichts, wissen aber, dass dabei viel Trinken lebenserhaltend ist. Auch damit füllt sich irgendwie der Magen, wenn halt nicht mit Nahrung, so wenigstens mit Flüssigkeit.

Wellness-Fasten, FdH oder Diät

Heutzutage ist Fasten ja nicht mehr unbedingt religiös verankert. Man verfolgt damit weniger die Reinigung der Seele als vielmehr das Ziel, wieder in seine ideale Kleidergröße zu passen. Wenig essen – im Volksmund überhaupt nicht marketinggerecht »FdH«, also »Friss die Hälfte« genannt – und das Nichtsessen bieten – je nach Philosophie – für viel Geld die sich stark vermehrenden Wellness-Hotels an. Wer vom Dünnerwerden träumt, erliegt womöglich gar dem Wahn des Kalorienzählens oder den Versprechungen von Low Carb oder Low Fat oder ... und füllt leidend das Geldsackerl der daran hängenden Diät-Industrie.

Was hat man sich nicht schon alles abgewöhnt: Fingernägelkauen, Alkohol, sündhaft köstliche Süßigkeiten, Sex, Zigaretten. Essen jedoch bleibt, und das den ganzen Tag und nicht nur einmal am Tag, dreimal zumindest oder noch häufiger. Das heißt, das ist der größte Zugriffspunkt auf Genuss, Gesundheit, Wohlbefinden, Energie. Kein Wunder, dass ich damit alles abdecken kann. Essen ist die Voraussetzung für Bewegung, guten Schlaf, richtiges Atmen. Selbst meine sozialen Kontakte, meine Beziehungsqualität kann ich damit prägen und optimieren.

Wer bin ich eigentlich?

Ich kann, ich sollte, ich schlafe, ich trinke, ich esse ... Wer ist eigentlich dieses Ich? Was diese hochphilosophische Frage hier beim Essen und Trinken zu suchen hat? Eine aussagekräftigere Rubrik gibt es dafür eigentlich gar nicht. Der deutsche Philosoph und Religionskritiker Ludwig Feuerbach (1804–1872) hat sich ihr höchstpersönlich ausführlich als »Gastrosoph« gewidmet und etliche Abhandlungen über die »Essistenz« verfasst.* »Das Sein ist eins mit dem Essen; Sein heißt Essen; was ist, isst und wird gegessen.«** Aus seinem philosophischen Denken heraus formulierte er den heute sogar in der Werbung genutzten tiefsinnigen Satz: »Der Mensch ist, was er isst!«*** Tatsache ist: Mit unseren Speise-Eigenheiten zelebrieren wir unbewusst unser wahres Ich.

Sie erinnern sich: Wir Menschen definieren uns über verschiedene Kriterien um uns herum, und zwar nicht nur über den Job, unser Haustier und unser Auto, sondern grundsätzlich zuerst einmal über das Essen. Damit halten wir krampfhaft an unserer Identität fest. Wer bin ich?

Wenden wir uns dazu kurz dem cholerischen Bluthochdruck-Patienten zu, der mit hochrotem Kopf im Sommer bei 35 Grad im Schatten zum Gartengrillfest eilt. Schon bald füllen mehrere leckere Lammkoteletts seinen Teller, die er gnadenlos verputzt. Dazu schlürft er genüsslich einen

---

* Harald Lemke, »Feuerbachs Stammtischthese oder zum Ursprung des Satzes: ›Der Mensch ist, was er isst‹. In: Aufklärung und Kritik, Zeitschrift für freies Denken und humanistische Philosophie, hrsg. v. Gesellschaft für kritische Philosophie Nürnberg, Internet-Publikation, 1/2004, S. 119. Online verfügbar unter http://www.gkpn.de/lemke.pdf (Zugriff: 20.11.15).
** Ludwig Feuerbach, »Die Naturwissenschaft und die Revolution«. In: Anthropologischer Materialismus. Ausgewählte Schriften II, hrsg. v. Alfred Schmidt, Frankfurt: Ullstein, 1987, S. 222.
*** Ebda.

schweren Rotwein und – na klar, wir feiern doch, »so jung kommen wir
nie wieder zusammen« – spült zu guter Letzt noch mit Wodka, seinem
heiß geliebten Verdauungs-»Schlückchen« nach. Trotz Sommerhitze befindet er sich auf ganz dünnem Eis mit seinem Leitmotiv: »Hier esse ich
und kann nicht anders.« Doch die Folgen seiner ungezügelten Lustbefrie-
dung könnten verheerend sein. Aufgrund des gefährlichen Cocktails in
seinem Magen und seiner Blutbahn könnte er ohne großen Anlass »vor
Wut zerspringen« und irgendeine Untat begehen.

Oder die blasse junge Frau, die im Winter mit der Daunenjacke bei der
Heizung sitzt, weil sie friert: Sie »diätiert« sich mit Blattsalat und Jo-
ghurt. Ausweglos, auch sie käme nicht auf die Idee, etwas anderes zu
essen. Beide kennen sich selbst und ihre Nahrungszufuhr nur wie beschrieben und halten unerbittlich daran fest. Würde er Blattsalat essen
und ein Weißbier trinken, bestünde die Chance, dass er vielleicht nicht
explodieren würde. Und wenn sie sich im Winter nicht von Salat und
Südfrüchten ernähren würde, sondern von etwas, was sie wärmt, würde
sie sich wesentlich besser fühlen. Doch würde dies an ihrer Identität
rütteln.

Mancher isst sein Leben lang das gleiche Brot vom Bäcker. Wenn er
seine Semmeln, seine Brötchen, seine Brödli nicht hat, kennt er sich nicht
mehr aus. Und verflixt noch mal, wenn wir woanders sind und unser
gewohntes Essen dampft nicht auf dem Tisch, vergeht uns raketenartig
der Appetit. Schon schleicht das Identitätsproblem um die Ecke.

Wie sehr man sich über das Essen definiert, enthüllt skurrilerweise
ein Blick auf Listen veröffentlichter Henkersmahlzeiten. Wer annimmt,
Todgeweihte würden sich Speisen aus der Fünf-Sterne-Cuisine servieren
lassen, liegt voll daneben. 1939 verlangte es Bruno Hauptmann, den
Kidnapper des Lindbergh-Babys, vor seiner Hinrichtung nach Hähn-
chen, Pommes, gebutterten Erbsen, Sellerie, Oliven, Kirschen und zum
Nachtisch nach einem Stückchen Kuchen. Peter Kürten, der »Vampir
von Düsseldorf«, wünschte sich als Letztes ein Wiener Schnitzel, Brat-
kartoffeln und Weißwein. Und Timothy McVeigh, 1995 verantwortlich
für den Bombenanschlag in Oklahoma City mit 168 Toten, wollte lediglich zwei Kugeln Eiscreme, und zwar stinknormales Mint Chocolate
Chip.* Alles nichts Besonderes. Nahmen ihnen diese alltäglichen Spei-

---

* Siehe Dan Meyers, »What did the world's most notorious criminals request for their last
  meals? Veröffentlicht am 26.2.2015. Online verfügbar unter http://www.foxnews.com/
  leisure/2015/02/26/what-did-world-most-notorious-criminals-request-for-their-last-meals/
  (Zugriff am 20.11.2015).

sen etwas von ihrer Angst vor dem Ungewissen? Vielleicht haben sie sich damit unbewusst noch mal in ihrer Identität gestärkt. Alles wie immer.

Was esse ich?

Wie wir zuvor gesehen haben, wird das »Was esse ich?« als das allein Seligmachende betrachtet. Sogar bei allen Diäten ist es das Ausschlaggebende: WAS, WAS, WAS? Und im 21. Jahrhundert wird unser Luxusproblem sogar noch drastisch vergrößert. Heutzutage haben wir ein schier unerschöpfliches Angebot an Nahrungsmitteln aus aller Herren Länder. Wenn man es nur schaffen würde, sich ein wenig dafür zu interessieren, nicht unbedingt zu begeistern, etwas Zeit zu investieren und zu recherchieren, wo man was einkaufen kann und wie man es zubereitet, würde man viel Schaden von seinem Körper abwenden.

Alarmglocken bei industrialisierten Lebensmitteln

Ohne Umschweife gleich vorneweg: Wo es geht, sollte man sogenannte industrialisierte Lebensmittel meiden. Da stand nicht Mutter Erde, die Natur, Patin, sondern das Chemielabor. Greifen Sie mal wahllos in Ihren Kühlschrank. Selbst unschuldig dreinblickende, natürlich aufgemotzte Käsesorten enthalten das Verdickungsmittel E 466, die in der EU zugelassene Carboxymethylcellulose (CMC). Nur mal so am Rande: Man findet es übrigens auch in Waschmitteln. Hm, köstlich! Mit dem »Essen aus der Parallelwelt«, wie es Hans-Ulrich Grimm* nennt, werden nahrungsmitteltechnisch alle chemischen Register gezogen. Beispielsweise in Sachen Geschmack hat die Chemienahrung rein gar nichts mit dem ursprünglichen Nahrungsmittel zu tun. Unserem Gaumen wird durch künstlich beigefügten Geschmack etwas vorgegaukelt. Das Ganze ist nach bestimmten Kriterien »designed«. Auf der Liste der äußerst beliebten Zusatzstoffe steht ganz oben die Zitronensäure. Sie meinen, sie hätte etwas mit der aromatischen gelben Zitrusfrucht zu tun? Weit gefehlt! Sie hört eigentlich

---

* Hans-Ulrich Grimm, »Chemie im Essen: Lebensmittel-Zusatzstoffe, wie sie wirken, wie sie schaden«, Knaur Taschenbuchverlag, August 2013.

auf den Namen E 330, und dieser Lebensmittelzusatzstoff ist von einer Zitrone so weit entfernt wie unser blauer Planet vom Planeten Neptun.

Nahezu jedes Lebensmittel, das nach EU-Norm gekennzeichnet ist, liest sich wie ein Auszug aus dem Chemielehrbuch. Man scheint dem Chemikalien-»Konfetti« aus den Chemiefabriken nicht mehr entkommen zu können. Abgewandelt passt *Colonel Slades* trefflicher Ausspruch in dem Film »Der Duft der Frauen« auf die sich in unseren Lebensmitteln immer intensiver ausbreitende Chemieverseuchung: »Wenn die Scheiße den Ventilator trifft, sind wir ganz vorn.«
Doch noch sind nicht alle Lebensmittel chemiedurchtränkt. Zarte Hoffnungsschimmer bilden sich am Lebensmittelhorizont, weil – abstrakt ausgedrückt – neue Versorgungsmodelle entwickelt werden. Es gibt doch tatsächlich wieder Bauern, die Verbraucher mit ehrlichen Produkten beliefern. Klarer Fall, so was geht natürlich nicht zu Dumpingpreisen. Das Entscheidende ist aber doch: Hole ich mir Lebensmittel auf dem Höhepunkt ihrer Reife aus der regionalen Umgebung, optimiere ich die Lagerung entsprechend, bereite ich sie frisch zu und füge noch ein gutes Öl und »edle« Gewürze bei, habe ich ein gesundheitsförderndes Essen auf dem Teller. Und obendrein schmeckt es noch dazu verdammt gut. Mein Körper sagt »Danke schön!«.
Das Gleiche passiert, wenn ich in ein Restaurant gehe, das Wert auf frische, nährreiche Kost legt. Auch dort fällt die Rechnung etwas höher als beim *Fast-Food*-Restaurant. Der Unterschied: Nach einer ausgewogenen Speise mit frischen Gartenkräutern fühle ich mich wesentlich wohler – nicht nur während des Essens, sondern vor allem danach im Vergleich zu einem lieblos, im Akkord erstellten und runtergeschluckten *Fast Food.*

Lebensschiff MS »Gesundheit«

Das Dramatische: »Nicht Hunger und Mangelernährung, sondern eine ungesunde Ernährung und Übergewicht gehören weltweit zu den häufigsten vermeidbaren Ursachen für Krankheit und vorzeitigen Tod. [...] Laut Weltgesundheitsorganisation (WHO) waren 2014 mehr als 1,9 Milliarden Erwachsene übergewichtig, davon 600 Millionen sogar fettleibig.«* Diese 1,9 Milliarden Übergewichtigen übersteigen die nicht

---

* O. V. »Ungesunde Ernährung ist weltweit größtes Krankheitsrisiko: Überernährung

gerade geringe Einwohnerzahl Chinas noch um eine schlappe halbe Milliarde. Verdeutlicht man sich jetzt noch, dass damit fast automatisch auch die Anzahl der Diabetes-Anwärter drastisch nach oben schnellt, ist es dann nicht höchste Zeit, dass man als verantwortlicher Käpt'n seines Lebensschiffs MS »Gesundheit« sein Ess-Ruder herumreißt?

Selbstverständlich kann die staatlich vorgeschriebene Gesundheitsprävention etwas zur Verringerung und Vermeidung der Übergewicht-Katastrophe beitragen – aber noch viel mehr jeder Einzelne, nachdem er von der Waage heruntergestiegen ist und sich mal für sein von der Herzratenvariabilität gezeichnetes Flammenbild interessiert. Erschrecken garantiert! Nach jedem obst- und gemüselosen Tag, nach vielen süßen Getränken und vor allem dem geliebten Feind *Fast Food* spielt sich da einiges Unerwartete ab.

Fast-Food-Rezept

Fast Food: der Antagonist auf unserem Plastikteller. Dessen ungeachtet schlingen wir es zum Entsetzen unseres Körpers in fünf Minuten runter. Aber, man höre und staune, es gibt auch *Fast Food*, das alle Inhaltsstoffe hat, die wir brauchen. Neugierig? Das beste *Fast Food*, das man zubereiten kann, fängt damit an, sich zumindest einmal in der Woche ... Zeit zu nehmen und eine Suppe zu kochen. Richtig kochen kann zwar heute keiner mehr. Aber dieses Rezept schafft jede, sogar jeder. Bereiten Sie sich einfach eine richtige kräftige Rindersuppe mit Knochen, Fleisch, Innereien, Gemüse, also Möhren, Sellerie, Petersilienwurzeln, angerösteten Zwiebeln usw. zu. Mehr als eine Stunde, nämlich bis zu drei – weil sie auf kleiner Flamme köchelt – braucht man dazu schon, aber es lohnt sich. Was daran *Fast Food* sein soll?

Der Clou: Sie können Ihre Suppe portionieren, im Kühlschrank tagelang stehen lassen, sogar einfrieren und ... jederzeit rasch wieder auftauen. Halt! Nicht in der Mikrowelle. Einfach aufwärmen. Wenn es so weit ist, könnten Sie jede beliebige Einlage hinzugeben oder auch nur ein Ei oder geröstete Brotwürfel. Vielleicht haben Sie sogar noch ein paar frische Kräuter oder Schalotten oder ein paar Tropfen eines naturbelas-

---

inzwischen größeres Problem als Unterernährung«, in Bionity.com v. 12.10.2015, online verfügbar unter http://www.bionity.com/de/news/154962/ungesunde-ernaehrung-ist-weltweit-groesstes-krankheitsrisiko.html (Zugriff: 7.11.2015.)

senen Öls im Haus. Fertig! Eine jeweils frisch zubereitete warme Mahlzeit, die nährt, weil sie an sich bereits alle Makronährstoffe, also Kohlenhydrate, Eiweiß und Fett, enthält, dazu Salze wie Magnesium, Kalium,
Kalzium, die der Körper benötigt. Moment – die Auflistung ist noch
nicht fertig: Hinzu kommen Vitamine, sekundäre Pflanzen- und Inhaltsstoffe von den Kräutern; und die Omega-3-Fettsäuren über das Öl helfen
sogar, das Vitamin A aus den Möhren aufzunehmen. Eine komplette
Mahlzeit … in zehn Minuten aufgewärmt und gegessen. Eben *Fast Food*.
Sicherlich findet sich auch auf der Arbeitsstelle eine Aufwärm-Möglich-
keit. Ergo ein relativ überschaubarer Aufwand, und man kann so viele
Suppen mit diversen Einlagen so unterschiedlich zubereiten, dass man
jeden Tag eine andere hat. Zum Mitschreiben: Damit erfüllt man die
Forderung des Körpers nach Nährstoffen, Vielfalt, Abwechslung und
Wohlbefinden.

Vorhang auf zum alljährlichen Kurz-Kultstück »Dinner for One«.
Läuft einem nicht das Wasser im Mund zusammen, wenn Butler James
zum 90. Geburtstag von Miss Sophie die einzelnen Gänge aufträgt? Als
Vorspeise die indische Mulligatawny-Suppe, gefolgt von ein wenig
(»little bit«) Nordsee-Schellfisch, danach leichtes Hühnchenfleisch und
zum Dessert Früchte. Die Speisefolgen sind nicht üppig, sondern leicht,
schmackhaft und harmonisch aufeinander abgestimmt, selbstverständlich alles mit den dazu passenden Getränken. Selbst ein Geburtstags-
abendessen kann vorbildhaft und trotzdem ein Genuss sein.

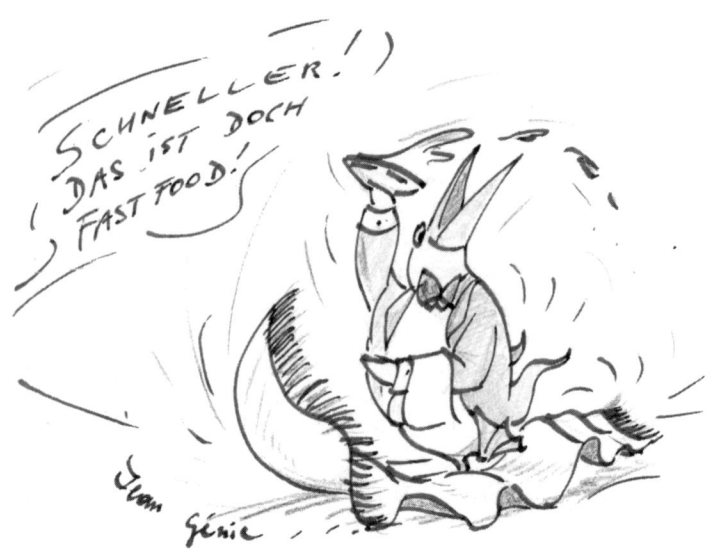

Abbildung 46: Dinner For One

Zur konkreten Beantwortung der Frage »WAS sollte ich essen?« hier noch in Anlehnung an die berühmteste Formel der Welt eine simple Mahlzeitzubereitungs-Formel: $e = (tm + ta)^2$: Energie = traditionelle mediterrane und traditionelle asiatische Küche im Quadrat. Darin enthalten sind die wahren Vorbilder für frische Zubereitung mit gesundem Öl, Omega-3-Fettsäuren über frische Fische bis hin zu sehr viel frischem Obst und Gemüse.

Wie oft esse ich?

Noch so eine quälende Frage. Verwirrenderweise erhalten Sie von jedem Diätguru garantiert eine andere Antwort. Und doch gibt es eine allgemeingültige. Sie stammt wieder von unseren noch nicht durch die sogenannte Zivilisation verbogenen Kindern.

Vor Jahren berichtete auf der Geburtenstation eine Kinderschwester von einer jungen, völlig verzweifelten Erstmutter. Trotz ständigem Anlegen trinke ihr Kind nicht gescheit. Alle Bemühungen seien umsonst! Die abgeklärte Kinderschwester beruhigte sie: »Wenn ich dauernd von der Wurstsemmel abbeiße, habe ich auch nie richtig Hunger.« Ein Baby »weiß« noch, ob es Hunger hat oder nicht, und schlemmt nicht aus Zeitvertreib. Es braucht eine Auszeit zwischen den Mahlzeiten. Die nutzen Neugeborene bekanntlich zum Schlafen. Der Körper benötigt solche Karenzzeiten, auch der von Erwachsenen. Sobald man den Kinderschuhen entwachsen und im Wahlalter ist, sollte man deshalb tunlichst darauf achten, vom Abend an gerechnet zwölf Stunden nichts zu essen. In dieser Zeitspanne erholt sich der Verdauungstrakt wunderbar. Nachts wird verdaut, entgiftet und werden die Energiespeicher gefüllt. Danach wappnet sich der Körper für Leistung, ursächlich um die Nahrung zu beschaffen für die nächsten Mahlzeiten.

Nota bene: Diese Essenspause muss nicht unbedingt früh am Abend beginnen, damit man um acht Uhr wieder frühstücken kann. In den südlichen Ländern, wo man erfahrungsgemäß spät zur Nacht isst, beispielsweise in Portugal, trinkt man zum Frühstück nur einen Espresso. Erst zu Mittag versorgt man sich wieder mit Essen. Funktioniert auch. Hauptsache, man gibt seinem Verdauungstrakt genügend Zeit und Ruhe für seine nächtliche Schwerstarbeit.

Wie oft man isst, dafür gibt es keine allgemeingültige Regel. Wenn ein wie auch immer gearteter Guru sagt, es müssten zwei, drei oder sechs Mahlzeiten pro Tag sein, so ist das nicht unbedingt für jeden der Weisheit letzter Schluss. Vier- bis sechsmal zu essen, gilt für eine Mehrheit als günstig, aber nicht für alle. Es gibt Unterschiede. Man muss das persönliche Maß finden. Dieses jedoch liegt vielleicht nicht bei zwei oder drei Mahlzeiten täglich, sondern eher bei mehreren.

Eines ist sicher: Man sollte tagsüber nicht ständig irgendetwas snacken aus einem schwerwiegenden Grund: Der Insulinspiegel gerät damit dauernd in Wallungen. Er steigt ständig unnötig, vor allem, wenn ich mir etwas Süßes zwischendurch erlaube. Wenig später sinkt er reflektorisch wieder. Zum Frühstück gezuckerter Kaffee mit Zimtschnecke: Der Insulinspiegel steigt. Nach einer Weile fällt er reaktiv unter das Ausgangsniveau. Nun kriege ich Heißhunger. Worauf? Schon gaukelt uns die Versuchung vor, mit Süßem könnte ich diesen stillen. Schnell überredet, stopfe ich ein paar Schokoladenstückchen in mich hinein. Insulin hoch, Insulin runter. Im Büro genehmige ich mir den nächsten wohlverdienten Kaffee mit Zucker. Zack! Schon geht das Insulin wieder hoch und runter. Und so geht es dahin, bis irgendwann mal die Bauchspeicheldrüse entnervt von dieser ewigen Leier schreit: »So, jetzt bist du Diabetiker! Ich habe keine Lust mehr!« Diese ständige Insulin-Achterbahn führt im Windschatten furchtbare, lebenslange Konsequenzen mit sich. Man bedenke: Jeder Körper hat ein Gedächtnis und merkt sich diese »Hänseleien«. Deshalb sollte man unbedingt darauf achten, während des Tages eine bestimmte gesunde Energieversorgung zu haben. Dafür vergibt der Körper Pluspunkte!

Wie viel esse ich?

Die Fragestunde ist noch nicht beendet. Wer etwas isst, sollte auch wissen, wie viel. Obelix lebt uns beispielhaft vor, dass der ständige Verzehr eines oder gar zweier gebratener Wildschweine zu einer recht ansehnlichen Körperfülle führt. Das Zauberwort heißt deshalb – wer hätte das gedacht? – »Kalorien« oder korrekterweise und im besonderen Wortsinn »KILOkalorien«. Will man also nicht Obelix-mäßig durch die Lande ziehen oder es wie der bedauernswerte Majestix nach enormen Schlemmereien bei Festbanketten an der Leber kriegen, sollte man unkontrollierte Kalorienaufnahme tunlichst vermeiden.

Knackpunkt dabei ist – Achtung! – die Gesamtkalorienzahl und wie viel man pro Tag zu sich nimmt. In der Erforschung gesunder Langlebigkeit, dem sogenannten *Anti-Aging*, hat sich seit Längerem der Begriff der Kalorienrestriktion etabliert. Ein bisschen Hunger zu haben, ist grundsätzlich gar nicht so übel! Jedoch sollte man dabei unbedingt darauf achten, welcher Typ man ist. Blickt mir im Spiegelbild ein zartes, gertenschlankes Wesen ins Auge, und erhebe ich trotzdem die Kalorienrestriktion für mich zu einem Dogma, muss ich mich über die Folgen wundern? Nein! Wie bemerkte Ludwig Feuerbach doch so richtig? »Das Dogma ist nichts anderes als ein ausdrückliches Verbot zu denken.« Logischerweise fehlen mir körperliche Reserven, sollte ich sie mal brauchen. Statistisch gesehen, habe ich deswegen längst nicht die gleichen Chancen wie jemand, der etwas mehr Speck auf den Rippen spazieren trägt.

Eine Kontrolle wäre auch der Body-Mass-Index (BMI) bzw. Körpermaß-Index. Dabei werden das Gewicht und die Körpergröße in Verbindung gesetzt. Brächte z. B. jemand 50 kg auf die Waage und wäre 1,70 m groß, hätte sie oder er einen BMI von rund 17 – ein Wert, der zahlenorientierten Menschen die Untergewichtigkeit klar vor Augen führt. Anders ausgedrückt: BMI-Werte unter 20 sind nicht so erstrebenswert. Zwischen 23 und 25 wäre vorteilhafter. Werte, die darüber liegen und nicht auf Muskel-, sondern Fettmasse zurückzuführen sind, signalisieren vor allem eines: Der Gewichtsträger hat seine Essensgewohnheiten wie

Obelix definitiv ... nicht im Griff. Sein Fett wird im Bauchraum gespeichert. Achtung: Gefahr im Verzug! Sie erinnern sich: Genau da sitzt die lauernde *Silent Inflammation*. Zwar kann man sie mit dem Vagus etwas in Schach halten. Doch das Bauchfett ist voller Risiken und der Bauchumfang von hoher Aussagekraft. Werden dabei Grenzwerte übersprungen, schauen die Gesundheitsprognosen nicht allzu rosig aus.

Es gibt nämlich noch einen weiteren, sogar noch aussagekräftigeren Parameter, der mindestens ebenso einfach zu eruieren ist wie der BMI. Richtig, es ist der Bauchumfang. In Höhe seines größten Umfangs – meist in Nabelhöhe – gemessen, sollte dieser bei Frauen unter 88 Zentimetern, bei Männern unter 102 Zentimetern liegen. Zum Ansporn: Jeder Zentimeter weniger senkt das Risiko für Bluthochdruck, Diabetes und Gefäßerkrankungen um fünf Prozent!

WIE und WIE LANGE esse ich?

Wenden wir uns wieder einem etwas weniger risikobehafteten Thema zu. Bei der Beantwortung der Frage, wie und wie lange man essen sollte, nähern wir uns in einem Kriterium der F.-X.-Mayr-Medizin: guuuuut kauen. Der Trick dabei: die Speise zu würdigen und zu genießen. Wenn sie aufwendig zubereitet wurde, genieße ich sie vielleicht auf einem nicht alltäglich eingedeckten Tisch, vervollständigt mit stillvollem Teller und Besteck, aufrecht sitzend. Nein, ich werde das Gericht nicht irgendwie bei laufendem Fernseher reinschlingen. Die Antwort schillert schon durch: Ich kann und sollte das Wie und das Wie-lange entsprechend und bewusst lenken. Und entsprechend ihrem Wert sollten die Mahlzeiten weder zu kurz noch zu lange dauern. Generell gilt: Langsam-Esser haben einen Riesenvorteil: Sie kauen besser und genießen mehr. Das Sättigungsgefühl tritt nahezu zeitgleich mit Beendigung der Mahlzeit ein, also nicht verspätet. Ihr Verdauungssystem dankt es ihnen.

Wann esse ich?

Leichte Frage, gleich beantwortet: morgens, mittags, abends, durchaus mit einer Stärkung am Vormittag und dem Nachmittagskaffee oder dem Fünf-Uhr-Tee zur kulinarischen Kontemplation. Keineswegs. Das ist nur die Teilantwort. Sie umfasst viel mehr. In welcher Jahreszeit speisen wir? Bedauerlicherweise ist da gerade heute einiges im Argen. Seit Jahrzehnten essen wir wegen des Vitamin C Südfrüchte im Winter. Dumm nur: Das funktioniert leider überhaupt nicht. Sie müssen nur verkauft werden. Sie heißen Südfrüchte, weil sie im Süden wachsen, weil sie nicht nur die zuvor beschriebene blasse, dünne Frau, sondern alle abkühlen. Die Natur hat sie für Menschen geschaffen, die einen Ausgleich zur sommerlichen Hitze benötigen. Doch merkwürdig: Im Sommer suchen wir sie in den Läden vergeblich. Dafür haben wir in der heißen Jahreszeit eben üppige Mahlzeiten mit Lammbraten, die erhitzen. Verkehrte Welt à la »Dunkel war's, der Mond schien helle, / Schneebedeckt die grüne Flur, [...] / Als ein totgeschoss'ner Hase / Auf der Wiese Schlittschuh fuhr, [...] Und ein Junge bei der Hitze / Mächtig an den Ohren fror!«*

Kinderreim? Dann wühlen wir doch gleich mal in unserer Erinnerungskiste. Wie kochte man eigentlich früher, als es in den Läden nur Saisonware gab? Im Winter brutzelte der Braten lang im Rohr und verströmte einen appetitanregenden Duft. Dazu gab es Kartoffeln mit gekochtem Kraut. Die Kalorien brachten die notwendige Energie, die auch von innen wärmte. An warmen Sommertagen aß man leichtere, frischere, kalorienärmere Kost, Pellkartoffeln, Eier und saisonales Gemüse sowie Salate, oft aus dem eigenen Garten. Warum setzen wir nicht auch heute bewusst auf Saison-Lebensmittel? Sind doch relativ einfach zuzubereiten. Der Körper funktioniert im Sommer einfach anders als im Winter. Also sollte auch der »Treibstoff« entsprechend angepasst sein.

Wozu esse ich?

Ab und zu sollte man sich zur Seite nehmen und befragen: Esse ich, weil ich mir damit einen Lustgewinn oder Gaumengenuss beschere? Zwischen beidem besteht ein gravierender Unterschied. Lust bedeutet Kompensation für etwas, was ich nicht habe. Für immer mehr Menschen wird Essen zu einem schnellen Lustgewinn. Man isst nicht, um seinem Körper die benötigte Energie zuzuführen. Man will sich vielmehr irgendeinen Mangel ausgleichen und dazu über den Gaumen etwas Gutes tun. Gereizt wegen monotoner Sexualität, angewidert von langweiliger Arbeit, enttäuscht vom abwesenden Freund oder nicht anwesender Freundin. Umso dringlicher die Suche nach Ersatzbefriedigung. Und die wiederum

---

* Autor unbekannt.

erhofft man sich vom Kühlschrank. Doch dieser Lustgewinn ist nur kurzfristig. Prekär wird die Lage, wenn ich aus einer Ausnahmesituation einen Dauerzustand mache und mir hemmungslos und ungezügelt Lustessen zuführe, etwa in Form von Kartoffelchips, Eiscreme, Schokolade und anderem nährstofffreien Kram. Denn dieser lässt im Handumdrehen die Anzahl der Kilos auf meiner Waage hochschnellen und senkt die Qualität meiner Gelenkknorpel – mit dem Ergebnis chronischer Gelenkschmerzen, was dann erst recht zum Bewegungsmangel führt. Essen soll genussvoll sein, aber nicht unbedingt zu einer lustvollen Ersatzhandlung verkümmern.

Eine weitere entscheidende Wozu-Frage: Welchen Stellenwert hat meine Nahrung? Trage ich damit etwas zu meiner Gesundheit bei oder nicht? Ist es ein soziales Geschehen, das ich dabei zelebriere und das mir etwas gibt, wenn ich mir dazu Freunde einlade und Gaumenfreuden zubereite? Auch mit Blick darauf kann ich es mir aussuchen. Will ich meine Beköstigung auf einem hohen Niveau halten, als kulinarische Köstlichkeiten für mich als Gourmet (Feinschmecker) zubereiten? Oder setze ich auf Menge, auf üppige Mahlzeiten, damit ich als Gourmand (Vielfresser) endlich nach drei Nachschlägen satt werde? Ich, ich und nur ich allein habe Aufnahme und Verbrauch in der Hand.

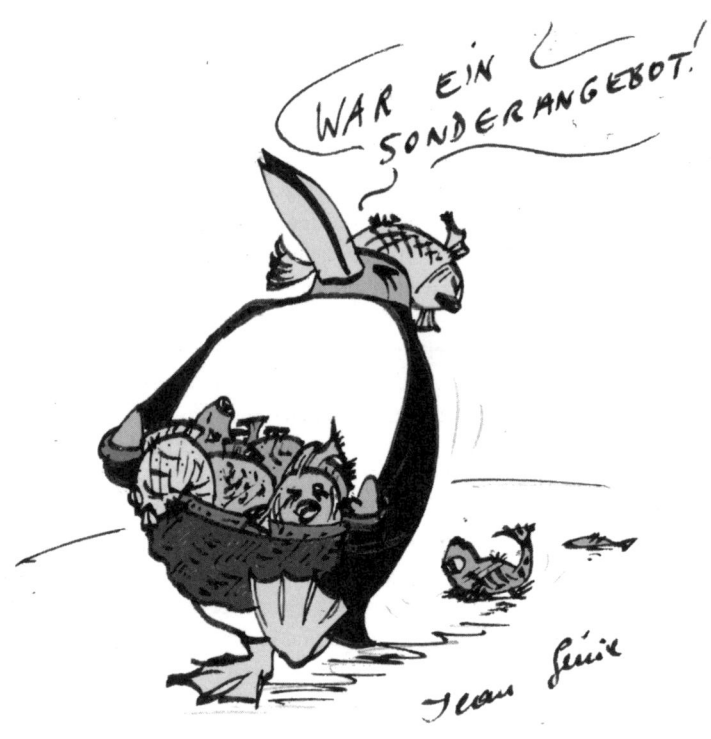

Abbildung 47: Letztlich ist man für sein Übergewicht selbst verantwortlich

Wo esse ich?

In vielen Momenten entpuppt sich die U-Bahn, der Bus, die Straßen- oder Eisenbahn als Kantine. Jeder kaut und mümmelt vor sich hin, trinkt und schlürft irgendetwas auf seiner Fahrt. Dabei beschallt er seine Ohren noch mit einer Musik-App oder bespaßt sich zusätzlich mit einem der unüberschaubar vielen, natürlich außerordentlich coolen Online-Spiele auf dem Handy. Oder man verschlingt schnell mal was gedankenlos in einer übervollen Geschäftsstraße, vertilgt seine Kantinenportion so, dass man nicht auf den Teller schaut, sondern den Blick wie festgezurrt auf das irrwitzig spannende Kriegsspiel richtet. Schließlich ist man ein *tougher* Tablet-Gamer.

Warum um alles in der Welt nimmt man sich nicht wenigstens einmal pro Woche die Zeit, in den eigenen vier Wänden an einem schön gedeckten Tisch mit entsprechendem Geschirr mit echten Blumen und in netter Gesellschaft zu speisen? Schielt man nicht jeden Silvesterabend heimlich auf die Tischdekoration, wenn Miss Sophie ihrem Butler James ein Kompliment macht: »Es schaut wirklich alles sehr schön aus.«?

Wer isst mit mir?

Mit WEM ich esse, ist ganz entscheidend. Ein wesentlicher Beitrag zu Gesundheit und Normalgewichtigkeit beginnt schon beim gemeinsamen Abendessen. Übrigens – haben Sie das schon vergessen? Miss Sophie feiert ihren 90., ist völlig allein, und doch hält sie an ihrer Tischeinladung mit, zugegeben, schon recht lange verstorbenen Freunden fest. Selbst die Unterhaltungen und Schmeicheleien der scheinbar anwesenden Gentlemen spielt sie mit ihrem Butler durch. Unwillkürlich fragt man sich, Sketch hin oder her, ob nicht der besinnliche, mit Freunden feiernde Lebensstil der alten Dame zu ihrem langen Leben verholfen hat. Zum Abschluss der Geburtstagsfeier muss Butler James für seine Miss Sophie noch zur Hochform auflaufen: »The same procedure as every year, James!«, und verspricht ihr eine sündige Nacht: »Well, I'll do my very best!« Wie man aus dem mit britischer Eleganz vorgetragenen bescheidenen Satz zwischen den Zeilen lesen und an Miss Sophies hohem Alter ablesen kann, trägt jahrzehntelanger Sex enorm zur Lebensenergie bei.

Doch man braucht weder ein separates Esszimmer noch Butler James. Es reicht schon, wenn man sich mit guten Freunden in einem Restaurant trifft, wo die Architektur mit Dekoration und die Freundlichkeit der Kellner zusammenpassen. Oder ein gemütliches Sonntagsessen mit der Patchwork-Familie. Sie erinnern sich: Nach dem Resonanzprinzip führt alles zu einer positiven Interaktion. Diese wirkt sich auf das aus, was das Essen mit mir macht und ich mit dem Essen. Ja, selbst das haben wir in der Hand.

Anders schaut es aus, wenn ich mit jemandem essen gehen muss. Ist es zu allem Überfluss noch jemand, der mich mobbt, oder der furchtbare Chef oder ein langweiliger Bekannter, ergeben sich ebenfalls Resonanzen – jedoch keine positiven. Solche aufgezwungenen Esssituationen bleiben nicht folgenlos. Die Wirkung kann desaströs sein, sogar krank machen. Überhaupt passen Firma, Geschäft, Arbeit und Essen nicht zusammen. Bewirtung durch den Chef oder die Führungskraft soll zwar eigentlich der Motivation, die Bewirtung von Kunden der Kundenbindung dienen oder gar bei dunklen Wolken am Geschäftshimmel für Sonnenschein sorgen. Indes, das Setting ist verkrampft, Business-Etikette erforderlich, und vielleicht mag man die vorgesetzte Speise nicht, kann sie aber aus geschäftlicher Diplomatie heraus nicht stehen lassen. Mit Genuss, Entspannung oder gar Erholung hat das nichts mehr zu tun. Rein gar nichts.

Jetzt kommt's und ist kaum zu glauben: Die Messergebnisse der eigenen Herzratenvariabilität verraten sogar, wie sich jemand beim Business-Lunch und später beim Abendessen zu Hause fühlt. Das Flammenbild der Herzratenvariabilität dokumentiert zweifelsfrei, ob ich mit jemandem auf einer Wellenlänge speise oder nicht: Ist Sympathie gewährleistet, steht einer gesundheitsfördernden Wirkung nichts im Wege.

Das WASSER

Nahrung, Luft zum Atmen und Trinkwasser sind im wahrsten und ehrlichsten Sinne des Wortes »alternativlos«. Sie liefern uns unsere Lebensenergie. Und eines sollten wir nie vergessen: Wir bestehen zu drei Vierteln aus Wasser.

Das erste Medikament, das die Menschheit schon vor 5 000 Jahren in der ayurvedischen, also altindischen, Naturheilkunde kannte, war – man lese und staune – heißes Wasser. Klingt nach Märchenstunde? Ist es aber nicht. Kaltes, vielleicht noch mit Eistückchen angereichtes Wasser trinkt man nur, wenn man überhitzt ist und man Magenhitze hat. Eine klare Notsituation. Es wird Energie verbraucht, um das Wasser aufzuwärmen. Hingegen warmes Wasser auf nüchternen Magen tut jedem gut. In den Ayurveda-Kliniken wird das Wasser sogar noch sieben Minuten lang sprudelnd gekocht, weil es dann anders wirkt. Kocht man zudem noch Ingwerscheiben mit, erhöht das die entgiftende Wirkung. Erwiesenermaßen unterstützt heißes Wasser den Dünndarm in seiner Funktion, das Nützliche vom Unnützen zu trennen – also eine extrem gewichtige Aufgabe. Übrigens: Auch dem Herzen – das innerhalb eines Funktionskreislaufs den YANG-Aspekt im YIN des Dünndarms entspricht – geht es gut, wenn das Nützliche vom Unnützen getrennt ist.

Wie soll man sich die Funktionsweise des Trennens vorstellen? Sie kommen von der Arbeit nach Hause, öffnen Ihren prall gefüllten Kleiderschrank und sagen sich: »So, jetzt wird mal Tabula rasa gemacht!«

Jedes Kleidungsstück wird kritisch geprüft. Hoppla, der Pullover ist völlig aus der Mode, dieses Teil schon jahrelang nicht getragen, also hinein in die Kleidersammlung. Plötzlich kennen Sie sich im Schrank wieder aus. Sie empfinden eine gewisse Form der Befreiung und fühlen sich wohl dabei. Ähnlich ist es mit dem Trinken heißen Wassers. Deswegen spielt es in vielen Medizinsystemen und Kulturen eine gewichtige Rolle.

Trinkwassermangel steigt

Durst ist genauso grausam wie Hunger. Doch sauberes Trinkwasser zu haben, ist heutzutage ein Privileg. Mittlerweile leiden Millionen von Menschen an mangelnder Trinkwasserversorgung, Tendenz dramatisch ansteigend. Angesichts des Klimawandels, des Austrocknens der Böden und der rasant wachsenden Weltbevölkerung warnen Experten nicht erst seit gestern vor dem drohenden Süßwassermangel. Kriege um das kostbare Nass sind nicht mehr nur ein Horrorszenario entfesselter Fantastereien. Beispiele für solche Konfliktpotenziale gibt es bereits genügend im Nahen Osten, in Indien, in China. Noch haben wir hier in Europa diesen Wasserschatz; noch die Möglichkeit, gut zu essen; noch die Möglichkeit, gute Luft zu atmen. Alles dies sind nach wie vor exzellente Voraussetzungen, um unsere Gesundheit zu fördern.

Zum täglichen Trinkverhalten gehört, nicht erst auf den Durst zu warten. Ob Sie genügend Flüssigkeit zu sich nehmen, erkennen Sie selbst an der Farbe des Urins: je heller, desto besser. Kinderleichte Anleitung, stimmt's? Und wieder: Kinder und Jugendliche machen es uns überall vor. Jeder nuckelt, egal wo, egal wann, an einer Wasserflasche. Richtig!

So viel zur Geschichte von shuǐ (水), dem Wasser, liángshí (粮食), der Nahrung, und kōngqì (空气), der Luft.

Nach dem Essen immer messen

»Lass Nahrung deine Medizin sein!« Dieser Appell des großen Arztes Hippokrates (460–370 v. Chr.) legt uns aus gutem Grund ans Herz, uns mit dem ungeheuren Potenzial, das in unserer täglichen Ernährung steckt, auseinanderzusetzen. Wichtige Erkenntnis dabei: So, wie alles personalisiert ist, ja sein soll, ist es auch mit der Ernährung. Man sollte deshalb mal in sich gehen und fragen: Passt mein Speiseplan, passen meine Ernährungsgewohnheiten grundsätzlich auch wirklich zu mir? Dabei sollte man sich auf keinen Fall auf sein leider höchst subjektives Urteil verlassen, sondern sich um ein objektives kümmern. Welche Nahrungsmittel für mich besonders gut verwertbar sind, kann nun tatsächlich auf Basis physiologischer Parameter der HRV-Messung ermittelt werden. Damit erhält man eine unverfälschte, unmissverständliche, personalisierte Auskunft.

Für den einen sind Kohlenhydrate besonders zuträglich, für den anderen Eiweiß und Fleisch wichtig, für den dritten Früchte und Gemüse. Wenn ich für mich aus dem Bauch heraus entscheide, dass z. B. vegane Kost für mich das Richtige ist, und ich über die HRV-Messung mir nachweisen kann, dass sie mir wirklich guttut: kein Problem! Dann hinein ins vegane Ess-Vergnügen. Das geht aber nur, wenn ich es wirklich im Innersten genießen kann, wenn mein System davon profitiert und mein autonomes Nervensystem mir eindeutig signalisiert: »Passt!« Willkürlich mit Überwindung ist vegane Kost chancenlos, sogar gesundheitsgefährdend. Wenn die Messung etwas anderes zeigt, als man glaubt, sollte man unbedingt auf seine Körpersignale hören.

Erste eiserne Regel: Immer mal wieder nachmessen, um zu sehen, wie es mir jetzt geht mit dem, was ich esse und vor einiger Zeit als gut für mich »ermessen« habe. Nie vergessen: Nicht nur der Geschmack, auch die Funktionsabläufe im Körper ändern sich. Bis gestern war ich Fleischfan und hasste allein den Anblick von Fisch auf dem Teller. Heute liebe ich Fisch und halte mich mit Fleisch- und Wurstwaren zurück. Ich sollte neugierig sein, immer mal wieder etwas Neues ausprobieren. Vielfalt ist entscheidend! Und das Tolle: Bei regelmäßigen Messungen kann ich mich endlich selbst dabei beobachten. Endlich kann ich mich selbst davon überzeugen, ob es wirklich passt. Endlich kann ich damit feststellen, ob ich noch auf dem richtigen Weg bin oder in eine andere Ess-Richtung abbiegen sollte.

Zweite eiserne Regel: Die Summe der Ereignisse entscheidet. Als Genussmensch bin ich vielleicht ein richtiger Steak-Tiger. Ja, ich weiß, dass ist eigentlich nicht wirklich gesundheitsförderlich. Letztlich aber spitzt sich alles auf eines zu: Wenn mein Gesamtsystem, mein Immunsystem stark ist, wenn ich alles andere in puncto Lebensstil richtig mache, kann ich eine Minderheit an gesundheitsschädigenden Faktoren kompensieren. Drastisches Beispiel: Hat jemand erhöhte Cholesterinwerte und erhöhten Blutdruck, bewegt sich aber viel in frischer Luft, ist obendrein nicht übergewichtig und führt eine erfüllte Beziehung, ist sein Schlaganfallrisiko nicht so hoch wie für jemanden, der hohen Blutdruck, Stress und schlechte Blutfettwerte hat, sich ungesund ernährt, viele Pfunde auf die Waage bringt, 40 Zigaretten raucht und zu allem Übel noch eine genetische Disposition im Lebensreise-Gepäck mitschleppt.

In der Natur läuft alles dynamisch und nicht schlagartig ab. Wenn ich ein Fest bis zuletzt auskoste, habe ich stets die Freiheit und Verantwortung, mich zu entscheiden, ob ich das Glas noch trinke und die vierte Currywurst noch esse. Das Zauberwort heißt »Ausgleich«! Lebe ich am nächsten Tag weiter gesund, hole ich mir locker die abgebauten Pluspunkte »wieder rein«!

Es kann nicht oft genug wiederholt werden: Gesundheitsbildung bedeutet keinesfalls, alles richtig zu machen. Unser Körper weiß, dass wir nicht als Heilige durchs Leben schreiten. Deshalb kommt er uns stillschweigend mit Kompensation entgegen. Allerdings macht er damit kein großes Aufheben. Folglich sollte man in regelmäßigen Abständen Messungen vornehmen. Am laienverständlichen, individuellen Flammenbild lässt sich die eindeutige Aussage des Körpers ablesen, wie es um ihn steht.

Folglich lautet die dritte eiserne Regel in direkter Abwandlung des Newton'schen Satzes: »Gesundheitsbildung ist nie eine Frage der Chance, sondern immer eine Frage der Wahl und des Ausgleichs.«

Regelmäßigkeit: Das Geheimnis der gesunden Hundertjährigen

Dichtes Gedränge, dämliches Geschubse, dauerndes Gemurmel: Man watschelt im Pinguinmarsch treppauf, treppab durch die engen Gassen von Venedig, vorbei an vollgepfropften Schaufenstern, prall gefüllten Straßenbars und den von Touristen wuselnden Campi und Piazzalli. Da … plötzlich öffnet sich die Gasse und spuckt die Menschenmassen wie ein Apfelstück aus der Luftröhre auf die Piazza San Marco. Erschlagen von dem riesigen freien Platz, stockt jedem Neuankömmling erst mal der Atem. An den Außenrändern der Piazza erheben sich majestätisch die Prokuratien, die Amtsgebäude aus der Renaissance. Nach dem rastlosen Weg vorbei an völlig unterschiedlichen Baustilen ruht sich nun das Auge an der sich vor ihm ausbreitenden architektonisch überwältigenden Regelmäßigkeit aus. Wie definiert doch gleich der deutsche Philosoph Friedrich Theodor Vischer (1807–1887) Regelmäßigkeit in seiner »Ästhetik oder Wissenschaft des Schönen«?* Als »gleichmäßige Wiederkehr unterschiedener, doch gleicher Teile«.

Angesichts dieser Serenissima-Gebäude ist man fasziniert, sprachlos und doch irgendwie beruhigt. Das Überraschende: Dieser einmalige öffentliche Platz löst durch die harmonischen Proportionen der Häuserfassaden, der Arkaden und Säulen harmonische Schwingungen im Betrachter aus. Kein Wunder, dass Aphorismen, also Sinnsprüche, aus dem 19. Jahrhundert Architektur als »gefrorene«, »erstarrte« oder gar »versteinerte« Musik« umschreiben. In der Tat können Baustile genauso wie die Tonkunst ähnliche Schwingungen im Menschen bewirken. Man will nicht wieder weg, kann sich nicht losreißen. Wohlig rekeln sich die Sehnerven in den regelmäßigen Bauformen des Markus-Platzes.

Ein Hut – drei Zeiten

Regelmäßigkeit? Kommt von Rhythmus. Und dass wir rhythmische Wesen sind, dass jede Zelle schwingt, haben wir ja bereits behandelt. Wenn das tatsächlich so ist, sollte man dann nicht tunlichst auch im eigenen Rhythmus leben? Was soll daran so knifflig sein? Eigentlich nichts, wären da nicht grundsätzlich drei Formen der Zeit. Da ist zum einen die Uhrzeit. Alles dreht sich von morgens bis abends um sie, egal, wer wo wann etwas tut. Auch bei den beiden Gentleman-Betrügern ist das so: Sie treffen sich vormittags Punkt 11.00 Uhr in einer schummerigen Kneipe. Ihr Ziel: in zwei Stunden ein riskantes Geschäft zu besprechen ... im vollen Besitz ihrer geistigen Kräfte, wie einer von ihnen scherzt. Denn als hätten sie es geahnt, ist da nämlich noch die zweite, die chronobiologische Zeit. Wenn diese Ganoven sich um 3.30 Uhr in der Früh getroffen hätten, wäre die Zusammenkunft wahrscheinlich nicht so ersprießlich gewesen. Der Grund: Zu dieser nachtschlafenden Zeit ist kaum jemand mental so leistungsfähig wie am (Vormit-)Tag. Und als wäre das nicht genug, müssen wir uns noch mit der sogenannten Ereigniszeit herumplagen. Die beiden Komplizen besprechen ihre verwegenen Pläne nicht genau die zuvor geplanten 120 Minuten lang, sondern solange es Sinn ergibt. Wenn sie während des Treffens merken, dass nach 90 Minuten alles diskutiert worden ist, hören sie auf. Natürlich gilt das auch umge-

---

* Friedrich Theodor Vischer, »Ästhetik oder Wissenschaft des Schönen, 6 Bd. Hrsg. von R. Vischer, 2. Auflage, München, 1922–23.

kehrt: Sie verlängern ihr Treffen, weil noch etwas Klärungsbedarf besteht, eben je nach Inhalt der Ereignisse.

Diese drei Zeiten unter einen Hut zu bringen, ist nicht gerade einfach. Denn die äußere Uhrzeit hat uns fest in ihrem Würgegriff. Stets und höchst diszipliniert leben wir nach genauer Zeitplanung und sind davon enorm stark getaktet. Selbst in der sogenannten Freizeit, wenn wir abends zu einem Festessen eingeladen sind, ins Kino gehen, ein Fußballspiel auf dem Stadion verfolgen wollen, dürfen wir auf keinen Fall zu spät eintreffen. Kein Wunder, dass sowohl die Ereigniszeit als auch die chronobiologische Zeit in der Uhrzeit wenig oder keinen Platz haben. Leider wird dieses Problem enorm unterschätzt. Mitunter kann es zu einem gesundheitlichen Verhängnis werden. Stellen Sie sich den Vertriebschef eines internationalen Unternehmens mit Büros in allen Zeitzonen vor: Los Angeles, Frankfurt, London, Tokio, New York, Moskau. Sein Arbeitsschicksal: tagein, tagaus, von morgens bis spätnachts Telefonkonferenzen. Dabei muss er ständig auf die vielstündigen Zeitverschiebungen achten. Los Angeles ist neun Stunden hinter, Tokio hingegen acht Stunden vor der deutschen Zeit. Auf Dauer ist das nicht zuträglich. Er fällt völlig aus seinem Rhythmus und vor allem auch aus seiner Leistungsfähigkeit.

Bei reinen Nachtschichtarbeiterinnen ist es noch gravierender. Untersuchungen haben herausgefunden, dass das Risiko, an Brustkrebs zu erkranken, bei ihnen um 50–70 Prozent höher liegt als bei Tagesschichtarbeiterinnen. Dabei stieß man auf einen interessantes Phänomen: Melatonin, das Hormon, das wir während des Schlafens produzieren, beeinflusst dabei andere Hormone. Wenn die Nacht zum Tag wird, wenn die innere Uhr sich ständig vor- und zurückstellen muss, kann dieses hormonelle Zusammenspiel von Melatonin und Sexualhormonen für das Brustdrüsengewebe zum russischen Roulette werden und Krebs auslösen.

Je älter, desto riskanter

Bereits in den Anfängen der Chronobiologie, also etwa seit der Mitte des 20. Jahrhunderts, hat man bei Nachtarbeiterinnen einige körperliche Veränderungen konstatiert. In jener Zeit, als man noch nicht so hoch spezialisierte Geräte hatte wie heute, liefen die Versuchspersonen heroisch mit Temperaturrektalsonden herum. Bei Krankenschwestern stellte man fest, dass die Lerchen, also die Morgenmenschen, im Nachtdienst eine Temperaturumkehr aufwiesen. Üblicherweise hat man zwischen drei und vier Uhr morgens 36,5 Grad Körperkerntemperatur, und am Nachmittag ist sie einen Grad höher. Und wer weiß nicht, wie sensibel das System ist? Sobald die Temperatur auf 38 Grad ansteigt, sind wir beunruhigt: »Ui, um Gottes willen, ich werde krank!« Bei Nachtschwestern ist es umgekehrt: Die 36,5 Grad haben sie erst am Nachmittag, frösteln und brauchen Tee und Decke. Dieses Phänomen benötigt bis zu drei Tage, bis es sich wieder angleicht.

Bei jungen, hoch schwingenden Menschen mit viel Dynamik ist es »wurscht«, wenn sie mal eine Nacht durchmachen. Problemlos geht's am nächsten Tag weiter. Doch je älter man wird, desto weniger funktioniert das. Und dann gibt es noch die Hausbauer, die mit 20 ungeheuer viel arbeiten, Überstunden bis zum Abwinken machen, nachts oder an den Wochenende noch »pfuschen«, wie man in Österreich zum Schwarzarbeiten sagt. Sie malochen im Dauerstress, weil sie noch ihre Kredite abbezahlen müssen. Mit 30 geht so was noch. Mit 40 fängt es an, belastend zu werden. Sie beginnen zu kränkeln. Arbeiten sie in dem Stil weiter, erkranken sie mit 50 veritabel. Fazit: Jeder Lebensabschnitt hat seine Zeit. Möchte man es sich später mit Kindern und Enkeln im eigenfinanzierten Häuschen gemütlich machen, sollten Hektik, Hetze und Dauerstress nicht zu Dauererscheinungen im Alltag gehören. Wie kann man solche Risikofaktoren mit Blick auf einen gesunden Lebensabend ausschalten oder zumindest drastisch verringern? Einer der Geheimtipps lautet: Regelmäßigkeit.

Regelmäßigkeit als Schlüssel zur Lebenskraft

Was hat es nun mit dieser Regelmäßigkeit als eine der sieben Gesundheitssäulen auf sich? Sie erinnern sich: Vier davon beschreiben, WAS man tun sollte, um gesund zu leben. Nur drei von ihnen veranschaulichen das Wie. Fakt ist: Die Idee zum Errichten einer Säule der Regelmäßigkeit kommt nicht von ungefähr. Seit Jahrzehnten wird Ursachenforschung bei Menschen über 90 und Hundertjährigen betrieben. Man verspricht sich davon Einblicke in die Geheimnisse der Langlebigkeit. Ernüchternd war allerdings, dass so manches Ergebnis nicht unbedingt verblüffte.

Ernährung und Bewegung führen die Liste an. Ebenso wenig überraschend ist, dass unter den Analysierten nicht nur Raucher auftauchen, sondern sogar Extremraucher. Eigentlich weiß das jeder, wenn nicht aus seinem näheren Umkreis, dann aus der Zeitung. Denken Sie nur an den ehemaligen deutschen Bundeskanzler Helmut Schmidt: Er starb mit fast 97, obwohl er zeit seines Lebens Kettenraucher gewesen war. Andere wiederum trinken Alkohol. Unter den Hochbetagten tummeln sich zudem Geschiedene, Verwitwete, in Partnerschaft Lebende. Im Jahr 2011 ehelichte der 115 (!) Jahre alte Chinese Emeti seine über 60 Jahre jüngere, vierte Frau.* Also nichts, was wirklich signifikant und eindeutig als der verjüngende »Stein der Weisen« identifiziert werden könnte.

Bis auf eines. Das tritt bei allen Langlebigen auf und lieferte eine unerwartete Erkenntnis: Jeder von ihnen verbrachte bzw. verbringt sein Erdendasein nach einer gewissen Regelmäßigkeit und hat damit gewisse Rhythmen in seinen Tagesablauf integriert. Was aber genau ist damit gemeint, wenn Altersforscher von Regelmäßigkeit reden? Im Kern bedeutet sie, dass sich Ähnliches in ähnlichen Abständen, aber nicht im Takt wiederholt und dass es zum eigenen Leben passt. Um einem großen Missverständnis zuvorzukommen: Etwas regelmäßig zu tun, bedeutet keinesfalls: Der Großvater wartet mit dem Löffel in der Hand darauf, dass die Kirchturmglocken läuten und die Suppe aufgetragen wird.

Greifen wir zur Verdeutlichung einige Beispiele für Regelmäßigkeit heraus. Jemand ist es sein Leben lang gewohnt, zu Mittag in Ruhe eine frisch zubereitete Mahlzeit zu essen und vielleicht danach noch ein Power-Napping, früher Mittagsschläfchen genannt, von 15 Minuten zu halten oder am frühen Abend mit oder ohne Hund spazieren zu gehen oder sich zu einer festen Zeit schlafen zu legen. Übrigens war früher vieles davon gang und gäbe. Wussten Sie, dass der deutsche Philosoph Immanuel Kant (1724–1804), dem wir unsere »Aufgeklärtheit« verdanken, sich trotz, jedoch vor allem wegen seines immensen täglichen Arbeitspensums alle Tage einen Spaziergang gönnte? Er liebte seine Arbeit und wollte etwas für seine Gesundheit tun.

---

* DIE WELT (27.09.2011): 115-jähriger Chinese heiratet blutjunges Ding … Online verfügbar unter http://www.welt.de/vermischtes/article13628070/115-jaehriger-Chinese-heiratet-blutjunges-Ding.html, Zugriff am 18.12.15.

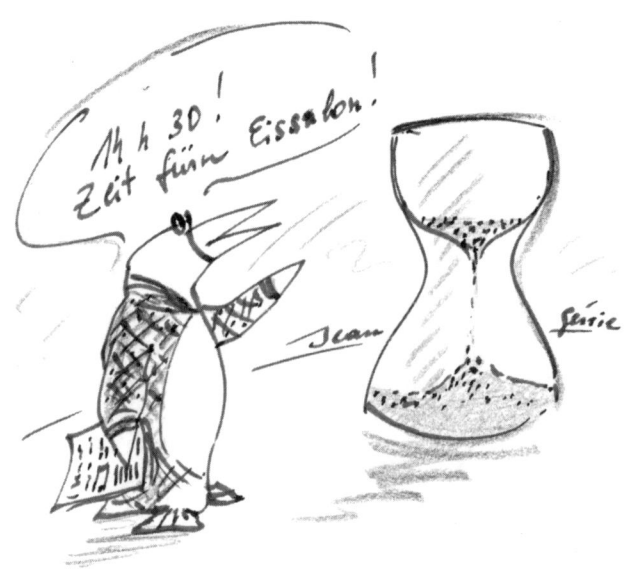

Abbildung 48: Regelmäßig die angenehmen Seiten des Lebens genießen – aber möglichst artgerecht!

Die wahren Luxusgüter

Früher, ja früher. Aber wie viele machen oder wagen das heutzutage noch, obwohl es doch gar nicht so schwierig ist, wie man anfänglich meinen möchte? Doch, es gibt sie tatsächlich. Schauen wir mal genauer hin auf »die da oben«, auf die Erfolgreichen im Geschäftsleben, auf die Chefs und Vorstände! Kaum zu glauben: Sie leben es uns tatsächlich vor. Paradoxerweise ist das Nach-Leben gerade in diesem Fall kinderleicht. In unserer Gesellschaft hat sich nämlich allmählich ein interessantes Phänomen in den Vordergrund geschoben: Die Luxusgüter haben sich in ihrer Wertigkeit gewandelt. Heute ist es nicht mehr so bedeutsam, mit Maßschuhen aus dem teuersten, neuesten Auto zu steigen. Ein wirkliches, wahres Attribut ist es, sich Freiräume im wahrsten Sinne des Wortes einzuräumen: freie Zeit zu haben, die man mit Menschen verbringt, von denen man nichts will, die von einem nichts wollen, auf die man sich verlassen kann; Menschen, denen man vertraut, die einem wiederum vertrauen, mit denen es einfach schön ist, Zeit zu verbringen.

Man gewährt sich selbst Zeit. Kann das bei jedem klappen? Ja, natürlich! Nichts einfacher als das, beispielsweise an den Sonntagen. Man schläft aus, betreibt danach etwas Morgensport. Später bruncht man genüsslich und höchstgemütlich. Am Nachmittag, abhängig vom Wetter und von Freundschaften, von Lust und Laune, macht man vielleicht mal spontan etwas nicht Geplantes. Dabei zieht etwas Ruhe ein. Solche Freiräume kann sich jeder freischaufeln. Und das Tolle: Sie befruchten wiederum andere Räume.

»Ruhig, Alter, alles ist okay!«

Jetzt sind wir bei den anderen Räumen angelangt, beim voll besetzten, durchstrukturierten Tagesplan. Nun heißt die Herausforderung: Wie findet man irgendwie weitere Möglichkeiten, den Vagus nicht zufällig, sondern gezielt zu tonisieren? Denn darum geht es! Um die *Lucky Punchs*, um die Befreiungsschläge, darum, bewusst einzuhalten, sich auf die Schulter zu klopfen und zu sagen: »Hey, ruhig, Alter, alles ist okay. Du bist nicht auf der Flucht!«

Seien wir doch mal ganz ehrlich: Man hat sein Lebenstempo doch selbst in der Hand. Wir haben es uns erlaubt, zum Getriebenen zu werden. Mit derselben Logik können wir es uns auch erlauben, uns Freiräume einzubauen. Unlösbar? Keineswegs. Flirten Sie doch endlich mit der Idee, sich in Sachen Freizeit selbst zu bestimmen. Okay, die Selbst-Ständigen, die selbst-bestimmt arbeiten können, haben eher die Möglichkeit dazu. Merkwürdigerweise nutzen sie sie nur viel zu wenig. Die Fabrikarbeiter? Zugegeben, da ist es nicht ganz so einfach. Doch im Gegensatz zu Selbstständigen müssen sie mindestens acht Stunden arbeiten, aber sie haben fest eingeplante Ruhepausen. Übrigens zählen dazu nicht nur die Fabrikarbeiter, sondern auch alle anderen Arbeitnehmer. Für sie gilt ein Arbeitsschutzgesetz. Das garantiert zum Wohle der Gesundheit auch Ruhepausen für Frühstück, Kaffeetrinken und Mittagessen. Nach Ablauf der vorher festgelegten Arbeitszeit ist Schluss – Feierabend. Die EU-Regelung sieht eine elfstündige Ruhepause vor. In diesem Zeitfenster muss man sich nicht wieder einfach nur von passiven und hirntötenden TV-Programmen treiben lassen.

Da könnte der Startschuss fallen für das eigene Gestalten freier Zeit. Gemeint ist damit, eigene Anker mit fester Haltekraft zu bauen, zu schweißen, zu schleifen, zu besitzen, die man von seinem Lebensschiff im Meer der Autonomie versenkt: heilige Plätze, heilige Orte, heilige Zeiten.

Sie sind von immenser Wichtigkeit und sollten auch so gepflegt werden. Das sind bestimmte Zeiträume innerhalb der 24 Stunden, die fest reserviert sind wie ein Stammtisch. Da darf niemand Fremdes ran.

Anker setzen

Beim genaueren Überlegen erkennt man deutlich: Unser 24-Stunden-Tag ist angereichert mit Gelegenheiten fürs Ankersetzen. Dabei bietet sich das Einbinden der vier WAS-Säulen in die Regelmäßigkeit geradezu an. Als Erstes nehmen wir uns mal die Säule Essen und Trinken vor. Ideal! Mit dem Zielfernrohr holen wir uns das Frühstück glasklar ins Visier. Nun beraumen wir 30 Minuten oder mehr dafür an. Das Handy steht auf Flugmodus. Kunde klingelt schon früh am Morgen? Automatische Ansage: »Sorry, bin im Meeting, Name und Nummer angeben, rufe zurück.« Diese Frühstückszeit gehört mir und meiner Morgenzeitung – oder vielleicht mir und meinem Partner, meiner Partnerin, meinen Kindern. Zur Spielregel gehört: Ich esse zu einer bestimmten Zeit am Morgen gaaaaanz in Ruhe. Klar könnte man Selbiges auch beim Mittag- und Abendessen einführen. Vielleicht ein wenig übertrieben, aber einen Schritt in diese Richtung zu tun, wäre nicht unklug.

Ebenso ließe sich die Säule Bewegung unter Berücksichtigung von Regelmäßigkeit gestalten. Keine Angst, es muss nicht zwangsläufig Sport sein. Ein erholsamer Spaziergang alle zwei bis drei Tage tut's genauso. Nein, es geht nicht um den Trainingseffekt. Es geht um den Impuls und darum, dem Vagus auf die Schulter zu klopfen, denn er kann ja nicht mitdenken:»Hey, du bist nicht auf der Flucht! Du darfst jetzt umschalten. Darfst wieder ruhig durchatmen.« Schon läuft eine Kaskade von gesundheitsförderndem Wohlbefinden und Reparaturprozessen ab. Alles kommt wieder in Ordnung. Das passiert übrigens nur im Vagotonus. Wenn ich es nicht schaffe und dies meinem System, das leider nicht mitdenken kann, nicht vermittle, bleibt es nonstop auf der Kampf- und Fluchtspur. Kein Wunder, dass es dort enorm viel Energie benötigt und nie zur Ruhe kommt. Vagus ist der Ruuuuuhe-Nerv. Dabei geht es nicht um Nachtschlaf, sondern um die Ruhe-Impulse.

Apropos Nachtschlaf: ebenfalls eine tolle Sache, die laut Bauplan auch so funktioniert. Wir haben alle unsere Schlaffenster, innerhalb derer wir ins Bett gehen. Das kann wie bei Papst Franziskus 21.00 Uhr sein oder auch 23.00 Uhr. Also wie wär's auch hier mit einer »Prise« Regelmäßigkeit? Übrigens wussten Sie, dass jeder von uns die Chance hat, ohne

Wecker und Terminvorgaben auszuschlafen? Seien Sie ehrlich, das haben Sie doch auch schon bemerkt. Sie erwachen, blicken auf die Uhr. Es ist fast unheimlich! Sie schlagen zu einem ähnlichen Zeitpunkt die Augen auf, zu dem Sie den Wecker gestellt hätten. Klar, nicht auf die Sekunde, aber fast auf die Minute, 6.40 statt 6.45 Uhr. Diese Regelmäßigkeit steckt in uns. Wir sind dafür geschaffen, ein regelmäßiges Dasein zu führen. Und damit wären wir wieder bei der Wirtschaftlichkeit. Der Hintergrund ist, dass das alles nicht zufällig ist, sondern es dreht sich um die Tonisierung des Parasympathikus, um das Synchronisieren von Rhythmen. Wir brauchen dringend immer wieder ein Zusammenkommen der Rhythmen. Deswegen empfinden wir die Musik als etwas unheimlich Schönes, Harmonisches. Genau diese Synchronisation von Rhythmen steuert der Nucleus suprachiasmaticus, der in unserem Gehirn dafür die Ruder in der Hand hält.

Wenn man nun zwischendurch für den Parasympathikus solche Regelmäßigkeitsanker setzt, ist man auf dem richtigen »Dampfer«. Es müssen nicht viele sein, aber die sollte man ganz bewusst genießen. Achtung! Umgekehrt: »Ich muss jetzt Anker setzen, schnell zu Mittag essen, kurz um den Häuserblock laufen.« Voll daneben. Er lässt sich leider nicht austricksen. Das tonisiert den Parasympathikus keineswegs. Tonisieren funktioniert nur mit Muße und Gelassenheit.

Grundsätzlich gilt: Sobald ich »Ankerplätze« ausgewählt und eine Reihe von Ankern in meinem Meer der Autonomie gesetzt habe, kann ich mein übriges Leben hochflexibel gestalten. Nein, damit habe ich nicht noch mehr Druck und Verpflichtungen, sondern ich habe mir die Freiheit zu etwas geschaffen. Mehr noch: Ich gewinne zusätzliche Freiheit, weil ich um diese autonome Anker herum die Wellenbewegungen des übrigen Lebens gestalten kann. Das schafft Sicherheit und damit weniger Druck. Dinge unter Zeitdruck erledigen zu müssen, ist ja genau das, was unserem Körper so zu schaffen macht. Sollte jemand glauben, dass das noch mehr Zeit raube und mehr Energie koste: einfach mal das Ankerwerfen ausprobieren. Die Erfahrung beweist: Um diese Anker herum ist man um Etliches effizienter und effektiver. Es lohnt sich. Garantiert.

Das Leitmotiv dazu könnte man von dem Franz-von-Assisi-Prinzip ableiten, einem italienischen Mönch und Gründer des Franziskanerordens (1181/82–1226): »Tu wenige Dinge, aber tu sie richtig!« Va bene: Möchte man also wieder leistungsfähig, gesund und genussfähig werden, ist das Ankersetzen ein ziemlich einfacher Weg dahin.

Was wollen wir Menschen eigentlich? Streben wir nicht unser ganzes Leben lang nach Genuss? Nach einer Form der gesunden Dekadenz, des

Dolcefarniente, aber nicht nach Zucker und Stevia, sondern nach etwas Besserem? Wir wollen doch nicht erst im Ruhestand ein gutes Leben haben, sondern jetzt. Wenn wir es also jetzt nicht wieder erlernen oder betreiben, können wir es später auch nicht. So weit die schlechte Botschaft.

Erinnern wir uns deshalb wieder mal an unsere Kindheit. Als Kinder waren wir grenzenlos genussfähig. Da haben wir gelernt, wirklich zu genießen. Wir sollten uns dieses Genießenkönnen bewahren; allein wenn wir zurückdenken und uns an die Empfindung des ersten Kusses erinnern, an die ersten Berührungen, an alles, was guttat ... Doch was passierte in den Folgejahren? Allmählich, fast unmerklich, stumpfte alles ab. Doch die Sehnsucht nach der Genussfähigkeit ist irgendwo in uns verblieben. Sie zu kultivieren, ist die große Aufgabe und Herausforderung auf unserem Lebensweg.

Stimmt, wir sublimieren sie teilweise mit Musik und Kunst und anderen Dingen. Sicherlich hat das seine guten Seiten. Es geht ja um Resonanz und Ästhetik. Auch dabei ist Regelmäßigkeit gefragt. Wir sollen nicht in Resonanz mit der Tageszeitung und den Expertisen und Prognosen gehen, welche Gräuel auf uns zukommen werden, sondern in ästhetische Resonanz. Stöbern Sie doch mal wieder wie in der Schulzeit im »Leben eines Taugenichts«, der Novelle eines zu den größten deutschen Romantikern zählenden Joseph von Eichendorff (1788–1857) oder in dem Briefroman »Leiden des jungen Werther« des bekanntesten deutschen Allround-Genies Johann Wolfgang von Goethe (1749–1832)! Oder begeben Sie sich in Resonanz mit dem kleinsten gemeinsamen Nenner, mit den Ohrwurm-Opern des wohl populärsten Vertreters der klassischen Musik Wolfgang Amadeus Mozart (1756–1791). Opern sind langweilig? Gegenargument: »Bei der Hochzeit des Figaro« ist mehr los als in jedem James-Bond-Film. Während bei Letzterem Spannung nur über wahnwitzig teuren Technikeinsatz erzielt wird, entsteht sie beim »Figaro« durch Intrigen, Liebe, Rachegelüste, Misstrauen, Entführung und den Kampf gegen das scheinbare Vorrecht in der Brautnacht. Das geht ans Eingemachte. Sich regelmäßig literarische, musikalische oder andere künstlerische Portionen zu verabreichen oder nur mal zu versuchen, wie sich das anfühlt, bringt's. Zuverlässig!

Die gute, schlichte Botschaft lautet deshalb: Wer seinen Ruhestand gesund erreichen will, sollte seine Anker vorher setzen und sich rechtzeitig um gewisse Regelmäßigkeiten in seinem Alltag bemühen. Ihr Vegetativum wird davon begeistert sein und Ihnen mit einer Portion Gesundheit danken!

Kontakte: Meine Gesundheit erhalte ich mir durch Freunde

Noch mit Pampers ausgestattet, suchen wir uns bereits Freunde im Sandkasten. Aus unzähligen Bilderbüchern und aus dem Mund der vorlesenden Eltern erfahren wir, wie wichtig Freundschaften für unser Leben sind. Der riesige Kinderbuch-Ozean mit dieser Thematik dehnt sich ins Unermessliche. Seit Jahrzehnten beeindruckt insbesondere »Der kleine Prinz« von Antoine de Saint-Exupérie (1900–1944) Generationen mit seiner kindlich staunenden und sensiblen Suche nach echten Freunden. Empört wendet sich der Ich-Erzähler vorneweg an seine jungen Leser. Erwachsene interessierten sich nie für das Wahre im Menschen, sondern nur für Zahlen: »Wenn ihr ihnen von einem neuen Freund erzählt, befragen sie euch nie über das Wesentliche. Sie fragen euch nie: Wie ist der Klang seiner Stimme? Welche Spiele liebt er am meisten? Sammelt er Schmetterlinge? Sie fragen euch: Wie alt ist er? Wie viele Brüder hat er? Wie viel wiegt er? Wie viel verdient sein Vater?«*

Auf seiner langen Reise durch mehrere Planeten trifft der kleine Prinz viele unterschiedliche Charaktere – von einem machtbesessenen König über einen Säufer bis hin zu einem Geschäftsmann. Wirklich überzeugend erscheint ihm nur ein über Freundschaften philosophierender Fuchs: »Man kennt nur die Dinge, die man zähmt […] Die Menschen haben keine Zeit mehr, irgend etwas kennenzulernen. Sie kaufen sich alles fertig in den Geschäften. Aber da es keine Kaufläden für Freunde gibt, haben die Leute keine Freunde mehr. Wenn du einen Freund willst, so zähme mich!«** Die beiden werden Freunde. Der Fuchs vertraut ihm ein großes Geheimnis an, nämlich dass man das Wesentliche nur mit dem Herzen, nicht mit den Augen sieht. Nun weiß der kleine Prinz, dass auch die Rose mit den vier Dornen seine Freundin ist, die er beschützen muss. Spätestens jetzt ist ihm klar, was gegenseitige treue Freundschaft bedeutet.

---

* Antoine de Saint-Exupérie, »Der kleine Prinz«, Karl Rauch Verlag: Düsseldorf, 1980, S. 17.
** Der kleine Prinz, S. 67.

Soziale Kontakte und Gesundheit

Die Kindheit vorbei, die Lehr- und Studienjahre abgeschlossen, die Freunde in alle Welt verstreut. Und nun? Ergaben sich die freundschaftlichen Verbindungen bis dahin relativ einfach aufgrund der mehr oder weniger vorgegebenen Umgebung, muss sich nun jeder ganz bewusst auf das lebenslange Thema »Freundeskreis schaffen und erhalten« konzentrieren. Angesichts der vielen unterschiedlichen Lebensstationen ändern sich oft die Spielregeln für vertiefendes Kennenlernen von Mitmenschen. Mit zunehmender Reife kann es bisweilen zu einer Herausforderung werden, Menschen auf der gleichen Wellenlänge zu finden. Dennoch sollte man die Suche nie aufgeben bzw. soziale Kontakte so fest wie möglich an sich binden. Denn sie bieten ungeahnte Vorteile.

Dazu lüften wir ein weiteres Geheimnis des Lebens, diesmal nicht vom klugen Freund Fuchs, sondern von der Wissenschaft. Man höre und staune: Soziale Kontakte und Gesundheit sind eng verzahnt. Zwischenmenschliche Beziehungen erhalten nicht nur die geistige Vitalität, sie verringern nicht nur die Anfälligkeit für Krankheiten. Sie haben darüber hinaus einen positiven Einfluss auf die Lebensdauer, wie unter anderem eine Metaanalyse der Brigham Young University in Utah, USA, mit über 300 000 Menschen herausfand.[*] Im Umkehrschluss setzt die Studie die Risiken fehlender sozialer Kontakte in Bezug auf die Sterblichkeit gleich mit Rauchen. Mehr noch: Sie seien sogar gefährlicher als Fettleibigkeit und Bewegungsmangel.

Welche Bedeutung die zwischenmenschliche Beziehung auf das Leben hat, erforschen seit über einem Dreivierteljahrhundert auch Wissenschaftler der Harvard-Universität mit einem Projekt zur Entwicklung von Erwachsenen. Dazu befragen sie die Teilnehmer in regelmäßigen Abständen unter anderem über ihre Lebensweise, Gewohnheiten und dazu, was sie als den wichtigsten Faktor für ein zufriedenes Leben betrachteten. »›Das mit Abstand wichtigste Ergebnis ist die Bindung‹, sagt der Studienleiter George Vaillant. ›Dabei geht es nicht unbedingt um die Bindung zum Lebenspartner, sondern eher um die grundsätzliche Beziehung zu anderen Menschen‹ – und zwar im Sinne einer menschenliebenden und einfühlsamen Verbindung«.[**]

---

[*] Julianne Holt-Lunstad, Timothy B. Smith, J. Bradley Layton, »Social Relationships and Mortality Risk: A Meta-analytic Review« PLoS Med 7(7)July 27, 2010;http://journals. plos.org/plosmedicine/article?id=10.1371/journal.pmed.1000316. Zugriff: 12.01.16.

[**] Christian Heinrich, »Langzeitstudie: Wie ein glückliches Leben gelingt«. Online verfügbar unter: http://www.spiegel.de/gesundheit/psychologie/grant-studie-wie-ein-zufriedenes-leben-gelingt-a-851729.html, Zugriff am 5.12.15. s. »The Study of Adult Development«

Selbstwert = Beziehung zu mir selbst wieder aufbauen

Als Frauenarzt, der sich nicht nur allein für das Krankheitsbild interessiert, sondern insbesondere auch für den dazugehörigen Menschen, höre ich leider nicht selten von Trennungen. Vielfach bricht dabei eine Welt zusammen. Die harsche Schlussfolgerung kann sein: »Nie wieder einen Mann.« Mitunter höre ich auch das krasse Gegenteil: »Ich bin schon zu lange alleine. Ich brauche endlich wieder jemanden.« Seien wir mal ehrlich: Es geht immer nur um uns selbst und darum, was ich eigentlich für mich will. Im ersten Fall empfehle ich, sich unbedingt mit optimistischen Menschen zu umgeben.

Kurzanalyse

Glücklicherweise ist im zweiten Fall bereits die Erkenntnis gereift, dass ein neuer Partner vonnöten wäre. Dabei steht als Erstes immer die alles beherrschende Frage im Raum: Wie stelle ich das bloß an? Um das gleich mal abzuhaken: Die Suche nach dem passenden Partner oder der mir zusagenden Partnerin funktioniert nur dann, und jetzt aufgemerkt: wenn ich mich mag! Diese Geschichte: »Ich bin genauso schrecklich unglücklich wie du, versuchen wir es halt mal miteinander. Das wird bestimmt toll!«, funktioniert garantiert nicht! Warum nicht? Ganz einfach, denn das Ergebnis wäre: Unglück im Quadrat.

Die zweite Frage lautet zwangsläufig: Was steht eigentlich auf meiner Wunschliste? Jede Frau will den großen, berühmten, reichen, gut ausschauenden Superman. Jeder Mann erträumt sich eine kluge, mit besonderer Ausstrahlung versehene, hübsche, äußerst anziehende Lebensgefährtin. Rascher Blick in den Spiegel. Version eins: Natürlich könnte ich mir in die eigene Tasche lügen und etwas vormachen: »Passt wunderbar! Morgen liegt ein Hollywood-Filmvertrag auf meinem Schreibtisch.« Oder aber Version zwei: Egal, wie ich mich vor diesem persönlichen Folterinstrument drehe und wende: Ich erkenne mit dem durchdringend scharfen Blick eines Sherlock Holmes: »Hm, könnte schwierig werden.« Unabwendbares Schicksal? Mitnichten. Also dritte Frage: Welche Taktik wende ich an? Auf keinen Fall den Kopf in den Schlamm stecken. Will

von *George E. Vaillant, M. D. et. al.*

ich wieder jemanden treffen, bleibt mir allerdings eines nicht erspart: Jetzt bin ich aufgerufen, mich selbst attraktiv zu machen. Nur so ganz nebenbei: Das ist von der Evolution auch so vorgesehen. Also ran ans Werk. Wenn ich mich attraktiv ausstatte, mich anziehend mache, mir ein Lächeln ins Gesicht zaubere und abschließend zum Faktencheck noch mal kurz dieses Miststück von Spiegel befrage, werde ich eine Überraschung erleben. Mich starrt ein charmanter, sympathischer, ja geradezu a t t r a k t i v e r Mensch an. Meine Aktion blieb also nicht folgenlos.

Die Befreiung des Selbstwerts

In diesem Moment befreit sich mein Selbstwertgefühl schlagartig aus seiner anerzogenen Unfreiheit, schüttelt sich den Staub ab und steigt wie ein Phoenix aus der Asche wieder an die Oberfläche. Ab jetzt kann ich nach dem Prinzip der Resonanz einen liebenswerten, tollen Mann oder eine fantastische Frau für mich interessieren und umgekehrt. Natürlich hat so eine Beziehung eine Riesenchance zu funktionieren. Denn beide Partner zeichnen sich durch ihr ureigenes, spezielles Selbstwertgefühl aus. Das trägt jede und jeder in sich – in den meisten Fällen allerdings zugeschüttet.

Man muss sich nur mal vergegenwärtigen: Kein Kind hat ein Selbstwertproblem. Das wird ihm erst peu à peu »beigebracht«. Egal, ob männlich oder weiblich, jeder Knirps stolpert völlig ungezwungen auf einen anderen Dreikäsehoch zu. Nein, ein Kind schaut nie zuerst danach, ob seine Kleidung in Ordnung ist und ob die Frisur passt. Es will einzig und allein das andere Kind treffen, es anfassen, mit ihm lachen und spielen.

Selbst aus der Tierwelt können wir lernen, was es bedeutet, Selbstwertgefühl zu besitzen. Haben Sie schon mal beobachtet, wie Hunde einander begegnen? Vorhang auf: Große stattliche Doggendame trifft auf kleinen, unscheinbaren Kläffer. Was nun passiert, fällt unter die Rubrik »Verkehrte Welt«. Dieser Hunde-Winzling ist felsenfest davon überzeugt, er sei ein Riesenviech. In dieser Pose steht er breitbeinig vor der völlig verschüchterten Dogge und blafft sie an: »Hau ab, du Zwerg!« Die um die 80 cm hoch gewachsene Dogge schreckt tatsächlich zurück, weil sie meint, sie wäre furchtbar klein. Verrückte Vorstellung? Überhaupt nicht! Tierpsychologen meinen herausgefunden zu haben, dass die kleinen Kläffer große Hunde völlig anders wahrnehmen. So viel zum Verständnis von Selbstwert! Und dies müssen wir uns wieder erschließen, wenn wir funktionierende zwischenmenschliche Beziehungen, also Interaktionen, eingehen wollen.

Bedeutung von Beziehungsqualität

Die erweiterte Definition der Interaktion ist die Beziehungsqualität sowohl zu sich selbst, also der Selbstwert, als auch zur Mit- und Umwelt. Anders ausgedrückt: Wenn man aus irgendwelchen Gründen nicht über seinen Schatten springen kann, wenn man Schwierigkeiten hat, auf Menschen zuzugehen, hilft auch die Natur. Kann man zu ihr eine Beziehung aufbauen, ist das schon sehr heilsam. Goethe (1749–1832) hat sich zeit seines enorm schöpferischen Lebens mit der Natur auseinandergesetzt, weil der Mensch ihr entstammt und sie ihm so viel gibt. In seinen Gedichten erkennt man sein inniges Verhältnis zu ihr, sogar zu den unscheinbarsten Blumen: »Ein Veilchen auf der Wiese stand, / Gebückt in sich und unbekannt; / Es war ein herzigs Veilchen.«* Konsequent bringt er die Natur auch in Verbindung mit dem Tod seines Freundes Schiller: »Was kann der Mensch im Leben mehr gewinnen, / Als dass sich Gott-Natur ihm offenbare: / Wie sie das Feste lässt zu Geist verrinnen, / Wie sie das Geisterzeugte fest bewahrte.«**

Wie zufällig sind wir wieder bei der Kultur, bei der Ästhetik, bei der Musik, bei der Kunst angelangt. Wenn ich fähig bin, Beziehungen zur Kultur zu entwickeln, ist auch das gesundheitswirksam. Es ist völlig gleichgültig, ob ich etwas lese oder mir einen vergnüglichen Film anschaue oder in eine Pop-Art-Ausstellung von Andy Warhol (1928–1987) gehe. Alles das ist gesundheitsfördernd. Denn alles das bedeutet, dass ich mich aus dem Alltagstrott heraushebe und mir eine besondere Beziehungsqualität mit dem schaffe, was mir guttut.

---

* Goethes Werke in 6 Haupt und 4 Ergänzungsbänden, Hrsg. v. Theodor Friedrich, 1. Band, In: Gedichte, »Das Veilchen«, Verlag Reclam, Leipzig, o. J., S. 187.
** Ebda, »Schillers Reliquien«, S. 307.

Beziehungsqualität und Anerkennung

Ich weite die Definition der Beziehungsqualität noch ein Stück aus. Anerkennung gehört auch dazu. Wir brauchen dringend Anerkennung, um zufrieden leben zu können, und zwar nicht durch einen Computer, nachdem wir ein Spiel gewonnen oder die Fragen richtig beantwortet haben. Wir brauchen sie von einem Menschen. Persönlich von Mensch zu Mensch löst Anerkennung eine besondere Resonanz und spezielle Schwingungen in uns aus. Diese können so weit gehen, dass man vielleicht leicht errötet. Vor dem PC passiert das sicherlich höchst selten. Wetten?

Klar können wir die Hindernisse des Alltags nicht völlig wegzoomen. Gleichwohl können wir trotzdem einiges für unser psychisches Wohlbefinden tun. Denn natürlich gehört es zur Beziehungsqualität, wie ich mich Menschen gegenüber verhalte und umgekehrt. Daraus folgt eigentlich logisch: Positive Maßnahmen können erheblich dazu beitragen. Eine davon ist Anerkennung, beispielsweise indem ich den Partner mal lobe, seine Leistung würdige, der Partnerin ein Kompliment mache.

Wichtig für die Gesundheit ist: Nie in Konfrontation gehen, zwar sich schon abgrenzen, schon Nein sagen, aber immer für sich das Dissonante meiden, ihm aus dem Weg gehen, es umwandeln in Wertschätzung. Und schon befinde ich mich in einer bejahenden Interaktion. Sobald ich eingebettet bin in Angenehmes, Schönes, Harmonisches, bedeutet das positive Resonanz für mich. Dazu zählen das richtige Essen für mich, das ich in Ruhe genieße, ein lustiges Feuilleton in der Zeitung, ein interessantes Gespräch mit einer Kollegin oder einem Kollegen in der Mittagspause, was auch immer. Suche ich so etwas und zelebriere diese Resonanz geradezu, habe ich garantiert etwas sehr Gesundheitsförderndes für mich getan.

Soziale Kompetenz

Nehmen wir unseren Arbeitsalltag. Keiner kommt in die Firma, um sich beleidigen zu lassen. Jeder sehnt sich nach Anerkennung – sogar der Chef, der Sie vielleicht zuweilen drangsaliert. Sagen Sie ihm doch einfach mal etwas Nettes: »Wow, diese Krawatte passt wirklich hervorragend zu Ihrem Anzug!« (Aber nur, wenn Sie es auch wirklich ehrlich meinen!) Ihr Chef wird völlig perplex sein und nicht wissen, was er sagen soll. Dasselbe gilt natürlich auch für eine ChefinJ. Anerkennung zu geben, ist wie

mit einem Lächeln: Es kostet nichts. Genau so, wie man an seiner Lauf-
fähigkeit arbeitet oder an anderen Sportarten, etwa an seinem Golf-
Handicap, so kann man auch an seiner Beziehungsfähigkeit arbeiten. Im
Geschäftsleben nennt man es »soziale Kompetenz«.

In vielen Unternehmen werden heutzutage neue Mitarbeiter nach dieser Soft-Qualifikation ausgewählt. Sie erhalten Bonuspunkte beim Ein-
stellungsverfahren und werden bevorzugt behandelt, wenn sie ein gewisses Maß an Sozialkompetenz aufweisen. Wo erlernt man sie? Der
Knackpunkt: Dafür ist weder die Hochschule gefragt noch die höhere
Schule noch die Volksschule noch irgendeine Lehranstalt, nicht einmal
der Kindergarten. Diese Lerneinheit kann gar nicht früh genug beginnen
und sollte deshalb von den Eltern ausgehen. Ein oberösterreichischer
Landesschulrat hat einmal so treffend gesagt: »Fürs Grüßen und Hände-
waschen sind immer noch die Eltern zuständig und nicht die Schule!«
Auch meine Erfahrung ist: Wenn ein Arzt gut mit Mitarbeitern und
Patienten umgehen kann, dann doch nicht deshalb, weil er zufällig diese
angeborene Begabung hätte! Er kann es, weil er als Kind die Nachbarn
gegrüßt und sich entsprechend normal verhalten hat, auch respektvoll
Älteren gegenüber.

Stattdessen liebt die Jugend »heutzutage den Luxus. Sie hat schlechte
Manieren, verachtet die Autorität, hat keinen Respekt vor den älteren
Leuten und schwatzt, wo sie arbeiten sollte. Die jungen Leute stehen
nicht mehr auf, wenn Ältere das Zimmer betreten. Sie widersprechen
ihren Eltern, schwadronieren in der Gesellschaft, verschlingen bei Tisch
die Süßspeisen, legen die Beine übereinander und tyrannisieren ihre Lehrer.« Und mit diesem verzweifelten Ausruf über die scheinbar immer-
während respektlose Jugend, der angeblich bereits dem Munde des
großen griechischen Philosophen Sokrates (ca. 469 v. Chr.–399 v. Chr.)
entfuhr, kehren wir wieder zurück zur Beziehungsqualität und Anerkennung.

Das Bemerkenswerte: Selbst wenn ich große Defizite habe, kann ich
Anerkennung bekommen. Es lässt sich alles kompensieren. Ich kann wie
Stephen Hawking* in einem einzigen Bereich außergewöhnlich gut sein
und dadurch von anderen Menschen Anerkennung erhalten. Ist Ihnen
schon mal aufgefallen, dass nicht gerade wenige Künstler beziehungsun-
fähig sind? Zu nennen sind etwa der geniale österreichische Komponist

---

* Stephen W. Hawking, geb. 1942, britischer Physiker und Astrophysiker, seit 1968 wegen
amyotropher Lateralsklerose im Rollstuhl. Seit 1985 kann er auch nicht mehr sprechen.
Dennoch leistet er auf seinem Gebiet ständig Aufsehenerregendes.

Anton Bruckner (1824–1896) oder der Weltstar Michael Jackson (1958–2009). Darunter haben sie ihr Leben lang gelitten. Trotz ihrer außergewöhnlichen Erfolge mit höchster öffentlicher Anerkennung hatten sie nicht genügend Selbstwertgefühl. Und das verstellte ihnen den Weg zu anderen Menschen. Sie hatten keine Ahnung, wie sie das hätten ändern können. Ihre Bewunderer haben es auch nie von ihnen verlangt, denn es gehört zu den eigenartigen Phänomenen unseres Lebens, dass Menschen, die wir beneiden oder bewundern, in unseren Augen nicht unbedingt auch großartige Beziehungskünstler sein müssen.

Freundschaft und Gesundheit

Die edelste Form der zwischenmenschlichen Beziehung ist die Freundschaft. Dabei geht es darum, sich die wichtigste Quelle für Vertrauen zu erobern. Vertrauen in andere Menschen besiegt die Angst.* Wahre Freundschaft zeichnet sich durch tiefes Vertrauen aus. Es ist fast so wie das unerschütterliche Vertrauen in Mutter und Vater. Wird es erschüttert, wirft es das Leben aus der Bahn.»Die Menschen haben diese Wahrheit vergessen«, sagte der Fuchs.»Aber du darfst sie nicht vergessen. Du bist zeitlebens für das verantwortlich, was du dir vertraut gemacht hast. Du bist für deine Rose verantwortlich ...«**

Freundschaft ist die Gewissheit, dass es jemanden gibt, den man morgens um vier Uhr anrufen kann, um ihn zu bitten zu kommen. Und der Freund kommt, ohne gefragt zu haben, was denn los sei – natürlich umgekehrt genauso. Freundschaft ist etwas, was einem nicht so leicht genommen werden kann. Selbst wenn ein guter Freund verstirbt, verbleibt durch eben diese Freundschaftserfahrung weiterhin die Gewissheit im Herzen: Es gibt sie tatsächlich – die wahre Freundschaft. Unstrittig ist: Neben einer guten Partnerschaft ist Freundschaft das höchste Luxusgut für die Gesundheit.

Alleinsein ertragen

Ein Trugschluss, wer glaubt, der Mensch benötige nie das Alleinsein. Doch genau das schwingt mit in der Beziehungsqualität, im Resonanzprinzip, im *Actio-Reactio*-Zusammenspiel. Zwischenmenschliche Bezie-

---

* Siehe das Kapitel »Keine Angst«.
** »Der kleine Prinz«, S. 72.

hungen kann ich nur wirklich wertschätzen, wenn ich gleichzeitig fähig bin, von Zeit zu Zeit das Alleinsein wertzuschätzen. Andernfalls kommt es zu unnötigen Kompensationsmechanismen. Darunter versteht man, dass in Beziehungen einer für den anderen bestimmte Phänomene ausgleichen muss. Dass zeitweiliges Alleinsein der Gesundheit durchaus förderlich ist, haben Psychologen schon seit Langem herausgearbeitet. Mal ohne Begleitung etwas zu unternehmen, auf den Berg zu gehen oder zu joggen, bringt jeden weiter. Das hat sich als wesentlich für die Kontemplation entpuppt, für die eigene Reflektiertheit. Sonst hängt man nur noch an der Fernsteuerung von anderen.

Nota bene: Alles hier Beschriebene lässt sich anhand von HRV-Messungen dokumentieren. Ja, in der Tat! Selbst die Ausmaße von Reizen sozialer Kontakte kann man messen. Klingt spektakulär? Ist es auch. Sollten Sie aber wissen. Wenn Sie also neugierig darauf sind, wie Ihr Körper wirklich auf Menschen reagiert, beantwortet er gerne Ihre Fragen, beispielsweise:»Wie ging es mir in der Abteilungssitzung?«,»Wie fühle ich mich wirklich auf dem Messestand?«,»Was meint mein Körper zu diesem völlig aus der Bahn gelaufenen Kundentelefonat?«,»Hat mir der Spaziergang über die Felder gut getan?«,»Was meint mein Körper zu dem Leonard-Bernstein-Konzert?«,»Wie habe ich mich heute Abend bei dem Rendezvous gefühlt?« Die Summe dieser Reize wirkt sich unmittelbar auf Ihr Lebensfeuer-Bild aus. Unter der Spalte Schlafqualität sehen Sie selbst die eindeutige, objektive Antwort Ihres Körpers. Übrigens noch einmal: Sie hat bisweilen nichts damit zu tun, wie Sie sich subjektiv fühlen.

Mit all diesen gesundheitsfördernden Fakten vor Augen kann die Botschaft hier nur lauten:»BB« – mit Beziehungen Bonuspunkte sammeln, und zwar ab sofort und für den Rest des Lebens!

Humor:»Muss ich mir alles von mir gefallen lassen?«

»Ich lache so gerne, lauthals und aus vollem Herzen!«* So weit, so gut. Nur, und das ist das Unerwartete und einzigartig Komische: Dieser begeisterte Satz kommt von oben. Nein, nicht aus der obersten Etage! Diese

---

* »I love to laugh«, ein Song aus dem Musical-Film »Mary Poppins« (1964) mit Julie Andrews und Dick Van Dyke.

ansteckende Lachlust hebt ihn immer wieder bis an die Zimmerdecke, den guten Onkel Albert, einen liebenswerten älteren Herrn und Onkel von Mary Poppins. Im Grunde spricht rein gar nichts dagegen, seinen Lachanfall an der Decke auszutoben. Er lacht sich in zig Facetten halb schief. Mal wiehert er wie ein Pferd, mal quietscht er hinter vorgehaltener Hand wie ein junges Ding. Die leidige Frage ist lediglich: Wie kommt er da nur wieder heil herunter? Der Straßenmaler Bert weiß ein Lied davon zu singen. Denn um Albert zu befreien, muss er ihn immer regelrecht von der Decke zerren. Den staunenden Kindern Michael und Jane erzählt er, bei Onkel Alberts letztem Lachanfall habe er drei Tage gebraucht, um ihn wieder auf den Teppich zu kriegen. Und die Freude am Lachen, prustet derweil Onkel Albert, werde jedes Jahr schlimmer. Dabei hält er sich am Lampenschirm fest, um nicht noch höher zu steigen. Je mehr er lache, desto mehr fülle er sich mit Fröhlichkeit. Und je mehr Fröhlichkeit, desto mehr empfinde er sich als ein »vergnügteres Ich!«*

Anfänglich versucht Mary Poppins noch, das gestrenge Kindermädchen hervorzukehren. Ernst dreinblickend, rät sie Michael und Jane, ja nicht in das Gelächter einzustimmen. Doch kaum ist auch Bert kichernd und prustend an die Zimmerdecke zu Onkel Albert entschwunden, kann sie weder die Kinder zurückhalten noch ... sich selbst. Schlussendlich »sitzen« alle – mal gackernd, mal brüllend vor Lachen – an der Decke, trinken Tee, scherzen und amüsieren sich köstlich. Was bleibt dem Zuschauer der wohl berühmtesten Musical-Lachszene der Welt anderes übrig? Er steigt in das herrliche Lachkonzert, nein, nicht hinauf, sondern indirekt mit ein. Entspannung pur! Plötzlich und unergründlich treffen sich alle auf derselben Wellenlänge in Sachen Humor.

Was ist eigentlich Humor?

Humor und Lachen sind angesagt! Humor, davon sind wir in unseren Breitengraden überzeugt, ist etwas, was uns zum Lachen bringt. Lachen wiederum ist »ein angeborenes und nicht erworbenes Verhalten der Menschen in allen Kulturen«**. Doch was genau uns zum Lachen bringt, wann und wieso wir lachen, muss noch intensiv erforscht werden. Denn es ist in jeder Kultur etwas anderes. Deutscher Humor ist anders als

---

* Ebda.
** Hartmut Schröder, »Lachen zwischen Kultur und Natur«, In: Bd. 11: Agnieszka Brockmann et al. (Hg.) Kulturelle Grenzgänge: Festschrift für Christa Ebert zum 65. Geburtstag, Frank &Timme Verlag: Berlin, 2012, S. 54.

Schweizer oder österreichischer Humor, obwohl wir ansonsten meinen, viele Ähnlichkeiten zu besitzen. Doch selbst innerhalb eines Landes gibt es regionale Auffassungen von Humor. Der Tiroler lacht über etwas anderes als der Wiener. Im Schweizer Mittelland amüsiert man sich anders als in der Westschweiz. Und der subtile, nahezu englische Humor der Norddeutschen steht in krassem Widerspruch zum derben, urbayerischen. Aber eines wissen und spüren wir alle: Humor tut uns immer gut.

Humor und Selbst-Distanzierung

Und eine weitere Erkenntnis existiert. Immerhin können wir eine Art des Humors sogar ohne Weiteres erkunden und lenken, nämlich unseren eigenen. Laut Viktor Frankl (1905–1997), dem Begründer der Schule der Existenzanalyse, hat Humor etwas mit Selbst-Transzendenz zu tun und diese wiederum mit der Fähigkeit zur Selbst-Distanzierung. »Es gibt kaum etwas im menschlichen Dasein, das es dem Menschen so sehr und in einem solchen Ausmaß ermöglichte, Distanz zu gewinnen, wie der Humor.«* Will heißen, wenn es in irgendeiner Situation für uns eng wird, können wir uns ihr aktiv mit Humor entziehen. Oder noch toller: Wenn uns jemand mit Worten angreift, können wir uns, statt beleidigt zu sein, aktiv mit Humor von uns selbst distanzieren. Das zieht automatisch enorm viel Freiraum und Entspannung für Psyche und Körper nach sich. Ein klassisches Beispiel dazu: Bei einer Abendgesellschaft konnte sich Lady Astor bei einer Diskussion ihre Emotionen nicht mehr im Zaum halten und attackierte den britischen Premierminister Winston Churchill frontal: »Wenn ich mit Ihnen verheiratet wäre, würde ich Ihnen Gift geben.« Churchill zog ganz ruhig an seiner Zigarre, lächelte kaum merklich und erwiderte fast im gleichen Wortlaut mit einem eleganten »Befreiungsschlag«: »Und wenn ich mit Ihnen verheiratet wäre, Mylady, würde ich es nehmen.«

Unsere Persönlichkeit, unser Ich, setzt sich aus mehreren Facetten zusammen. Je nach Situation und Stimmungslage besiegt eine stets die andere. »Jetzt bin ich neugierig, wer stärker ist: ich oder ich?« Die auf den ersten Blick paradox anmutende Frage stellt der Dramatiker Johann Nestroy (1801–1862) in seiner Zauberposse »Der böse Geist Lumpaci-

---

* Viktor E. Frankl, »Psychotherapie in der Praxis: Eine kasuistische Einführung für Ärzte«, Deuticke, Wien 1997, S. 156.

vagabundus«. Aber da ist viel Wahres dran! Welcher Teil von mir setzt sich durch: die reflektierte Starre oder das ungestüme Kindliche? Beides wohnt in uns. Der Humor löst es auf. Sinngemäß und nicht weniger brillant bringt es Viktor Frankl auf den Punkt, wenn er sagt:»Ich muss mir nicht alles von mir selber gefallen lassen.«*

Humor ist eigentlich ein Sammelbegriff, bei dem es vor allem darum geht, auf der einen Seite Selbst-Transzendenz und Selbst-Distanzierung auszuüben, den Parasympathikus zu stärken, und auf der anderen Seite darum, den Sympathikus herunterzufahren. Das wiederum lockert, entkrampft und beruhigt.

Humor und Gesundheit

Humor ist genau das, was sich in »Mary Poppins« hervorragend interpretierter Lachszene als hervorstechendes Thema und Leitmotiv entpuppt. Sich nicht ernst nehmen, sich selbst nicht so wichtig nehmen, sich wie Kinder verhalten, sich mit befreiendem Lachen von Zeit zu Zeit mal sorgenfrei gehen lassen. Wie heißt es in einem deutschen Sprichwort so richtig?»Humor ist die Medizin, die am wenigsten kostet und am sichersten hilft.« Inzwischen hat sogar die schulmedizinische Forschung herausgefunden, dass Humor ungeheuer viel mit Gesundheit zu tun hat. Denken Sie nur an die Clowns in den Kliniken. Lachen, Brüllen, getriggert durch Humor aus Witzen, erspart mehr als nur den Kamillentee. Humor versteckt sich überdies hinter feinem Lächeln und Durchschauen. Dort hat es viel mit einer Stimmungslage, mit einer Lebenshaltung zu tun. Nur um gleich vorweg alle Missverständnisse zu vermeiden: Wir sprechen nicht von Zynismus.

Humor versus Zynismus

Zynismus ist etwas völlig anderes. Zynismus ist Humor in schlechtem Gesundheitszustand! Wie man mittlerweile weiß, erklimmt man mit Zynismus nicht selten die ersten Stufen im Burn-out. Haben Sie nicht irgendwann schon mal selbst entnervt und mit süffisantem Lächeln ge-

---

* Frankl, Viktor E.: Grundriß der Existenzanalyse und Logotherapie (1959), in Frankl, Viktor E.: Logotherapie und Existenzanalyse. Texte aus 6 Jahrzehnten, Weinheim: Psychologie Verlags Union 3, 1998, S. 94.

sagt oder gehört: »Nein, nein, ich denke, dass Sie da bei mir nicht an der richtigen Stelle sind. Das sollte unser Herr Maier machen. Der kann alles viel besser!«? Wer einen anderen ein bisschen erniedrigt, sendet ein akutes Warnsignal aus: »Achtung, ich bin nicht mehr so gut drauf.« Leider befinden wir uns alle in irgendeinem Stadium von Burn-out. Typisches erstes Anzeichen dafür ist ungezügelter Ehrgeiz bei Mitarbeiterinnen und Mitarbeitern. Sie leisten überdurchschnittlich viel, weil sie sich nur über die Leistung definieren – für ein Unternehmen das Beste, was es sich wünschen kann, doch nur für eine gewisse Zeit. Denn leider kann der Schuss bald nach hinten losgehen, wenn die Mitarbeiter über kurz oder lang in unproduktive Erschöpfungszustände verfallen und nur noch körperlich präsent sind.

Lachen durch Kitzeln

Doch zurück zum wohltuenden Humor und zum Lachen, das nicht nur durch Witz oder lustige Szenen und Slapstick erzeugt wird. Sehr zu empfehlen ist zum Beispiel auch die Kitzel-Variante. Kitzeln löst enorm viel aus. Wir glauben immer, dass alles über das Bewusstsein gehen müsse. Falsch! Wir Vergesslichen wissen nicht mehr, dass der Zugang zum Körper oft ein ganz anderer ist. Erinnern Sie sich noch? Als Kinder forderten wir immer wieder Lachen durch Kitzeln ein. Man konnte nie genug davon kriegen: von diesem Kitzeln, Lachen, wohligen Befinden. Dann hörte es plötzlich auf. Kaum jemand lässt sich noch als Erwachsener kitzeln. Dabei wäre es sooo erholsam.

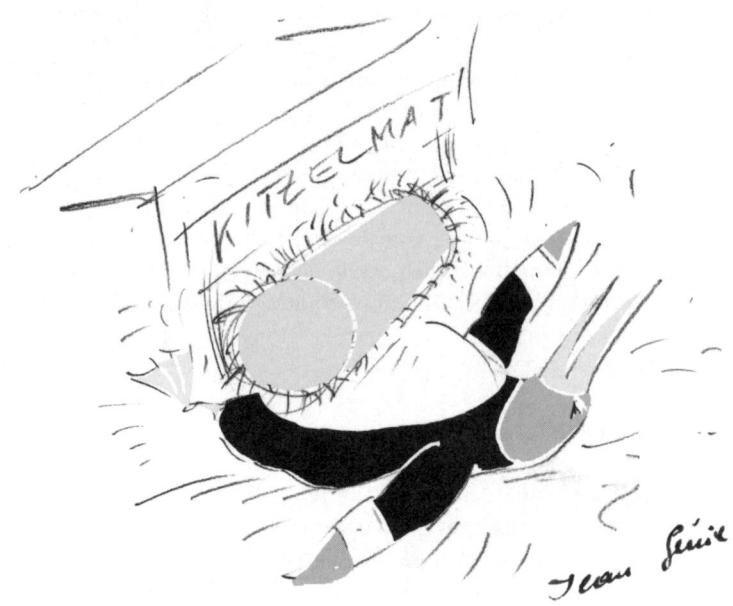

Abbildung 49: Sich präventiv immer wieder gesund kitzeln lassen – herrlich!

Lächeln durch Streicheln

Was man dagegen schon noch vom Partner einfordert, ist Streicheln – ebenfalls eine Form von Kitzeln, das diese wohlig angenehmen Schauer hervorruft. Weil Zärtlichkeiten leider bei vielen Paaren in späteren Jahren nachlassen, treten mitunter auch Verspannungen auf. Haben Sie sich schon mal gefragt, warum es an jeder Ecke ein Massagestudio gibt? Das schreit geradezu nach Kompensation. Man lässt sich zum Entspannen fremdstreicheln und bezahlt dafür.

Mit Humor jedweder Art können wir den Vagus tonisieren. Selbst sich von der Sonne an der Nase kitzeln zu lassen, gehört zu Humor und folglich zu Wohlergehen. Sich den Wind um die Ohren wehen lassen, ja sogar solche zärtlichen Luftzüge können den Vagus tonisieren. Wie kann so etwas Zartes so eine Wirkung haben? Weil sich der Name Vagus von »vagabundieren« ableitet, weil tatsächlich unendlich viele Vagusnerven-Endigungen durch unseren Körper laufen, auch über die Nase und die Ohren. Sie rufen Schwingungen in uns hervor und damit Wohlbehagen.

»Das heißt, wenn Sie rote Ohren haben, dann sind Sie erregt?«

»Genau so ist es. Und manchmal sind morgens, wenn ich aufwache, meine Ohren ein bisschen hart!«

»Rechts und links?«

»Rechts und links.«[*]

Ein amüsanter Dialog zu später Stunde in einem Pariser Bistro zwischen Driss, dem Afrikaner aus der Vorstadt, und dem vollständig gelähmten, äußerst wohlhabenden Philippe in dem Erfolgsfilm »Ziemlich beste Freunde«. So viel zum »Vorspiel«. Kurz darauf lassen sich die beiden von zwei hübschen Damen massieren. Als Philippes Masseuse professionell und zielorientiert ihre Massage weiter nach unten verlagern will, stoppt Driss sie rechtzeitig: »Nein, nein, nein, nein, bleib schön am Ohr! Das mag er.«[**] Für Philippe klingt das wie eine Einladung zum heiß ersehnten Wohlfühlprogramm mit erotischem Touch. Einleuchtend, nicht wahr? Wie nicht anders zu erwarten, zaubert diese Behandlung ein breites Grinsen auf seine Lippen. Nebenbei bemerkt: Man spürt kein Wohlbefinden, wenn man nicht lächelt.

Humor verringert Sympathikus

Humor, Lachen, Lächeln, alles bringt unser autonomes Nervensystem ins Äquilibrium, ins Gleichgewicht. Lachen löst uns aus Verkrampfungen, aus unguten Stimmungen und reduziert den Sympathikus. Man entspannt sich. Umgekehrt: Wenn es nichts zu lachen gibt, bin ich auf der Flucht. Deshalb sollte man sich den Humor bis zum »letzten Vorhang« erhalten so wie Monty Pytons Brian in »Das Leben des Brian«. Bei seiner Kreuzigung steckt Brian mit seinem Lied alle Todgeweihten an: »Always look on the bright side of life!« (Schau immer auf die helle Seite des Lebens). Oder betrachten wir Thomas Morus (1478–1535), dem englischen Staatsmann. Eine Anekdote besagt, er habe sogar noch Humor bewiesen, als sein König, Heinrich VIII. (1491–1547), ihn wegen angeblichen Hochverrats köpfen ließ. Kurz vor der Enthauptung soll

---

[*] »Ziemlich beste Freunde« (Originaltitel: Intouchables), Regisseure: Olivier Nakache, Éric Toledano, Frankreich, 2011, TC: 00:43:06–00:43:17.

[**] Ebda., TC 1:00:39–1:00:45.

Morus den Scharfrichter gebeten haben, beim Zuschlagen auf gar keinen Fall seinen Bart zu treffen. Dieser sei ja schließlich unschuldig. Solange man über sich selbst lachen kann, fühlt man sich gesund. Sobald man es nicht mehr kann, sollte man unbedingt eines tun: »Fragen Sie Ihren Arzt oder Apotheker!« Glücklich zu sein, ist laut Bauplan in uns fest verankert. Wir lachen und lächeln, einfach weil wir so konstruiert sind, dass wir lange gesund und glücklich leben. Wenn wir glücklich sind, fühlen wir uns zufrieden. Und Zufriedenheit ist viel näher beim Lächeln als Unzufriedenheit, Krankheit und all diese Mühsal.

Sich jeden Augenblick entscheiden

Genauso wenig, wie der Vagus keine Einbahnstraße ist, der nur den Darm und die Durchblutung der Lungenflügel regulieren würde, sondern unzählige Impulse aus dem Organismus heraufbringt, genauso wenig ist es beim Lachen und beim Lächeln notwendig, einen Trigger zu haben, der vom zentralen Nervensystem und vom Sensorium ausgeht. Man kann schlicht und einfach lächeln. Man kann sich jeden Augenblick dafür entscheiden, ob man die Mundwinkel nach oben oder nach unten zieht. Und genau mit diesem winzigen, unkomplizierten Detail entscheidet man sich dafür, ob man ein Stück in Richtung Gesundheit gehen möchte oder nicht.

Ich und nur ich habe es in der Hand, »jeden Augenblick«, wie es Konstantin Wecker in seinem, bewusst diesem Buch vorangestellten, Liedtext hervorhebt. Nichts ist ewig. Nur der Augenblick gilt. So kann ich einen Moment der Dissonanz auflösen, indem ich mir mit Gelassenheit und Humor Resonanz suche, wenn möglich eine, an die ich anknüpfen kann. Eingebettet in eine gute Beziehung, in einen schönen Spaziergang, in körperliche Aktivitäten, mit einem Lächeln einschlafen und aufstehen: Aus all dem folgt gesundheitsförderliche Regeneration. Diese bewirkt unendlich viel im Körper. Nach dem Wirkprinzip der Resonanz bin ich als Lächler ganz anders »affizierbar«, ziehe etwas ganz anderes an, als wenn ich das nicht tue. Es liegt an mir, ob ich das will. Wenn ja, sollte ich aktiv werden, und zwar sofort, nach dem selbstaktivierenden Credo: »Wie ich mich jeden Augenblick verhalte, daraus entsteht das Kommende.«

Nur so am Rande für die, die meinen, sie seien nicht der Lächel-Typ und hätten deshalb keine Chance, sich glücklich zu machen: Selbst wenn man sich den *Smiley* künstlich ins Gesicht drückt, wirkt es! Zoom in die

USA. Neben einer amerikanischen Kassiererin in einer Kantine stand ein Schild:»In case I don't smile you get a free coffee!« (Falls ich nicht lächele, erhalten Sie einen Gratiskaffee!) Gefragt, ob sie das anstrengend finde, antwortete sie:»No, überhaupt nicht! Das Tolle dabei ist: Jeder lächelt automatisch zurück. Und das macht mir wieder Freude und lässt mich weiterlächeln!« Ein eindeutiger Beweis für das Wirkprinzip der Resonanz.

Mit Lachen lassen sich sogar Schicksalsschläge auflösen. Noch so etwas, was andere Kulturen geschaffen haben. Beispielsweise fordert ein buddhistisches Ritual, beim Anblick eines Verstorbenen auf gar keinen Fall böse oder traurig zu schauen. Denn das schade dem Toten in der anderen Welt. Wer will das schon?

Lachende Gottheiten

Andere Welt? Dort lachen selbst die Götter. Vor Urzeiten gab es mal einen freundlichen, liebenden, ständig lächelnden Gott. Dieser war außerordentlich *happy*. Er wollte, dass sich seine Menschen genauso fühlen. Wir sind geradezu aufgefordert, *happy* zu sein. Wir wurden in die Freiheit losgeschickt, um zu unserer göttlichen, glücklichen Natur zurückzufinden. Momentan sind wir unterwegs auf der Suche nach diesem freudetrunkenen Zustand. Auf den Wegweisern dorthin steht Lachen und Lächeln. Damit wären wir wieder bei der Lachlust. Götter verschiedener Mythologien waren nie Kinder von Traurigkeit. Im Olymp der griechischen Gottheiten wurde oft aus vollem Halse gelacht. Und was taten die Bewohner des römischen Götterhimmels beim Anblick von Junos Sohn, des hässlichen Vulcanus und Gott des Feuers? Sie krümmten sich vor Lachen. Und wie rosig sieht es im christlichen Himmel aus? Von wegen rosig! Das krasse Gegenteil. Weder der Gott des Alten noch des Neuen Testaments noch Jesus werden als humorvoll beschrieben. Mit Fug und Recht lässt sich wohl behaupten, dass das keine Bagatelle für eine Religion und ihre Auswirkungen, ihre Resonanz auf ihre Gläubigen ist. Buddha hingegen lächelt permanent auf seine Anhänger hinunter:»Hallo, wir sind gut drauf!« Das unterstützt jeden, freundlich zu lächeln.

Noch mal: Jede Entscheidung ist eine Selbstentscheidung, selbst die Pflichterfüllungen im Krieg. Nach dem Wirkprinzip der Resonanz »bist du immer die Ursache all dessen, was dir geschieht«. Von selbst passiert nichts. Um irgendeine Veränderung zu beten, bringt rein gar nichts. Sie stellt sich nicht wie aus dem Hut gezaubert ein – es sei denn, die vermeintliche Zwiesprache mit einer Gottheit löst in einem die Kraft zur Veränderung aus. Merkwürdigerweise soll der eh mit edlem Humor ausgestattete, nach seinem Tod vom Vatikan heiliggesprochene Thomas Morus um Humor gebetet haben:»Herr, schenke mir Sinn für Humor. Gib mir die Gnade, einen Scherz zu verstehen, damit ich ein wenig Glück kenne im Leben und anderen davon mitteile.«* Morus hatte es als feinsinniger Humorist eigentlich weniger nötig. Aber vielleicht ergibt sich für die Gläubigen, die es heute beten, daraus ein Impuls zur Einstellungsänderung.

Seit Jahrtausenden ist es also kein Geheimnis, dass Humor und Lachen sowohl der Psyche als auch dem Körper gesundheitlich nutzen. Und doch wird er noch zu selten angewandt. Deshalb spielt insbesondere dieser Aspekt bei unseren drei Wie-Säulen eine so besondere Rolle.

Folglich kann die Botschaft für ein buntes, lange loderndes Lebensfeuer doch nur lauten: Treffen Sie spontan eine lebensnotwendige Entscheidung. Wählen Sie Humor für Ihren zukünftigen Lebensweg. Entscheiden Sie sich für Lachfältchen und hochgezogene Mundwinkel. Damit werden sie glücklicher, zufriedener und gesünder. Und das ist kein Scherz! ☺

---

* Aus: »Hl. Thomas Morus, um Humor«, in: Gotteslob. Katholisches Gebet- und Gesangsbuch. Ausgabe für das Erzbistum Freiburg mit dem gemeinsamen Eigenteil für die Diözesen Freiburg und Rottenburg, Hrsg. von den Bischöfen Deutschlands und Österreichs und der Bistümer Bozen-Brixen und Lüttich, Freiburg i. Brg., Verlag Herder, 1975, 8, 3, (35 f).

GEMEINSAM DURCH DICK UND DÜNN – ZUR DEMOKRATISIERUNG DER GESUNDHEIT

Moment mal … wer hätte das gedacht? Neujahr 2011. Arte-Fernseh-übertragung aus dem japanischen Osaka. Was? »Daiku«, auf Deutsch »Die Große« = die 9. Sinfonie von Ludwig van Beethoven. Am Pult? Der japanische Stardirigent Yutaka Sado, übrigens ein ehemaliger Assistent des großen Leonard Bernstein. Sado ist, ebenso wie sein Vorbild, ein glühender Beethoven-Verehrer. Und jetzt wird's spannend: Sado hebt den Taktstock. Kräftig setzt die Musik ein. Der Chor besteht aus sage und schreibe 10 000 Sängerinnen und Sängern, nein, kein Tippfehler! Es sind fast so viele, wie das Schweizer Skiparadies Davos Einwohner hat. Sie alle erheben sich gleichzeitig von ihren Stadionplätzen. Der Tenor beginnt. Bald darauf unterstützt ihn die stimmgewaltige Chorgemeinschaft machtvoll, gigantisch, einnehmend. Alles singbegeisterte Laien, Menschen wie du und ich aus dem Volk. Sie treffen sich seit Jahrzehnten zu diesem Neujahrskonzert. Ihr Gesang löst Reize im Körper aus, die eine Gänsehaut garantieren. Aber was singen die bloß – im wahrsten Sinne des Wortes – Welt- und Menschenbewegendes? Nichts Geringeres als die berühmte Ode »An die Freude«.

Und wer hat dem genialen Beethoven diesen Text geliefert? Einer der berühmtesten Dichter der deutschen Klassik: Friedrich Schiller (1759–1805). Und der Inhalt hat's in sich. Alles dreht sich um klassische Ideale und Werte wie Humanität, Harmonie zwischen Mensch und Natur, zwischen Geist und Körper, wahre Freundschaft, harmonische Wechselbeziehung zwischen Individuum und Gemeinschaft. »Alle Menschen werden Brüder, wo dein sanfter Flügel weilt«: Diese Zeilen, diese Musik, dieser Chor schweißen alle und alles zusammen. Diese Power überträgt sich auf die Zuhörer – w e l t w e i t ! Allein auf YouTube, dem weltumfassenden Social-Media-Kanal, wurde dieses Ereignis schon Millionen Mal angeklickt.* Musik ist – genau wie Gesundheit – hochansteckend. In den 70er-Jahren des letzten Jahrhunderts besetzte Beethovens Ode »An die Freude« als »A Song of Joy« mit dem spanischen Popmusiker Miguel Rios in den internationalen Hitparaden sogar die obersten Plätze. Und jetzt raten Sie mal, was die offizielle Hymne der Europäischen Union ist! Bei ihr muss ja noch einiges zusammengeschweißt werden. »Ja klar«, möchte man fast sagen, »die Ode!« Okay, okay, nicht die Popversion, sondern die Instrumentalvariante. Mal ehrlich: Können Sie sich ein überzeugenderes Musikstück als »An die Freude« für ein sich noch zu vereinendes Europa vorstellen?

Sich zu vereinen, heißt zu demokratisieren, alle Trennwände herunterzureißen, jeden aus dem Volk verantwortlich zu machen für sein Handeln und für sich selbst. Und wenn's um Demokratisierung geht, steht da nicht sofort die Wiege der Demokratie am Horizont? Das antike Athen? Nicht nur das. Damals wie heute macht sich jeder – logischerweise – um seine Gesundheit Gedanken. Bis in die Neuzeit hatte sogar der antike Eid des Hippokrates** als Ärzte-Schwur Bestand. Es existieren so viele grundsätzliche Verbindungen, Gemeinsamkeiten zwischen damals und heute! Umso erfreulicher, dass – passend zum Charakter aller vorangegangenen Kapitel – ein geradezu idealer Gesprächspartner aus jener Zeit unserem Aufruf zu einem Dialog folgte. Sein Name: Demokrit***. Seine Berufung: Naturphilosoph. Sein Spitzname: lachender (!) Philosoph.

Lohninger: Herzlich willkommen! Schön, dass du zu uns gefunden hast. Ich freue mich auf unser Gespräch.

Demokrit: *Lieber Freund, ich habe zur Vorbereitung auf dieses Gespräch deine Kapitel eingehend studiert und zu meiner Freude festgestellt: Auch du beschäftigst dich, ebenso wie ich, unter anderem mit Lebensweisen und Medizin. Lass mich doch gleich die Eingangsfrage stellen.*

Lohninger: *Nur zu!*

---

* »Ode an die Freude«, https://www.youtube.com/watch?v=xBlQZyTF_LY (Zugriff am 26.1.2016).
** 460 v. Chr. – 370 v. Chr.
*** Ca. 460/459 v. Chr.–ca. 371 v. Chr.

Demokrit: *In deinem Prolog zu diesem Kapitel geht es dir um Wechselbeziehungen zwischen Menschen, um Gemeinschaft, sogar um Weltbewegendes. Dazu ziehst du sogar einen Chor heran. Da habe ich aufgehorcht. In unseren Tragödien hatte, wie du weißt, der Chor einen hohen Stellenwert. Denk nur an Sophokles* und seine »Antigone«. Doch bei dir geht's ja nicht um Tragödien. Wie muss ich also den Chor in deinem Prolog verstehen? Welches Ziel verfolgst du, archiātrós?***

Lohninger: Doch, verehrter Demokrit, auch bei meinem Beispiel hat der Chor die Funktion des Zusammenführens zwischen dem Inhalt und den Lesenden. Und inhaltlich geht es mir um nichts weniger als das Phänomen der weltumfassenden Demokratisierung im Allgemeinen und der Demokratisierung der Gesundheit im Besonderen.

Demokrit: *Beim Zeus! Eine forsche Antwort. Doch ist das nicht ein zu weites Feld?****

Lohninger: Nicht in unserem Internetzeitalter.

Demokrit: *Internet?*

Lohninger: Ja! Wir kommunizieren nicht mehr wie ihr mit Marathonläufern, um Nachrichten zu überbringen. Wir nutzen unsichtbare, weltumfassende Netze, um Texte, Fotos und sogar bewegte Bilder zu versenden. Damit informieren wir uns.

Demokrit (nachdenklich): *Unsichtbar? Also muss dieses Netz mit der unsichtbar machenden Hades-Kappe**** versehen sein.*

Lohninger: Und dieses Internet ist das zurzeit beste Medium, um zur Demokratisierung beziehungsweise zur Demokratisierung von Gesundheit beizutragen. In deiner Zeit haben ein paar Millionen Menschen die Welt bevölkert. Mittlerweile sind es an die sieben Milliarden. Mit dem Internet kann man jeden auf der Welt mit Informationen erreichen. Du wirst mir zustimmen, geschätzter Demokrit: Damit bekommt das Wort »Demokratisierung« eine ganz andere Bedeutung.

Demokrit: *Du weißt, Alfred, ich bin ein weit gereister Mann. Deshalb kann ich dir beipflichten:* »Einem weisen Mann steht die ganze Welt offen. Denn das Vaterland einer trefflichen Seele ist das Universum.******

---

* Griechischer Dramatiker. Lebte ca. v. 497/496 v. Chr.–406/405 v. Chr.

** Altgriechisch für »Arzt«.

*** Zitat aus dem Roman »Effi Briest« von Theodor Fontane (1819–1898), Emil Vollmer Verlag: Wiesbaden, o. J., S. 242.

**** Gemäß der griechischen Mythologie machte die Hades-Kappe ihren Träger unsichtbar.

***** Hermann Diels, Die Fragmente der Vorsokratiker, griechisch und deutsch, Weidmannsche Buchhandlung: Berlin, 1906, 2. Aufl., DK 55 B 247
Zitiert nachfolgend mit: DK (Autor), 55 = Demokrit, B = »Echte Fragmente«, Fragmentnummer.

Doch was genau tut ihr, wenn ihr zum Beispiel etwas über eure eigene, persönliche Gesundheit erfahren wollt oder euch unwohl fühlt? Sucht ihr dann nicht auch einen Arzt oder Tempelpriester auf?
Lohninger: Da hat sich tatsächlich etwas in der Abfolge geändert. Heute schaut jeder erst einmal ins Internet und versucht, sich eine Eigendiagnose zu stellen. Mit diesem ungenauen Vorwissen geht er zum Arzt. Sobald er aus der Sprechstunde kommt, gleicht er sofort seine Diagnose im Internet ab. Heute haben Ärzte wenig Zeit, um alles genau zu erläutern. Also besprechen viele ihre Diagnose in irgendeinem Internet-Forum mit anderen.

Demokrit: *Forum? Du willst sagen, ihr hinterfragt den Tempelschlaf, wo die Götter Heilung schenken, auf der Agora?* Ist das kein Frevel?*

Lohninger: Es ist sehr verständlich. Nur ... das Ganze hat einen fundamentalen Haken.

Demokrit: *Und der wäre?*

Lohninger: Zuallererst geht es doch um die Frage, welche Möglichkeiten ich habe, mich über die Gesundheit im Allgemeinen und meine ganz persönliche Gesundheit zu unterhalten, und zwar unter Einbeziehung einer dritten Instanz, die nicht lügen kann.

Demokrit: *Lass mich raten! Ich habe ja deine Ausführungen bis hierher gelesen: Die dritte Instanz ist das eigene Herz, das angeblich nie lügt.*

Lohninger: Genau – und das nicht angeblich, sondern wissenschaftlich bewiesen nicht lügt. Erst damit erschließt sich doch jedem Einzelnen eine völlig neue Möglichkeit mit ungeahnten Folgen. Erst über die HRV-Messung, die Herzratenvariabilitäts-Messung, kann jeder verstehen, wie es um die eigene Gesundheit bestellt ist. Erst damit kann sich jeder Wissen und Zugang zur eigenen Gesundheit schaffen. Erst jetzt kann er sich kompetent über seine Gesundheit und mit anderen über deren »Gesundheiten« unterhalten. Das verstehe ich unter »Demokratisierung von Gesundheit«. Ich verstehe meinen Körper und bin dadurch gegenüber Medizinern mündiger geworden.

Demokrit: *Gesundheit fordern die Menschen in ihren Gebeten von den Göttern. Sie wissen aber nicht, daß sie selbst die Macht darüber haben.*** Lohninger: Du sagst es! Das muss man sich mal auf der Zunge

---

* Kranke schliefen zuweilen im Tempel, und die Priester versuchten, über Traumdeutung Hinweise auf die Krankheit und ihre Heilung zu erhalten. Agora war ein öffentliches Forum unterhalb der Akropolis.
** DK 55 B 234

zergehen lassen. Damit kann man sich endlich um seine Gesundheit in einer Weise kümmern, die ihr zusteht, und zwar nicht so, wie es bisher im Verständnis war: Krankheit zu erkennen und zu kurieren, sondern jetzt geht es darum, salutogenetisch orientiert vorzugehen.

Demokrit: *Oh Aether, ihr nutzt enorm viele griechische Wörter in eurer Sprache, aber »salutogenetisch« ist keines!*

Lohninger: Stimmt. Es stammt von den Römern und meint: gesundheitsfördernd und nicht krankheitsbekämpfend. Aufgrund von HRV-Messungen kann ich mich endlich mit einem lebenswesentlichen Thema beschäftigen. Konkret: Was heißt für mich persönlich Gesundheit? Nicht im Sinne von »Was bedeutet sie mir?«, sondern im Sinne von »Was verstehe ich darunter?«. Ist es der perfekte Körper?

Demokrit (grübelt vor sich hin): Körperschönheit ist etwas Tierisches, wenn sich nicht Verstand dahinter verbirgt.*Lohninger (fährt fort, als hätte er nicht gehört):** Oder heißt Gesundheit für mich, frei von Schmerzen zu sein? Besteht sie darin, Lust am Essen, am Trinken und an Sexualität zu haben? Was auch immer. Nun kann ich endlich herausfinden, was für mich wichtig ist, und kann es weiterentwickeln, kann das ausschalten, was ich vermeiden will. Und das, was für mich nicht von Interesse ist, kann ich irgendwie kompensieren.

Demokrit: *Lieber Freund, das verschlägt mir den* anapnoí, ... *den Atem!*

Lohninger: Es ist doch überhaupt nicht so, dass jeder gesund essen MÜSSTE, dass jeder richtig atmen MÜSSTE oder dreimal mindestens in der Woche trainieren MÜSSTE. Sondern es geht darum zu sagen: Ich will keinen Sport treiben! Und darum, sich ehrlich zu fragen: Wie geht es mir dabei, obwohl ich keinen Sport treibe? Stattdessen ist mir gutes Essen und Trinken wichtig. Wie geht es mir dabei? Eben das kann ich selbstständig nach einer HRV-Messung auf dem feuerbildgleichen Spektrogramm klar und eindeutig erkennen.

Demokrit: *Einerseits weiß ich, wir Griechen lieben Feste: »Ein Leben ohne Feste ist wie ein langer Weg ohne Wirtshäuser.* ** *Und »Wenn die Dämmerung naht, gehen (auch) die Götter aus und betrinken sich vor Glück in der Taverne von Koutsounari.« Andererseits bin ich der festen Überzeugung, dass Völlerei, maßloses Essen und Trinken sowie wenig Schlafen der Gesundheit nicht gerade zuträglich sind. Doch sei's drum.* Ich stelle deshalb die Frage hinter vorgehaltener Hand: *Wie ist das, wenn*

---

* DK 55 B 105
** DK 55 B 230

ich – aller meiner Logik zum Trotz – ein heißer Verehrer von Dyonysos*-Festen bin?
Lohninger: Wir leben heute in einer Spaßgesellschaft. Also Hand weg vom Mund, und lass uns freizügig diese Frage erörtern! Nehmen wir an, Lifestyle, Lebensweise heißt für mich, richtig zu leben, Partys zu feiern bis morgens um vier und viel Alkohol zu konsumieren. Aber – und das ist doch das, was uns alle umtreibt: Insgeheim will ich will trotzdem wissen, was ein solcher Lebensstil mit mir macht.
Demokrit: *Beim Asklepios**, du sagst es!*
Lohninger: Um das vorwegzunehmen: Ich plädiere nicht dafür, nonstop Feste zu feiern. Allerdings sieht man genau an solchen Exzessen, wie individuell, wie unterschiedlich jeder Körper reagiert. Es gibt Menschen, die oft die Korken knallen lassen können, wenig schlafen und dabei immer noch gut aussehen. Eines ist völlig klar: Wenn ich sorglos und rücksichtslos leben kann, werde ich zu Recht von anderen beneidet. Aber das gilt eben nicht für jeden. Das hängt von so vielem ab, auch vom Alter. Deshalb sollte man einen solchen Lebensstil nicht unbedingt blind nachahmen, ohne seinen Körper zu befragen.
Demokrit: *Klar, er befragt garantiert nicht das Orakel von Delphi, sondern …*
Lohninger (lacht): … nein, die Anreise wäre zu weit und zu teuer. Mit eben der schon angesprochenen HRV-Messmethode schaffen wir die Möglichkeit, dass sich jeder selbst befragen kann. Das Herz ist unser Auskunftsorgan. Damit trete ich in den Dialog mit meiner eigenen Gesundheit und meinem Leben. Und jetzt kann ich diese Ergebnisse, meine Körperantworten, auch mit anderen teilen. Ich kann mich endlich über meine wahre Gesundheit austauschen.
Demokrit: *Mein Filos***, wo findet denn dieser doch sehr intime Austausch statt?*
Lohninger: Eben im Internet! Auf einer extra dafür eingerichteten Kommunikationsplattform. Du würdest wohl eher sagen: auf einer Kommunikations-Agora. Daraus ergeben sich wieder völlig neue Möglichkeiten. Jeder findet auf dieser Plattform seinen Platz. Jeder kann jetzt ebenbürtig auf Augenhöhe diskutieren, weil die Befunde und Ergebnisse von allen verstanden werden. Nichts ist mehr exklusiv.
Demokrit: *Was meinst du mit »exklusiv«?*

---

* Griechischer Gott des Weins.
** Griechischer Gott der Heilkunst.
*** Griechisch für »Freund«.

Lohninger: Wie ich schon eingangs erwähnte: Bislang gibt es auf der einen Seite die Experten – Experten zur Ernährung, zur Hautgesundheit, zur Alkoholsucht, zu tausend anderen Themen. Auf der anderen Seite gibt es die Unwissenden. Ein Experte erklärt dem Unwissenden, wie es geht. Dann gibt es die Foren der Unwissenden. Dort wird darüber beratschlagt, warum es doch nicht geht, obwohl der Experte gemeint hatte, es müsse gehen. Sie treten aber kaum in einen Dialog, bestenfalls in einen Diskurs. Und beim Diskurs fehlt ...

Demokrit (lächelt ironisch): *Hatten wir schon: die dritte Instanz ...*

Lohninger: Sorry, wenn ich mich wiederhole. Aber ich bin von all dem nicht nur schlicht begeistert, sondern aufgrund der wissenschaftlich gesicherten Erkenntnisse felsenfest davon überzeugt. Also, beim Diskurs fehlt der objektive Meister, der sagt: »Okay, du siehst das so und du siehst das so. In Wirklichkeit läuft es so.« Und diese Instanz ist, wie du richtig erkannt hast, unser Herz. Man kann es nicht austricksen. Das, was dabei herauskommt, das ist so. Punkt. Schluss. Aus. Auch wenn es den beiden nicht recht ist oder nicht passt. Es ist so.

Demokrit: *Und was, lieber Freund, ist folglich deine* Sympérasma?

Lohninger: Meine Schlussfolgerung lautet: Damit sind wir alle aufgefordert, gemeinsam und weltweit in Richtung Gesundheit zu gehen.

Demokrit: *Bei Aletheia,* ich verstehe dich. Du hast völlig recht: Seeligkeit und Unseeligkeit ruht in der Seele.**Man sollte diese Bewegung sofort und ohne zu zögern starten.*

Lohninger: Lieber Freund, wir haben sie bereits gestartet, und die Nutzer vermehren sich täglich. Warum ist Facebook so beliebt, obwohl es keinen ersichtlichen Mehrwert hat? Es wird ja oft sogar auch zur Stimmungsmache missbraucht. Dennoch ist es aber so beliebt, weil es dort so menschelt. Hingegen geht es bei unserer Community um viel mehr. Es geht um das menschlichste Thema der Welt, das nicht dem reinen Chatten dient: unsere Gesundheit.

Demokrit (lächelt verständnisvoll): *In der Tat: Wer redet nicht gerne über seine eigene Gesundheit? Sie steht ganz oben auf der Wunschliste im Leben: zum Geburtstag, zur Genesung, bei der Geburt für Mutter und Kind. Gesundheit ist konkurrenzlos Gesprächsthema Nummer eins überall auf der Welt. Man bespricht sie sowohl mit seinen Mitmenschen als auch mit unseren heilwissenden Gesundheitsgöttern Panakeia, Hygieia und Asklepios.*

---

* Griechische Göttin der Wahrheit.
** DK 55 B 170

Lohninger (nickt): Und was das für ein weltbewegendes Thema ist! Seit 1948 haben wir eine Weltgesundheitsorganisation. Jedes Jahr am 7. April gibt's einen Weltgesundheitstag, und viele Länder leisten sich einen Gesundheitsminister.

Demokrit: *Ich darf bescheiden anmerken: Bei uns begann die Tradition der schriftlichen Auseinandersetzung mit Krankheit und Gesundheit. Ich nehme an, der* »*Corpus Hippocraticum*« *gehörte zu deiner Lektüre, nicht wahr?* *

Lohninger: Allerdings, verehrter Demokrit, stand dort mehr über Krankheiten drin und was man dagegen tun könnte – hochinteressante Abhandlungen, aber nicht unbedingt hocherfreuliche. Dagegen ist das Schöne bei unserem Ansatz: Jeder, der sich mit dem Thema Gesundheit konfrontiert, und sei es nur die Auseinandersetzung mit unseren sieben Säulen, der ändert garantiert sein Verhalten; vielleicht nicht einmal direkt spürbar, aber unbewusst. Allein das Eintauchen in diese Welt, die es nur gut meint und nur in Richtung Gesundheit geht, vermittelt einem ein positives Gefühl. Nie, Demokrit, nie kommt bei uns irgendwann »DU MUSST« oder irgendwas in diese Richtung vor. Alles, was wir empfehlen, ist schön und genussvoll.

Demokrit: *Dein Ansatz scheint sich in vielem mit meinem zu decken. Anscheinend mündet auch er in der für uns alle so lebenswichtigen Euthymia, dem Zustand, in dem man sich wohl und heiter fühlt. Mein Credo ist übrigens: Das Beste für den Menschen ist sein Leben soviel wie möglich wohlgemut und so wenig wie möglich missmutig zu verbringen.* **

Lohninger: Du sagst es. Das ist sogar eine unserer Säulen, und zwar eine ganz wesentliche. Aber, um das noch mal deutlich zu betonen, unsere klare Botschaft an jeden ist: Wir geben keine Ratschläge, wie Gesundheit funktioniert, sondern wir informieren über grundsätzliche gesundheitsfördernde Themen. Da findet jeder etwas für sich. Und das unterscheidet uns von allen anderen.

Demokrit: *Ich freue mich über das, was du gestartet hast. Du weißt: Stets etwas Schönes sich auszudenken ist der Beruf eines göttlichen Geistes.* ***Lohninger (lächelt): Na, verehrter Demokrit, jetzt mal nicht übertreiben! (wieder ernst) Mir geht es um das Feld, das entsteht. Es ist ein neues Bewusstseins- und Verhaltensfeld, das eben nicht getriggert ist

---

* Über 60 gesammelte Artikel unterschiedlicher Autoren aus dem 5. v. Chr. bis 2. n. Chr. zu medizinischen Themen.
** DK 55 B 189
*** DK 55 B 112

im Sinne von Angst vor Krankheit, sondern es entsteht ein Sog Richtung Gesundheit. Und wenn man sich gemeinsam von diesem Geist mitziehen lässt und man eben keine Angst vor 30 g mehr auf der Waage nach einer Eiscreme hat, wenn man weiß, was man tun kann, um das Leben zu genießen und gesund zu bleiben, weil es eben nicht nur Kalorien, sondern noch Kofaktoren gibt, nämlich sechs andere, gleichbedeutende Säulen, die das Fundament unserer Gesundheit tragen, dann fühlt man sich wohl und handlungsfähig. Man kann locker das Pendel schwingen lassen. Es gibt viele Kompensationsmechanismen.

Demokrit: *Wenn ich dich richtig verstanden habe, geht es darum festzustellen, wo man sich auf dem Kontinuum zwischen Gesundheit und Krankheit befindet.*

Lohninger: Genau, und darum zu ergründen, wo die Möglichkeiten sind, wie ich mit höchster Effizienz und Effektivität und mit geringstem Aufwand und ganz natürlich wieder in Richtung Gesundheit komme. Es geht immer um die drei großen kantischen* Fragen: Was kann ich wissen? Was soll ich tun? Was darf ich hoffen? ...

Demokrit: *... entschuldige, aber was hat der jetzt hier zu suchen? Reicht dir meine Anwesenheit nicht? Diese drei Fragen stellt sich doch nun wirklich jeder Philosoph, seit es Philosophie gibt.*

Lohninger: Verzeih, du hast völlig recht. Ich kann es auch anders formulieren. Das große Dilemma ist: Wie kann ich meine beruflichen Ziele trotz des Stresses erreichen? Wie kann ich – in die Umstände meines Lebens geworfen – gesund bleiben, und was darf ich hoffen? Und da habe ich so viele Optionen und bleib dennoch im Regen stehen. Genau an diesem Punkt kommt die *Community* ins Spiel.

Demokrit: *Du meinst, ich weiß, dass es für mich persönlich die besten Lösungen gibt, weiß aber nicht, wie ich sie finde?*

Lohninger: Die Crux ist doch: Wenn ich mich nicht selbst befrage, was los ist, kann ich es auch nicht herausfinden. Dann schau dir die Riesenlatte von Diagnosemöglichkeiten an. Woher weiß ich, was für mich gültig ist? Auch dafür gibt es die *Community*, die Gemeinschaft, die ganz in Richtung Gesundheit tickt. Sie sieht Gesundheit und den Weg dorthin. Sie diskutiert nicht nur irgendeine Hautveränderung oder eine Migräne. Sie betrachtet den gesamten Menschen, im Idealfall in Verbindung mit einer HRV-Messung. Danach weiß man genau, wie es wirklich um einen steht. Solche Dialoge haben eine völlig andere Qualität.

Demokrit: *Beim Zeus, das ist geradezu spektakulär. Es wundert mich,*

---

* Immanuel Kant (1724–1804), deutscher Philosoph der Aufklärung.

dass es so lange gedauert hat, bis man so etwas auf den Weg gebracht hat. Wie geht es weiter?
Lohninger: In der *Community* wird auf jeden Einzelnen individuell eingegangen. Es findet sich dort immer jemand, der Erfahrung und Expertise hat. Mit dem kann ich in Verbindung treten. Solche Zusammentreffen schaffen Vertrauen und Sicherheit, die keine Angst zulassen. Anhand konkreter Fallbeispiele vertieft man sein Thema mit anderen immer mehr, wird immer klüger und erhält zuweilen auch unerwartete Erkenntnisse. In dieser großen Datenmenge, und das ist das Eindrucksvolle, gibt es viele weitere Antworten, sogar auf Fragen, die wir uns heute noch gar nicht stellen.

Demokrit: *Wie bei dem berühmten Stein, den man ins Wasser wirft. Die Wellen um ihn herum werden immer größer.*

Lohninger: Wenn eine Strategie für ein Thema, etwa Stressreduktion oder Gewichtsmanagement oder was auch immer, bei Hunderten von Menschen über Jahre hindurch funktioniert hat, hat man in der *Community* ein hohes Maß an erfahrungsbasierten Erkenntnissen und gleichzeitig jene der Wissenschaft, und alle können mitreden. Dadurch wird erstmals ein qualifizierter erfahrungs- und wissensbasierter Dialog zwischen Laien und Fachleuten möglich – und dies immer unter Miteinbeziehung des Vegetativums.

Demokrit: *Du ahnst, lieber Freund, dass ich noch nie Gast in eurem Kommunikationsforum war. Wie läuft das konkret ab?*

Lohninger: Ganz einfach. Aber vorneweg, weil es in den sozialen Medien immer ein Riesenthema ist: In unserer *Community* wird – im Gegensatz zu Facebook – die Privatsphäre voll und ganz gewahrt. Jeder kann seine Messungen anonym posten und anonym seine Fragen stellen.

Demokrit: *Da bin ich beruhigt. Es wäre mir höchst unangenehm, wenn meine intimsten Angaben der Nachwelt übermittelt würden.*

Lohninger: Sei ganz beruhigt. Also nehmen wir an, du würdest dich zuvor auch messen. Und nehmen wir weiter an, du wolltest wissen, wie es dir bei Bewegung so geht. Dazu solltest du jede neue Tätigkeit mit Zeitangabe festhalten.

Demokrit (strahlt): *Wunderbar! Bei meinen vielen Reisen war ich ja dauernd in Bewegung. Also würde ich Folgendes angeben: vor Sonnenaufgang: aufstehen, Frühstück, Beginn der Reise nach Babylon. Bei Sonnenaufgang: zwei Stunden Fußmarsch. Am frühen Nachmittag: Mittagessen. Danach eine Stunde Fußmarsch. Kurz vor Sonnenuntergang: Notieren von Reiseeindrücken. Nachteinbruch: Anregendes Unterhalten mit Mitreisenden. Kurz vor Mitternacht: zu Bett gehen.*

Lohninger: So ungefähr. Nun die Messungen anonym posten. Dabei wird angegeben: Geschlecht: Mann, …

Demokrit: *Wieso das denn?*

Lohninger: Weil man heute weiß, dass Frauenherzen anders schlagen. Also weiter: Beruf: Philosoph, Alter (grinst): 2 500 Jahre, Thema: Bewegung. Nun erfolgt die Analyse der Messung, die so und so verläuft. Du siehst selbst ganz genau, verehrter Demokrit, wie diese Messung sich verhält. Übrigens kannst du dich auch über fortlaufende Messungen informieren, wie es dir nachhaltig geht. Damit weißt du, ob dein Eintages-Ergebnis nur ein Ausrutscher war oder ob die Flammen immer gleich hoch oder niedrig lodern.

Demokrit: *Verstehe.*

Lohninger: So, und jetzt kommt's: Dir ging es um das Thema Bewegung. Dabei wird nicht nur – wie bislang möglich – gemessen, welche Strecke man in welcher Zeit zurückgelegt hat, sondern eben auch, wie sich das Zu-Fuß-Gehen ganz aktuell auf deinen Körper auswirkt. Alles das ist ein ganz anderer Ablauf als normalerweise. Das Sensationelle, das Neuartige ist: Das Ergebnis ist hundertprozentig aussagekräftig. Jetzt weißt du, was in deinem Körper wirklich abläuft. Uns geht es um deinen objektiven, medizinisch fundierten Gesundheitszustand und in der Folge um dein selbstkompetentes Gesundheitsmanagement.

Demokrit: *Spielen wir das mal weiter durch. Was könnte ich sehen?*

Lohninger: Du siehst zum Beispiel:»Oh ja, Bewegung ist für mich super. Also belaste ich mich jetzt täglich eine Stunde mit etwa 140 Puls. Danach geht es mir blendend. Mein Schlaf passt auch. Aber, was ist das denn? Nach dem Essen breche ich ja immer ein!« Dann siehst du dir genau mit dieser Frage dein Ergebnis an und erfährst, woran es liegen könnte, ob du vielleicht etwas isst, was du nicht verträgst, oder ob es daran liegt, wie du isst, wann oder mit wem. Du erfährst es spätestens durch die *Community.*

Demokrit: *Und der Gesundheitschor antwortet mir!*

Lohninger: Genau. Du entscheidest dich dafür, in der Gruppe oder mit einem Spezialisten darüber zu diskutieren. Da erhältst du Empfehlungen, etwa:»Probier mal, nicht zu jedem Essen so viele Zwiebeln zu essen« oder »Trink während des Essens kein Wasser mehr« oder »Wahrscheinlich braucht dein Körper ein kurzes Mittagsschläfchen« oder »Geh in ein Gesundheitshotel.«

Demokrit: *Und dieses Gefühl, dass sich Menschen richtig um mich und mein Gesundheitsthema kümmern, motiviert mich,* diese Varianten auch auszuprobieren.

Lohninger: Genau. Und vor allem sprechen hier Menschen mit Erfahrungen, die so etwas bei solchen Abschlaff-Symptomen nach dem Essen schon mit Erfolg angewendet haben.

Demokrit (überlegt): *Hmm, sag mal, Alfred, könnten nicht auch Menschen aus purer Neugier hineinschauen? Glaub mir, in Athen würden sich sofort alle Barbiere dort tummeln. Beim Rasieren, beim Haareschneiden brauchen sie zum Zeitvertreib ihrer Kunden interessante Neuigkeiten.*

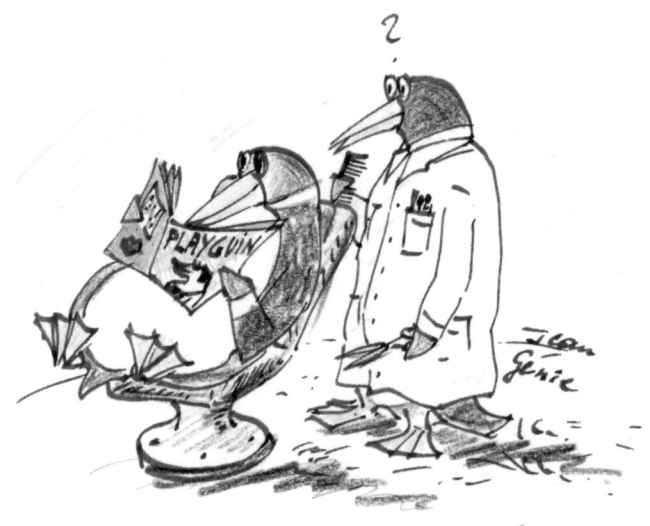

Abbildung 50: Warum sollen Pinguine nicht zum Frisör wollen?

Lohninger: Klar, ein gewisser gesunder Voyeurismus ist schon dabei. Der sollte auch befriedigt werden. Deine Barbiere würden hier viele wissenswerte Gesundheitsthemen finden, die ihre Kunden garantiert interessieren würden. Aber noch mal zur Beruhigung: Die Messergebnisse sind alle anonym. Man sieht generell, wie schlecht jemand beisammen ist, oder generell, wie die Schlafqualität von Leuten ist. Man sieht, wie lange jemand im Büro hockt, wann Menschen erschöpft sind, wie ihnen das Essen bekommt, wie sie auf Alkohol reagieren.

Demokrit: *Man stelle sich vor, Dyonysos würde eine solche Messung vornehmen. Ob er sich dann wohl weiterhin dauernd besaufen würde?*

Lohninger (lacht): Als Gott kann es ihm ja egal sein. Aber wenn jemand anonymisiert über sein Suchtverhalten was wissen will...

Demokrit: *... zum Beispiel unsere Weissagepriesterin Pythia in Delphi. Die ist doch ständig in Trance. Irgendwas muss sie zu sich nehmen ...*

Lohninger: ... oder einatmen! Nehmen wir an, ein Jugendlicher, der sich wie ein junger Adonis* fühlt, sagt sich:»Ich kiffe und fühle mich wohl. Kann also nix Schlimmes sein.« Aber irgendwann siegt der Zweifel, der in ihm nagt. Also erlaubt er sich nachts vor dem Einschlafen das Eingeständnis:»Interessieren tät's mich schon, wie's tatsächlich ausschaut. Morgen mess ich halt mal mein Herz mit dieser tragbaren Technologie. Wird schon schiefgehen.«

Demokrit: Da siehst du es wieder: Das allerschlimmste, was man die Jugend lehren kann, ist der Leichtsinn. Denn er ist es, der jene Lüste großzieht, aus denen die Lasterhaftigkeit erwächst. ** Und? Jetzt sag schon: Was zeigt ihm seine Messung?

Lohninger: Sie dokumentiert ihm schlagartig, ob die »Wunderdroge«, die er sich zuführt, ihm schadet – und wenn, wie sehr. Mehr noch: Die Tatsache, dass er sein Innenleben vor sich sieht, könnte ihn motivieren, seinen Lebensstil zu ändern. Alleine ist das aber nicht immer einfach. In unserer *Community* unterstützt man sich gegenseitig, sein Suchtthema, Alkohol, Drogen, Medikamente in den Griff zu bekommen.

Demokrit: *Wenn ich aber jung und pubertär bin, verwirren mich dann nicht die vielen Antworten? Woran kann ich mich orientieren?*

Lohninger: Ich vergaß zu erwähnen: Das Ganze wird von einer Gesundheitspsychologin moderiert, die in ständigem Dialog mit Ärzten und anderen Experten steht. Sie leitet alles, kann streichen oder modifizieren, antworten und eingreifen.

Demokrit: *Heißt das, ihr zensiert die Einträge? Und wenn ein Eintrag falsch ist, wird derjenige dafür gefoltert?*

Lohninger (lacht): Solche drakonischen*** Strafen gibt es heute nicht mehr. Eine Psychologin schaut sich alles genau an, um sicherzugehen, dass sich da keine Verrückten herumtreiben und irgendwelchen Blödsinn verzapfen. Außerdem sorgen wir dafür, dass kein *Bashing* auftritt ...

Demokrit: *Bashing?*

Lohninger: Da du von Folter sprachst: *Bashing* ist eine Art virtuelles Foltern von Menschen im Netz. Genau das verhindern wir, indem wir vor der Freischaltung der Kommentare drüberschauen. Das ist im Übrigen bei vielen Foren gang und gäbe.

---

* Griechischer Gott der Schönheit.
** DK 55 B 178
*** Benannt nach Drakon, einem Athener Politiker, um ca. 650 v. Chr. geboren. Er sammelte die bereits bestehenden Strafen und hielt sie schriftlich fest.

Demokrit: *In der Tat, mit Verrückten muss man immer rechnen. Aber man kann sie behandeln. Bei uns zum Beispiel im Asklepieion sind Ärzte auf solche Krankheiten spezialisiert.**

Lohninger: Übrigens kann nicht jeder posten, sondern nur Registrierte. Dazu musst du ein paar Pflichtfelder ausfüllen, ob du nur interessiert bist oder eine gewisse Kompetenz mitbringst, z. B. als Arzt oder Coach.

Demokrit: *Ich bin davon überzeugt, eure Teilnehmerzahl wird in kurzer Zeit rasant ansteigen, denn ihr sprecht ja mit der Gesundheitsförderung die dringendste Notwendigkeit eines jeden Menschen an. Aber dazu braucht ihr doch zig Psychologen?*

Lohninger: Unsere *Community* löst viele tolle *Spin-offs* aus. Durch sie entsteht zum Beispiel ein völlig neues Berufsfeld. Gesundheitspsychologen brauchen erst noch eine konkrete Jobbeschreibung. Was sie wirklich machen sollen, ist noch nirgends festgelegt. Das Gesundheitsbilden wäre doch ein wunderbares Betätigungsfeld. Übrigens lässt sich diese Arbeit fabelhaft im virtuellen Raum von zu Hause machen.

Demokrit: *Könnten sie nicht auch in der Wirklichkeit mit ihrer Ausbildung und den Messungen arbeiten?*

Lohninger: Selbstverständlich. Sie könnten in Unternehmen, in Schulen und Universitäten gehen und dort Gesundheit bilden. Genau dafür sind sie ja eigentlich ausgebildet.

Demokrit: *Hochinteressante Perspektiven, die sich da durch diese Community bieten. Noch irgendwelche nützlichen Vorteile?*

Lohninger: Zum Beispiel der hohe Aktualitätsgrad. Ich kann mich registrieren und festlegen:»Ich möchte für die und die Themen alle Neuigkeiten, die gepostet werden.« Sobald es Neues gibt, erhalte ich sofort eine Benachrichtigung. Damit bin ich in Sekundenschnelle *up to date.* Allmählich wird eine hochdynamische Gesundheitskommunikation entstehen. Dabei wird sich immer deutlicher herauskristallisieren, wie schön es ist, Gesundheit zu bilden, und wie einfach. Und die Erfolgsstorys befeuern das Ganze.

Demokrit: *Diese werden eine hohe Anziehungskraft ausüben.*

Lohninger: Letztlich wird damit Gesundheit aus ihrem goldenen Medizinerkäfig befreit, weil jeder teilnehmen kann und weil wir, jeder von uns, vor allem eine Instanz hat, die nicht lügen kann. Und immer, wenn

---

* S. auch Prof. Dr. Dr. Manfred Spitzer, »Geist & Hirn: 800 Jahre Psychotherapie« in http://www.br.de/fernsehen/ard-alpha/sendungen/geist-und-gehirn/geist-und-gehirn-manfred-spitzer-gehirnforschung186.html (Zugriff am 31.01.2016).

es künftig um Meinungsbildung zu Gesundheitsthemen gehen wird, glaub mir, Demokrit, dort wird diese Instanz gehörig mitreden. Wenn zum Beispiel bei Messungen herauskommt, dass Medikamente, die man zur Cholesterinsenkung verschrieben bekommt, die Menschen nicht gesünder machen …

Demokrit: … *denn mit den Messungen wird ja Gesundheit gemessen* …

Lohninger (nickt bestätigend): … hingegen Bewegung grundsätzlich mehr bringt, dann wird das einen hohen Stellenwert erreichen. Und weißt du, was dann passiert?

Demokrit schüttelt den Kopf.

Lohninger: In solchen Momenten erhebt sich der wirklich mündige Patient. Tut mir leid, wenn ich jetzt doch mit deinem Rivalen Kant verfeinere: Jetzt erhebt sich der mündige Patient aus seiner selbst verschuldeten Unmündigkeit.

Demokrit: *Welche Konsequenz hat das für die Mediziner?*

Lohninger: Dann kann kein Mediziner mehr mit tollen Phrasen, mit Suggestion und Angstmacherei arbeiten, weil nun ein selbstkompetenter Mensch vor ihm steht. Das wird ein Selbstläufer im wahrsten Sinne des Wortes. Damit wird sich die *Community* immer mehr zu einer wirklichen Machtinstanz entwickeln. Mit der Demokratisierung der Gesundheit und der eigenen Gesundheitskompetenz wird jeder dazu beitragen, dass die Mediziner professioneller werden müssen.

Demokrit: *Beim Zeus, das wird ein Riesenthema.*

Lohninger: Natürlich, denn nun kann jeder, der sich messen lässt oder selbst misst, sehen, was es bringt, was mir vom Arzt verschrieben wurde. Und selbst, wenn der Mediziner wahnsinnig gut in der Suggestion ist, Stichwort »sprechende Medizin«, bringt das etwas. Wie lange, kann man dann einfach feststellen.

Demokrit: *Du beziehst dich auf das Sokrates-Gespräch mit Charmides? Darauf, dass Medizin nur mit vertrauenserregenden Worten hilft?*

Lohninger: Diese Tradition gibt es heute noch. Aber für mich steht die »emotionalisierende Medizin« im Vordergrund, die Frage: »Wo kann ich am meisten Gutes tun?«

Demokrit: *»Von Natur aus ist Arzt, wer andere erheitern kann.«*

Lohninger (ohne darauf einzugehen): Überleg mal: Zwei Drittel der Menschen sterben auf unserem Planeten an chronischen Krankheiten, den sog. »non-communicable diseases«, NCDs, den nicht übertragbaren Krankheiten. Früher waren es die Infektionskrankheiten. Heute sind es die NCDs wie Diabetes, Herz-, Kreislauferkrankungen, Alzheimer, Krebs. Über 60 von 100 Menschen sterben daran.

Demokrit: *Beim Zeus, welche Ursache haben die NCDs?*

Lohninger: Ganz eindeutig der Lebensstil. Der Knackpunkt ist: Will ich Ursachenbekämpfung betreiben, geht der Weg Richtung Gesundheit in erster Linie über Änderungen des Lebensstils. Mediziner machen das bislang über Angst. Meine Überzeugung ist: Viel besser funktioniert es über positive Emotionalisierung. Jetzt kann jeder an seinen gemessenen, objektiven Ergebnisse erkennen, ich betone, objektiven, welche Wirkungen Tabletten und sogar Therapien haben. Beim Betrachten seines Feuerbildes werden bei ihm Emotionen freigelegt, die ihm bewusst machen, was da in ihm abläuft. Das, verehrter Freund, sind die Trigger, die ihn dazu bewegen, seinen Lebensstil nachhaltig zu ändern.

Demokrit: *Und jetzt geht er oder sie in die Community und erhält dort Bestärkung, die notwendige Unterstützung und Empfehlungen von anderen Betroffenen.*

Lohninger: Wir haben zu eingangs von Schiller gesprochen. In seinem »Wilhelm Tell«* und nicht nur dort heißt es: »Vereint sind auch die Schwachen mächtig«. Diese Community schweißt zusammen. Damit kann nun endlich jeder auf Augenhöhe mit den Medizinern sprechen ...

Demokrit (philosophierend): *»Nichts geschieht ohne Ursache, sondern alles hat einen ausreichenden Grund.«*

Lohninger: ... Diese Demokratisierung entsteht durch Bewusstseinsbildung und Emotionalisierung, durch das Bilden, Leben und Vorleben der Gesundheit. Dadurch entsteht ein automatisierter Mechanismus, wo Gesundheit nicht mehr Aufgabe des Staates oder des Arztes ist ...

Demokrit: *... sondern quasi von selbst durch jeden Einzelnen entsteht.*

Lohninger: Das bedeutet personalisierte Medizin. Sie gelingt wiederum durch das Gemeinsame, durch das Auflösen der Angst, durch Vertrauen in das, was eigentlich laut Bauplan schon existiert: nämlich Gesundheit. Sie beizubehalten oder wiederzuerwecken, dazu, Demokrit, dazu gibt es heute Technologien, die das ermöglichen, etwa das Messgerät und die Software. Und es gibt die höchst aufschlussreiche *Community*.

Demokrit: *Alfred, lass mich an dieser Stelle unseren Dialog zusammenfassen: Mit diesen Messungen und ihren so hochindividuellen, objektiven Ergebnissen, mit dieser Community habt ihr den so dringend notwendigen Prozess zur Demokratisierung von Gesundheit losgetreten. In eurer Community liegt inhaltlich so viel revolutionäre Sprengkraft. Jeder wird sich damit auseinandersetzen – überall auf der Welt. An euch*

---

* 1804.

kommt keiner mehr vorbei. Bei euch erhält der Spruch »Gnothi seauton«
am Apollotempel in Delphi eine ganz neue Bedeutung. Deshalb solltet
ihr unbedingt über den Eingang eurer Kommunikationsplattform ein-
meißeln: »Erkenne dich selbst!«

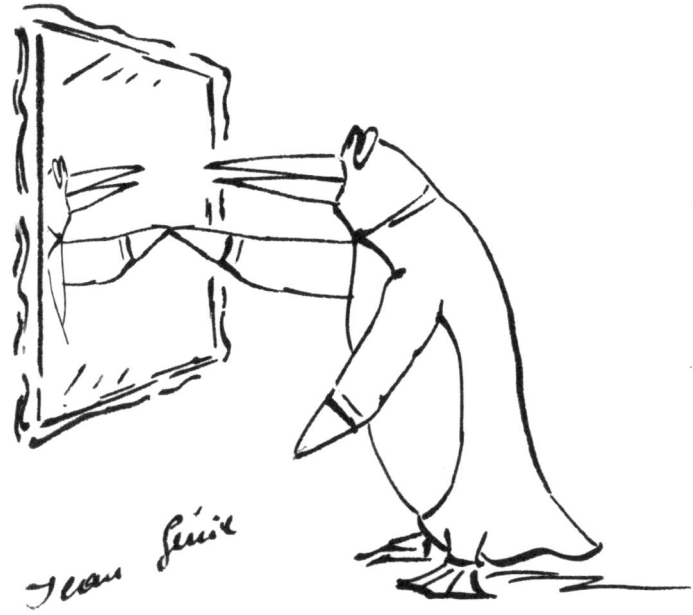

Abbildung 51: Erkenne dich selbst

DANK

Mein Dank

Bücher entstehen nicht wie Kinder, die aus besonderen Momenten der innigsten Liebe zweier Menschen, durch künstliche Befruchtung oder auch ungewollt in die Welt kommen können. Bücher entstehen nie ungewollt. Sie entspringen immer aus liebevoller Arbeit mehrerer Menschen. Ohne ein hohes Maß an liebevoller Arbeit gäbe es auch dieses Buch nach wie vor nur in meiner Vorstellung.

Ohne meine Frau Andrea wären weder mein Leben noch meine Arbeit in unserer gemeinsamen Autonom Health GesundheitsbildungsGmbH so dermaßen glücklich und erfüllend. Ihre Liebe und Motivation sind gleichsam die DNA dieses Buches. Seine ersten Seiten habe ich am dritten Regentag des gemeinsamen Weihnachtsurlaubs 2012 geschrieben.

Zeiten der verständnisvollen Zuwendung sind für ein solches Gedeihen unabdingbar. Als Vater von vier Kindern war mir das klar. Jedoch wie viel an Zuwendung und Anstrengung ein Buch verlangt, habe ich erst während vieler Zeiten des Rückzugs gelernt. Diese besinnlichen Zeiten verdanke ich unseren Mitarbeiterinnen und Mitarbeitern, die in ihrer Rücksichtnahme ebenso außergewöhnlich gut sind wie in allen anderen Bereichen. Und ohne die vielen Stunden des Recherchierens und Feilens unserer PR-Expertin würde die »Tragzeit« meiner Schwangerschaft mit diesem Buch wohl immer noch andauern. Danke, Dr. Marion Soceanu!Dank euch allen können alle, die wollen, einfach gesund sein.

LITERATURVERZEICHNIS

Armin, Bettine von: Goethes Briefwechsel mit einem Kinde. Hrsg. von Waldemar Oehlke, Frankfurt: Insel Verlag, 1984.

Armstrong, Louis: »Now you Have Jazz«. Online verfügbar unter https://www. youtube.com/watch?v=tPP4jrarsYU https://www.youtube.com/ watch?v=tPP4jrarsYU (Zugriff am 10.07.2016).

Devaux, Yvonne: Die Sprache der Organe in der Traditionellen Europäischen Naturheilkunde, der Anthroposophischen und der Traditionellen Chinesischen Medizin. Diplomarbeit an der Schule für Angewandte Naturheilkunde, Zürich 2012.

Die Bibel. Nach der deutschen Übersetzung D. Martin Luthers, Privilegierte Württembergische Bibelanstalt, Stuttgart, o. J.

Diels, Hermann: Die Fragmente der Vorsokratiker, griechisch und deutsch. Weidmannsche Buchhandlung, Berlin, 1906, 2. Aufl. (Offizielle Zitierweise: DK für Autor, 55 für Demokrit, B für »Echte Fragmente« und Fragmentnummer).

Fetter, Susanne: »Alles beginnt im Training. Dragons-Profi Hill. Derby-Sieg war harte Arbeit.« In: Neue Osnabrücker Zeitung v. 03.03.2014. Online verfügbar unter http://www.noz.de/deutschland-welt/artland-dragons/artikel/455768/ dragons-profi-hill-derbysieg-war-harte-arbeit (Zugriff am 27.08.2015).

Fontane, Theodor: Effi Briest. Emil Vollmer Verlag, Wiesbaden, o. J.

Fränkel, Jonas, Helbling, Carl (Hrsg.): Gottfried Keller, Sämtliche Werke, 2. Band, Gesammelte Gedichte. Benteli Verlag, Bern/Leipzig, 1931.

Frankl, Viktor E.: Psychotherapie in der Praxis: Eine kasuistische Einführung für Ärzte. Deuticke, Wien, 1997.

Frankl, Viktor E.: »Grundriß der Existenzanalyse und Logotherapie« (1959). In: Frankl, Viktor E.: Logotherapie und Existenzanalyse: Texte aus 6 Jahrzehnten. Psychologie Verlags Union 3, Weinheim, 1998.

Goethe, Johann Wolfgang von: »Talismane«. In: Gedichte, West-oestlicher Divan, 1814–1819, Buch des Sängers. Hrsg. von Joseph Kiermeier-Debre, dtv, 2006.

Goethes Werke in 6 Haupt und 4 Ergänzungsbänden. Hrsg. v. Theodor Friedrich, 1. Band: Gedichte. Verlag Reclam, Leipzig, o. J.

Goldoni, Carlo: »Der Krieg« ein Lustspiel des Herrn Goldoni als eine komische Oper in drey Akten. Adam Friedrich Böhme, Leipzig, 1773.

Golyr Ltd. (Hrsg.): Frank Sinatra. May Way Übersetzung. Online verfügbar unter http://www.golyr.de/frank-sinatra/songtext-my-way-115008.html (Zugriff am 30.07.2015).

Grimm, Hans-Ulrich: Chemie im Essen: Lebensmittel-Zusatzstoffe, wie sie wirken, wie sie schaden. Knaur Taschenbuchverlag, 2013.

»Harry Potter und der Stein der Weisen« nach dem gleichnamigen von Joanne K. Rowling, offizieller Trailer. Online verfügbar unter https://www.youtube.com/watch?v=sggob1QQp1I (Zugriff am 02.08.2015).

Heinrich, Christian: »Langzeitstudie: Wie ein glückliches Leben gelingt«. Online verfügbar unter http://www.spiegel.de/gesundheit/psychologie/grant-studie-wie-ein-zufriedenes-leben-gelingt-a-851729.html (Zugriff am 05.12.2015); s. »The Study of Adult Development« von *George E. Vaillant, M. D. et. al.*

Hentig, Hans von: Vom Ursprung der Henkersmahlzeit. Verlag J. C. B. Mohr (Paul Siebeck), Tübingen, 1958.

Hinke, Bella (Hrsg.): Pablo Picasso Zitate. In: Spanien-Bilder.com. Online verfügbar unter http://www.spanien-bilder.com/spanische_geschichte/pablo-picasso/pablo-picasso-zitate.php (Zugriff am 14.7.2015).

»Hl. Thomas Morus, um Humor«, in: Gotteslob. Katholisches Gebet- und Gesangsbuch. Ausgabe für das Erzbistum Freiburg mit dem gemeinsamen Eigenteil für die Diözesen Freiburg und Rottenburg. Hrsg. von den Bischöfen Deutschlands und Österreichs und der Bistümer Bozen-Brixen und Lüttich. Verlag Herder Freiburg i. Brg., 1975.

Holt-Lunstad, Julianne, Smith, J. Timothy B., Layton, Bradley: »Social Relationships and Mortality Risk: A Meta-analytic Review«. In: PLoS Med 7(7) July 27, 2010; http://journals.plos.org/plosmedicine/article?id=10.1371/journal.pmed.1000316 (Zugriff am 12.01.2016).

Lemke, Harald: »Feuerbachs Stammtischthese oder zum Ursprung des Satzes: Der Mensch ist, was er isst«. In: Aufklärung und Kritik, Zeitschrift für freies Denken und humanistische Philosophie. Hrsg. v. Gesellschaft für kritische Philosophie

Nürnberg, Internet-Publikation, 1/2004. Online verfügbar unter http://www.
gkpn.de/lemke.pdf (Zugriff am 20.11.2015).

Low, Shari: Herzfinsternis. Bastei-Entertainment, 2015.

Magic Internet GmbH (Timo Gieb/Sören Ziems) (Hrsg.): »Schau immer auf die helle
Seite des Lebens«. In: Songtexte.com. Online verfügbar unter http://
www.songtexte.com/uebersetzung/monty-python/always-look-on-the-bright-side-
of-life-deutsch-3d6b1ab.html (Zugriff am 30.07.2015).

Meyers, Dan: »What did the world's most notorious criminals request for their last
meals?« In: Foxnews, v. 26.2.2015. Online verfügbar unter http://www.foxnews.
com/leisure/2015/02/26/what-did-world-most-notorious-criminals-request-for-
their-last-meals/ (Zugriff am 20.11.2015).

o. V.: »Tour de France: Spanier Plaza triumphiert in Gap«. Online verfügbar unter
http://www.spiegel.de/sport/sonst/tour-de-france-2015-ruben-plaza-triumphiert-
in-gap-a-1044521.html, v. 20.7.2015 (Zugriff am 30.11.2015).

o. V.: »Ungesunde Ernährung ist weltweit größtes Krankheitsrisiko Überernährung
inzwischen größeres Problem als Unterernährung«. In: Bionity.com v.
12.10.2015. Online verfügbar unter http://www.bionity.com/de/news/154962/
ungesunde-ernaehrung-ist-weltweit-groesstes-krankheitsrisiko.html (Zugriff am
07.11.2015).

o. V.: »115-jähriger Chinese heiratet blutjunges Ding ...« Online verfügbar unter
http://www.welt.de/vermischtes/article13628070/115-jaehriger-Chinese-heira-
tet-blutjunges-Ding.html v. 27.9.2011 (Zugriff am 18.12.2015).

o. V.: »Ein Lächeln kostet nichts«. In: Wissensuchtwege.de. Online verfügbar unter
http://www.wissensuchtwege.de/Archiv/download/einlaecheln.pdf (Zugriff am
08.08.2015).

o. V.: Pablo Picasso. In: Kunstzitate.de. Online verfügbar unter http://www.kunstzi-
tate.de/bildendekunst/kuenstlerueberkunst/picasso_pablo.htm (Zugriff am
14.07.2015).

Saint-Exupérie, Antoine: »Der kleine Prinz«, Karl Rauch Verlag, Düsseldorf, 1980.

Schefter, Thomas (Hrsg.): 1 Zitat über Müdigkeit, Schlaf von Thomas Henry
Huxley. In: Aphorismen.de. Online verfügbar unter http://www.aphorismen.de/
suche?f_autor=5102_Thomas+Henry+Huxley&f_
thema=M%C3%BCdigkeit%2C+Schlaf (Zugriff am 15.10.2015).

Schefter, Thomas (Hrsg.). Aphorismus zum Thema »Frage«. In: Aphorismen.de. Online verfügbar unter http://www.aphorismen.de/zitat/167057 (Zugriff am
12.11.2015).

Schefter, Thomas (Hrsg.): Aphorismus zum Thema »Heiterkeit«. In: Aphorismen.de. Online verfügbar unter http://www.aphorismen.de/zitat/27780 (Zugriff am 25.02.2015).

»Schlaflos in Seattle« (Originaltitel: Sleepless in Seattle). Regisseurin Nora Ephron, Drehbuch: Nora Ephron, David S. Ward, Jeff Arch, Produktion: Gary Forster, USA, 1993, TC 00: 00:16:58–00:17:03 und TC 00:17:48–00:17:51 Fassung: DVD, 101 Minuten. Sony Pictures Home Entertainment, Produktionsjahr 2013.

Schmidt, Alfred (Hrsg.) Ludwig Feuerbach. »Die Naturwissenschaft und die Revolution«. In: Anthropologischer Materialismus. Ausgewählte Schriften II, Ullstein, Frankfurt, 1987.

Schröder, Harmut/Lohninger, Alfred. »Salutogene Effekte des Lachens und Herzratenvariabilität.« In: Praxis – Klinische Verhaltensmedizin und Rehabilitation, 92 (2013), S. 146–156.

Schröder, Hartmut: »Lachen zwischen Kultur und Natur«, In: Bd. 11: Kulturelle Grenzgänge: Festschrift für Christa Ebert zum 65. Geburtstag. Hrsg. Agnieszka Brockmann et. al. Frank &Timme Verlag, Berlin, 2012, S. 54.

Schulhoff, Hilda, Sauer, August, Hrsg. Joseph Freiherr von Eichendorff, Sämtliche Werke. Histor. kritische Ausgabe. Hrsg. von Wilhelm Kosch, Band. 1,1: Gedichte. de Gruyter, Berlin, 1921.

Stekovics, Erich: »Das Leben von Erich Stekovics«. Online verfügbar unter http://www.stekovics.at/ueber-erich/ (Zugriff am 20.08.2015).

Swan, Karen: Winterküsse im Schnee. Goldmann, 2015.

Spitzer, Manfred:. »Geist & Hirn: 800 Jahre Psychotherapie«. Online verfügbar unte http://www.br.de/fernsehen/ard-alpha/sendungen/geist-und-gehirn/geist-und-gehirn-manfred-spitzer-gehirnforschung186.html (Zugriff am 31.01.2016).

Vischer, Friedrich Theodor, Hrsg. Ästhetik oder Wissenschaft des Schönen. Band 6: Kunstlehre. Dichtkunst. Register. Hrsg. von Robert Vischer. 2. Aufl. München: Meyer & Jessen, 1922–23.

Wikimedia Foundation Inc. (Hrsg.):»Gesundheit«. Online verfügbar unter https://de.wikipedia.org/wiki/Gesundheit (Zugriff am 02.11.2015).

Wildt, Maria:»Schönheit ist was wert – das geben Schweizer für Kosmetik und Wellness aus« v. 14.8.2015. Online verfügbar unter http://beautytipps.ch/schoenheit-ist-was-wert-das-geben-schweizer-fuer-kosmetik-und-wellness-aus/ (Zugriff am 15.09.2015).

YouTube.de (Hrsg.): »10000 singing Beethoven – Ode an die Freude _ Ode to Joy«. Online verfügbar unter https://www.youtube.com/watch?v=xBlQZyTF_LY (Zugriff am 26.01.2016).

»Ziemlich beste Freunde« (Originaltitel: Intouchables), Regisseur: Olivier Nakache, Éric Toledano, Drehbuch: Olivier Nakache, Èric Toledano, Produktion: Nicolas Duval, Yann Zenou, Laurent Zeitoun, Frankreich, 2011, Fassung, DVD 108 Minuten, Senator Home Entertainment, 2012.

LITERATURHINWEISE

Was ist eigentlich Gesundheit?

Wikimedia Foundation Inc. (Hrsg.). *Gesundheit*, in: Wikipedia. Online verfügbar unter https://de.wikipedia.org/wiki/Gesundheit, Zugriff am 02.11.2015.

WHO (Hrsg.). *WHO Definition of health*. Online verfügbar unter http://www.who.int/about/definition/en/print.html, Zugriff am 17.08.2016.

Wie sieht Gesundheit überhaupt aus?

Einmal Patient – immer Patient

Unser lebenskluges Nervensystem

Hottenrott, K. (2014). *Herzfrequenzvariabilität: Grundlagen – Methoden – Anwendungen*. Hamburg: Feldhaus.

McCraty, R. & Shaffer, F. (2015). Heart Rate Variability: New Perspectives on physiological mechanisms, assessment of self-regulatory capacity, and health risk. *Global advances in health and medicine, 4*(1), 46-62.

Schmidt, F., Lang, F. & Heckmann, M. (2010). *Physiologie des Menschen: mit Pathophysiologie* (31. Auflage). Berlin: Springer.

Eine Reise zum Mittelpunkt unseres Lebens

European Society of Cardiology and North American Society of Pacing and Electrophysiology (1996). Heart rate variability: standards of measurement, physiological interpretation and clinical use. Task Force of the European Society of Cardiology and the North American Society of Pacing and Electrophysiology. *Circulation*, 93(5), 1043-65.

Heimann, J.F. & Franke-Gricksch, N. (2015). *Der Puls des Lebens. Die Signale des Herzens verstehen.* Stauffen: PACs Verlag GmbH.

Shaffer, F., McCraty, R. & Zerr, C.L. (2014). A healthy heart is not a metronome: an integrative review of the heart's anatomy and heart rate variability. *Frontiers in Psychology*, 5, 1040. doi:10.3389/ fpsyg.2014.01040.

Illustrationen

Ab jetzt wird Gesundheit gemessen

Autonom Health GmbH (Hrsg.). *HRV.* Online verfügbar unter http://autonomhealth.com/hrv/, Zugriff am 12.08.2016.

Wie bilde ich Gesundheit

Agha, G., Loucks, EB., Tinker, LF., Waring ME., Michaud, DS., Foraker, RE., … Eaton, CB. (2014). Healthy lifestyle and decreasing risk of heart failure in woman: the Women's Health Initiative observational study. *Journal of the American College of Cardiology*, 64(17), 1777-85. doi: 10.1016/j.jacc.2014.07.981.

Akesson, A., Larsson, SC., Discacciati, A. & Wolk, A. (2014). Low-risk diet and lifestyle habits in the primary prevention of myocardial infarction in men: a population-based prospectice cohort study. *Journal of the American College of Cardiology*, 64(13), 1299-306. doi: 10.1016/j.jacc.2014.06.1190.

Archana, R., & Mukilan, R. (2016). Beneficial Effects of Preferential Music on Exercise induced changes in Heart Rate Variability. *Journal of clinical and diagnostic research*, 10(5), 09-11. doi: 10.7860/JCDR/2016/18320.7740.

Arena, R. (2014). Lifestyle modification interventions and cardiovascular health: global perspectives on worksite health and wellness and cardiac rehabilitaton.

Progress in cardiovascular diseases, 56(5), 473-5. doi: 10.1016/j. pcad.2013.09.015.

Barrington, WE., Beresford, SA. & White, E. (2014). Perceived stress and eating behaviors by sex, obesity status, and stress vulnerability: findings from the vitamins and lifestyle (vital) study. *Journal of the Academy of Nutrition and Dietetics, 114*(11), 1791-9. doi: 10.1016/j.jand.2014.03.015.

Bryan, CJ., Clemans, TA., Leeson, B. & Rudd, MD. (2015). Acute vs. Chronic stressors, multiple suicide attempts, and persistent suicide ideation in US soldiers. *The journal of nervous and mental disease, 203*(1), 48-53. doi: 10.1079/ NMD.0000000000000236.

Booth, JN., Levitan, EB., Brown, TM., Farkouh, ME., Safford, MM. & Muntner, P. (2014). Effect of sustaining lifestyle modifications (nonsmoking, weight reduction, physical activity, and mediterranean diet) after healing of myocardial infarction, percutaneous intervention, or coronary bypass (from the reasons of geographic and racial differences in stroke study*). The American Journal of Cardiology, 113*(12), 1933-40. doi: 10.1016/j.amjcard.2014.03.033.

Chomistek, AK., Chiuve, SE., Eliassen AH., Mukamal, KJ., Willet, WC. & Rimm, EB. (2015). Healthy lifestyle in the primordial prevention of cardiovascular disease among young woman. *Journal of the American College of Cardiology, 65*(1), 43-51. doi:10.1016/j.jacc.2014.10.024.

Ganna, A. & Ingelsson, E. (2015). 5 year mortality predictors in 498,103 UK Bank participants: a prospective population-based study. *The Lancet, 386*(9993), 533-540. doi:10.1016/S0140-6736(15)60175-1.

Kann, PH., Münzel, M., Hadji, P., Daniel, H., Flache, S., Nyarango, P. & Wilhelm, A. (2015). Alterations of cortisol homeostasis may link changes of the sociocultural environment to an increased diabetes and metabolic risk in developing countries: a prospective diagnostic study performed in cooperation with the ovahimba peoople oft he Kunene region/northwestern namibia. *The journal of clinical endocrinology and metabolism, 100*(3), 482-6. doi:10.1210/jc.2014- 2625.

Kirchler, E. (2008). *Arbeits- und Organisationspsychologie* (2. Auflage). Stuttgart: UTB.

Larsson, SC., Akesson, A. & Wolk, A. (2014). Healthy diet and lifestyle and risk of stroke in a prospective cohort of women. *Neurology, 83*(19), 1699-704. doi: 10.1212/ WNL.0000000000000954.

Riganello, F., Cortese, MD., Arcuri, F., Quintieri, M. & Dolce, G. (2015). How can music influence the autonomic nervous system response in patients with severe disorder of consciousness? *Frontiers in neuroscience, 9,* 461. doi: 10.3389/fnins.2015.00461.

Ruiz, JR., Huybrechts, I., Cuenca-Garcia, M., Artero, EG., Labayen, I., Meirhaeghe, A., ... HELENA study group. (2015). Cardiorespiratory fitness and ideal cardiovascular health in European adolescents. *Heart (British Cardiac society), 101*(10), 766-73. doi:10.1136/heartjnl-2014-306750.

Sardinha, LB., Santos, DA., Silva, AM., Baptista, F. & Owen, N. (2015). Breaking-up sedentary time is associated with physical function in older adults. *The journals of gerontology. Series A, Biological sciences and medical sciences, 70*(1), 119-24. doi:10.1093/gerona/glu193.

Smith-Miller, CA., Shaw-Kokot, J., Curro, B.& Jones, CB. (2014). An integrative review: fatigue among nurses in acute care settings. *The journal of nursing administration, 44*(9), 487-94. doi: 10.1097/NNA.0000000000000104.

Shuval, K., Finley, CE., Barlow, CE., Gabriel, KP., Leonard, D. & Kohl, HW. (2014). Sedentary behavior, cardiorespiratory fitness, physical activity, and cardiometabolic risk in men: The Coopercenter longitudinal study. *Mayo Clinic Proceedings, 89*(8), 1052-1062. doi: 10.1016/j.mayocp.2014.04.026.

Tschuor, C., Raptis, DA., Morf, MC., Staffelbach, B., Manser, T. & Clavien, PA. (2014). Job satisfaction among chairs of surgery from Europe and North America. *Sugery, 156*(5), 1069-77. doi: 10.1016/j.surg.2014.04.013.

Wu, D., Jiang, X., Ho, KW., Duan, L. & Zhang, W. (2014). Factors associated with self-concept in adolescent survivors of an 8.0-magnitude earthquake in China. *Nursing research, 63*(4), 278-88. doi:10.1097./NNR.0000000000000045.

Die 7 Säulen der Gesundheit

Prolog 7 Säulen

Enker, J. & Lorenz, B. (2014). Die Säulen der Gesundheit. In J. Ennker & B. Lorenz (Hrsg.), *Gesünder länger leben* (S. 25-64). München: Urban & Vogel GmbH.

Myers, J., McAuley, P., Lavie, CJ., Despres, JP., Arena, R. & Kokkinos, P. (2015). Physical activity and cardiorespiratory fitness as major markers of cardiovascular risk: their independent and interwoven importance to health status. *Progess in cardiovascular diseases, 57*(4), 306-14. doi: 10.1016/j.pcad.2014.09.011.

Bewegung

Biswas, A., Oh, PI., Faulkner, GE., Bajaj, RR., Silver, MA., ... Alter, DA. (2015). Sedentary time and its association with risk for disease incidence, mortality, and hospitalization in adults: a systematic review and meta-analysis. *Annals of international medicine, 162*(2), 123-32. doi: 10.7326/M14-1651.

Hawkins, M., Chasan-Taber, L., Marcus, B., Stanek, E., Braun, B., ... Markenson, G. (2014). Impact of an exercise intervention on physical activity during pregnancy: the behaviors affecting baby and you study. *American Journal of public health, 104*(10), 74-81. doi: 10.2105/AJPH.2014.302072.

Laursen, AS., Hansen, AL, Wiinberg, N., Brage, S., Sandbaek, A., Lauritzen, T., ... Johansen, NB. (2015). Higher physical activity is associatted with lower aortic stiffness but not with central blood pressure: the ADDITION-Pro Study. *Medicine, 94*(5), e485. doi: 10.1097/MD.0000000000000485.

Mondl, E. (2015). *So hält 2-Minuten-Bewegung gesünder.* Online verfügbar unter http://www.gesund.at/a/bewegen-2minuten-gesund, Zugriff am 12.08.2016.

Oni, ET., Kalathiya, R., Aneni, EC., Martin, SS., Blaha, MJ., Feldmann, T., ... Nasir, K. (2015). Relation of physical activity to prevalence of nonalcoholic fatty liver disease independent of cardiometabolic risk. *The American Journal of Cardiology, 115,* 34-9. doi: 10.1016/j.amjcard.2014.09.044.

Rose, M. (2013). *Sport Biorhythmus: Um diese Uhrzeit trainiert es sich am besten.* Online verfügbar unter http://www.spiegel.de/gesundheit/ ernaehrung/sport-biorhythmus-um-diese-uhrzeit-trainiert-es-sich-am-besten-a-903792.html, Zugriff am 12.08.2016.

Schaefer, L., Plotnikoff, RC., Majumdar, SR., Mollard, R., Woo, M. Sadman, R., ... McGavock, J. (2014). Outdoor time is associated with physical activity, sedentary time, and cardiorespiratoriy fitness in youth. *The Journal of pediatrics, 165*(3), 516-21. doi: 10.1016/j.jpeds.2014.05.029.

Sui, X., Brown, WJ., Lavie, CJ., West, DS., Pate, RR., Payne, JP. & Blair, SN. (2015). Associations between television watching and car riding behaviors and development of depressive symptoms: a prospective study. *Mayo clinic proceedings, 90*(2), 184-93. doi: 10.1016/j.mayocp.2014.12.006.

Atmen

Ernährungsstudio Nestle (Hrsg.). *Richtig Atmen – Übungen mit Anleitung.* Online verfügbar unter https://ernaehrungsstudio.nestle.de/ start/fitnessvitalitaet/entspannung/richtigatmen.htm, Zugriff am 12.08.2016.

Focus Online (Hrsg.). 6. Üben Sie die Bauchatmung. Online verfügbar unter http://www.focus.de/gesundheit/gesundheitsmanagement/tid-23169/ atem-coach-6-ueben-sie-die-bauchatmung_aid_651495.html, Zugriff am 12.08.2016.

Nolan, R.P., Floras, J.S., Harvey, P.J., Kamath, M.V., Picotin, P.E., Chessex, C., ... Chen, M.H. (2010). Behavioral neurocardiac training in hypertension: a randomized controlled trial. *Hypertension, 55,* 1033-9. doi: 10.1161/HYPERTENSIO-NAHA.109.146233.

Wells, R., Outhred, T., Heathers, J.A., Quintana, D.S. & Kemp, A.H. (2012). Matter over mind: a randomised-controlled trial of single-session biofeedback training on performance anxiety and heart rate variability in musicians. *PLoS One, 7,* e46597.

Schlafen

Au, R., Carskadon, M., Millman, R., Wolfson, A., Braverman, PK., Adelman, WP., ... Young, T. (2014). School start times for adolescents. *Pediatrics, 134*(3), 642-9. doi:10.1542/peds.2014-1697.

Buman, MP., Kline, CE., Youngstedt, SD., Phillips, B., Tulio de Mello, M. & Hirshkowitz, M. (2015). Sitting and television viewing: novel risk factors for sleep disturbance and apnea risk? Results from the 2013 National sleep foundation in America poll. *Chest, 147*(3), 728-34.doi: 10.1378/chest.14-1187.

Cellini, N., Whitehurst, LN., McDevitt, EA. & Mednick, SC. (2016). Heart rate variability during daytime naps in healthy adults: Autonomic profile and short-term reliability. *Psychophysiology, 53*(4), 473-81. doi: 10.1111/psyp.12595.

Hesener, B. (2009). *Das Nickerchen zwischendurch*, in: Stern Online. Online verfügbar unter http://www.stern.de/gesundheit/schlaf/therapie/ powernapping-das-nickerchen-zwischendurch-3761804.html, Zugriff am 16.08.2016.

Mondl, E. (2015). *Power napping Anleitung 11 Schritte,* in: Gesund Online. Online verfügbar unter http://www.gesund.at/a/power-napping-anleitung, Zugriff am 12.08.2016.

Wikipedia (Hrsg.). *Tagschlaf*, in: Wikipedia, Die freie Enzyklopädie. Online verfüg-

bar unter https://de.wikipedia.org/w/ index. php?title= Tagschlaf
&oldid=155491147, Zugriff am 16.08.2016.

Spira, AP., Kaufmann, CN, Kasper, JD., Ohayon, MM., Rebok, GW., Skidmore,
E., ... Reynolds 3rd, CF. (2014). Association between insomnia symptoms and
functional status in U.S. older adults. *The journals of gerontology. Series B,
Psychological sciences and social sciences, 69*(1), 35-41. doi:10.1093/geronb/
gbu116.

Ernährung

Aljurabain, GS., Chan, Q., Oude Griep, LM., Brown, IJ., Daviglus, ML., Stamler,
J., ... Intermap Research Group. (2015). The impact of eating frequency and time
of intake on nutrient quality and body mass index: the intermap study, a population-based study. *Journal of the Academy of Nutrition and Dietetics, 115*(4),
528-36. doi: 10.1016/j.jand.2014.11.017.

Bao, W., Tobias, DK., Bowers, K., Chavarro, J., Vaag, A., Grunnet, LG., ... Zhang,
C. (2014). Physical activity and sedentary behaviors associated with risk of
progression from gestational diabetes mellitus to type 2 diabetes mellitus: a
prospective cohort study. *JAMA International medicine, 174*(7), 2047-55.
doi:10.1001/jamainternmed.2014.1795

Bauer, J. (2010). *Gesunde Ernährung – was ist das und wie geht's das -.* Online
verfügbar unter http://devlibstore.jochen-bauer.net/ res_jobaweb/downloads/
gesundeernaehrung-dok.pdf, Zugriff am 12.08.2016.

Bergmeier, H., Skouteris, H. & Hetherington, M. (2015). Systematic research review
of obervational approaches used to evaluate mother-child mealtime interactions
during preschool years. *The American journal of clinical nutrition, 101*, 7-15.
doi:10.3945/ajcn.114.092114.

Bruyndonckx, L., Hoymanns, VY., De Guchantenaere, A., Van Helvoirt, M., Van
Craenenbroek, EM., Frederix,G., ... Conraads, VM. (2015). Diet, exercise, and
endothelial function in obese adolescents. *Pediatrics, 135*(3), 653-61. doi:
10.1542/peds.2014-1577.

Hughes, AR., Sheriff, A., Ness, AR. & Reilly JJ. (2014). Timing of adiposity
rebound and adiposity in adolescence. *Pediatrics, 134*(5), 1354.61. doi:10.1542/
peds,2014-1908.

Liu, WC., Tu, YK., WU, MS., Wang, HP. & Chien, KL. (2015). Blood glucose
concentration and risk of pancreatic cancer: a systematic review and dose-res-
ponse meta-analysis. *BMJ (Clinical resarch ed.), 349.* doi.10.1136/bmj.g7371.

Liu, YL., Lu, CW., Shi, L., Liou, YM., Lee, LT. & Huang, KC. (2015). Low intensive lifestyle modification in young adults with metabolic syndrome a community-based interventional study in taiwan. *Medicine, 94*(22), e916. doi: 10.1097/MD.0000000000000916.

Matsumoto, C., Petrone, AB:, Sesso, HD. & Djousse, L. (2015). Chocolate consumption and risk of diabetes mellitus in physicians' health study. *The American Journal of clinical nutrition, 101*(2), 362-7. doi: 10.3945/ajcn.114.092221.

Ngandu, T., Lehtisalo, J., Solomon, A., Levälahti, E., Ahtiluoto, S., Antikainen, R., ... Kivipelto, M. (2015). A 2 year multidomain intervention of diet, exercise, cognitive training, and vascular risk monitoring versus control t prevent cognitive decline in at-risk elderly people (FINGER): a randomised controlled trial. *The Lancet, 385*(9984), 2255-63. doi: 10.1016/S0140-6736(15)60461-5.

Wu, H., Qi, Q., van Dam, RM., Sampson, LA., Rimm, EB., Holmes, MD., ... Sun, Q. (2015). Association between dietary whole grain intake and risk of mortality: two large prospective studies in US men and women. *JAMA international medicine, 175*(3), 373-84. doi:10.1001/jamainternmed.2014.6283.

Yu, JH., Yun, CH., Ahn, JH., Suh, S., Cho, HJ., Lee, SK, ... Kim, NH. (2015). Evening chronotype is associated with metabolic disorders and body composition in middle-aged adults. *The Journal of clinical endocrinology and metabolism, 100*(4), 1494-502. doi: 10-1210/jc.2014-3754.

Schwarzer, R. (2004). *Psychologie des Gesundheitsverhaltens: Einführung in die Gesundheitspsychologie* (3. Überarbeitete Auflage). Wien: Hogref

Beziehungsqualität

Heinrich, C. (2012): *Langzeitstudie: Wie ein glückliches Leben gelingt*, in: Spiegel Online. Online verfügbar unter http://www.spiegel.de/gesundheit/ psychologie/ grant-studie-wie-ein-zufriedenes-leben-gelingt-a-851729.html, Zugriff am 16.08.2016.

Malone, JC., Westen, D. & Levendovsky, AA. (2014). Personality constellations of adolescents with histories of traumatic parental separations. *The journal of nervous and mental disease, 202*(4), 333-45. doi: 10.1097/NMD.0000000000000127.

Pabayo, R., Molnar, BE., Cradock, A. & Kawachi, I. (2014). The relationship between neighborhood socioeconomic characteristics and physical inactivity among adolescents living in Boston, Massachusetts. *American journal of public health, 104*(11), 142-9. doi: 10.2105/AJPH.2014.302109.

Swartz, JR., Williamson, DE. & Hariri, AR: (2015). Developmental change in amygdala reactivity during adolescence: effects of family history of depression and stressful life events. *The American journal of psychiatry, 172*(3), 276-83. doi: 10.1176/appi.ajp.214.14020195.

Witt, WP., Park, H., Wisk, LE., Cheng, ER., Mandell, K., Chatterjee, D. & Zarak, D. (2015). Neighborhood disadvantage, preconception stressful life events, and infant birht weight. *American journal of public health, 105*(5), 1044-52. doi:10.2105/AJPH.2015.302566.

Humor

Borchard, T. (2009). *9 Ways that Humor Heals.* Psych Central. Online verfügbar unter http://psychcentral.com/blog/archives/2009/02/17/9-ways-that-humor-heals/, Zugriff am 12.08.2016.

Herring, DR., Burleson, MH., Roberts, NA. & Devine, MJ. (2011). Coherent with laughter: subjective experience, behaviour, and physiological responses during amusement and joy. *International journal of psychophysiology: official journal of the international Organization of Psychophysiology, 79*(2), 211-8. doi: 10.1016/j.iijpsycho.2010-10-007.

Miller, M. & Fry, WF. (2009). The effect of mirthful laughter in the human cardio-vascular system. *Medical hypotheses, 73*(5), 636-9. doi: 10.1016/j.mehy.2009.02.004.

Regelmäßigkeit

Halberg, F., Sothern, R.B., Cornelissen, G. & Czaplicki, J. (2008). Chronomics, human time estimation, and aging. *Clinical Interventions in Aging, 3*(4), 749-760.

Järvelin – Pasanen, S., Ropponen, A., Tarvainen, MP., Karjalainen, PA. & Louhe-vaara, V. (2013). Differences in heart rate variability of female nurses between and within normal and extendes work shifts. *Industrial Health, 51*(2), 154-64.

Saderi, N., Escobar, C. & Salgado-Delgado, R. (2013). Alteration of biological rythms causes metabolic diseases and obesity. *Revista de neurologia, 57*(2), 71-8.

Gemeinsam durch dick und dünn gehen

Arena, R., Arnett, DK., Terrie, PE., Li, S., Isaac, F., Mosca, L., ... Whitsel, LP. (2014). The role of worksite health screening: a policy statement from the American Heart Association. *Circulation, 130*(8), 719-34. doi:10.1162/ CIR.000000000000079.

Bassi, N., Karagodin, I., Wang, S.,Vassalo, P., Pryanath, A., Massaro, E. & Stone, NJ. (2014). Lifestyle modification for metabolic syndrome. *The American journal of medicine, 127*(12), 1242. doi: 10.1016/j.amjmed.2014.06.035.

Brauer, UE., Briss, PA., Goodman, RA., & Bowman, BA. (2014). Prevention of chronic diseases in the 21st century: elimination of the leading preventable causes of premature death and disability in the USA. *The Lancet, 384*(9937), 45-52. doi: 10.1016/S0140-6736(14)60648-6.

Kones, R. & Rumana, U. (1995). Cardiovascular prevention: components, levels, early origins, and metrics. *Hospital practice, 42*(3), 84-95. doi: 10.3810/ hp.2014.08.1121.

Lin, JS., O'Connor, E., Evans, CV., Senger, CA., Rowland, MG. & Groom, HC. (2014). Behavioral counseling to promote a healthy lifestyle in persons with cardiovascular risk factors: a systematic review for the U.S. Preventive Service Task Force. *Annals of internal medicine, 161*(8), 568-78. doi:10.7326/M14-0130.

Marmot, M. & Allen, J.J. (2014). Social determinants of health equity. *American Public Health Association, 104*(4), 517-519. doi: 10.2105/AJPH.2014.302200.

Woda, A., Belknap, RA., Haglund, K., Sebern, M. & Lawrence, A. (2015). Factors influencing self-care behaviors of African American with heart failure: a photo-voice projects. *Heart & lung: the journal of critical care, 44*(1), 33-8. doi: 10.1016/j.hrtlng.2014.09.001..